中药补骨脂质量特征
解析及应用

主编·王跃飞 柴 欣

上海科学技术出版社

图书在版编目（CIP）数据

中药补骨脂质量特征解析及应用 / 王跃飞，柴欣主编． -- 上海：上海科学技术出版社，2024.11．
ISBN 978-7-5478-6840-9

Ⅰ．R282.71

中国国家版本馆CIP数据核字第2024G94E51号

中药补骨脂质量特征解析及应用
主编 王跃飞 柴 欣

上海世纪出版（集团）有限公司 出版、发行
上海科学技术出版社
（上海市闵行区号景路159弄A座9F-10F）
邮政编码 201101 www.sstp.cn
苏州市古得堡数码印刷有限公司印刷
开本 787×1092 1/16 印张 12.5
字数：300千字
2024年11月第1版 2024年11月第1次印刷
ISBN 978-7-5478-6840-9/R·3118
定价：168.00元

本书如有缺页、错装或坏损等严重质量问题，请向工厂联系调换

内 容 提 要

本书系统阐述了补骨脂这一传统中药的质量特征及其在质量控制和减毒工艺研究中的应用,是首部系统介绍补骨脂质量特征及应用的学术专著。本书主要内容包括补骨脂的临床应用历史沿革及代表性方药、化学成分及主要活性成分的生物合成研究、化学成分的积累规律与变化特征、主要成分体内外生物转化特征、肝毒性成分辨识及其毒性机制、质量标准构建及减毒工艺研究。全书内容系统全面,论述严谨充分,数据翔实丰富,是一部理论与实践并重、基础与应用兼具的学术专著,具有重要的学术价值及参考意义。

本书可供从事中药基础研究及生产实践一线的研究人员、技术人员以及中药学、药理学、生物技术等相关领域的广大师生参考使用。

编 委 会

主　编

王跃飞　柴　欣

副主编

常艳旭　颜晓晖　杨　静

编　委

（按姓氏笔画排序）

于卉娟　马文涛　王丹妮　付姝菲　朱子微
刘本玉　刘亚男　杜昆泽　杨君君　宋玲玲
张　敏　张　鹏　张丽华　张潇予　周　昆
房士明　姜苗苗　徐茂玲　崔　英　董雪媛

前　言

人类在漫长的繁衍生息中创造了丰富多彩的世界文明，中华文明历尽沧桑而薪火相传，为世界文明的多样性和多元化发展做出了重要贡献。中医药作为中华文明的杰出代表，是中华民族的原创医学科学，深刻反映了中华民族的世界观、价值观、生命观、健康观和方法论。党的十八大以来，党中央、国务院高度重视中医药事业和产业发展，对新时代中医药工作作出战略部署和顶层设计，颁布《中华人民共和国中医药法》，出台《中医药发展战略规划纲要（2016—2030年）》，印发《中共中央　国务院关于促进中医药传承创新发展的意见》和《"十四五"中医药发展规划》，实施中医药振兴发展重大工程，中医药传承创新发展进入了新阶段，迈入了新征程。

中医药作为我国独特的卫生资源、潜力巨大的经济资源、具有原创优势的科技资源、优秀的文化资源和重要的生态资源，在经济社会发展中发挥着重要作用。传承创新发展中医药是新时代中国特色社会主义事业的重要内容，是中华民族伟大复兴的大事。物质不清、机制不明、质控不强是中药研究面临的关键核心问题，要用现代科学技术解读中药的作用原理，说明白讲清楚中药的"物质—功能—机制"，全面提升质量研究水平，保障临床用药的安全有效，引领和支撑新时代中医药高质量发展，服务人民生命健康。

补骨脂是临床常用中药，在补肝肾、强筋骨等处方及中成药中应用广泛。本书以补骨脂为研究对象，由教学及科研一线的专家学者和科研工作者通过查阅大量古籍和文献资料，并结合自身诸多科研成果编撰成书。本书系统总结了补骨脂化学成分的结构特征、生长过程中化学成分的积累特征、储存过程中化学成分的变化特征、加工过程中化学成分的转化特征、炮制过程中酶活性及化学成分的变化特征，以及果皮和种子中化学成分的分布特征、主要成分体内过程特征、肝毒性成分辨识及减毒工艺的研究及应用。

本书的编撰，凝聚了广大科研工作者的心血和集体的智慧，谨在此向参与编撰工作的单位及个人致以衷心的感谢！并向为本书编校、出版工作付出辛苦的工作者致以深深的谢意！

尽管我们反复论证，竭尽心智，精益求精，但本书仍有进一步提升的空间，敬请广大读者在使用中提出宝贵意见和建议，以便不断修订完善。

编 者

2024 年 1 月

目　录

第一章　补骨脂的传统本草知识概要 001

　　第一节　补骨脂的古今临床应用 001
　　　　一、补骨脂概述 001
　　　　二、补骨脂古籍记载 001
　　　　三、含补骨脂的代表性经典名方 002
　　　　四、含补骨脂的代表性中成药 006
　　　　五、含补骨脂方剂的现代临床应用 010
　　第二节　补骨脂炮制品的研究概况 012
　　　　一、净制 012
　　　　二、切制 012
　　　　三、炮制 013

第二章　补骨脂的化学成分及其生物合成研究 018

　　第一节　补骨脂的化学成分研究 018
　　　　一、黄酮类化合物 018
　　　　二、香豆素类化合物 028
　　　　三、单萜酚类化合物 030
　　　　四、苯并呋喃类化合物 036
　　　　五、其他类化合物 037
　　第二节　补骨脂化学成分的生物合成研究 039
　　　　一、黄酮类化合物的生物合成 040
　　　　二、香豆素类化合物的生物合成 043
　　　　三、单萜酚类化合物的生物合成 047
　　　　四、补骨脂中其他活性成分的生物合成策略展望 050

第三章　补骨脂植株生长、药材储存及加工过程中化学成分的变化规律研究 057

　　第一节　补骨脂中香豆素、黄酮、单萜酚分析方法的构建 057
　　　　一、色谱条件的优化 057
　　　　二、供试品溶液制备方法的优化 061

三、方法学考察 ··· 064
第二节　补骨脂植株生长过程中化学成分的积累特征研究 ··· 065
　　一、补骨脂植株不同部位中的成分分布规律研究 ··· 065
　　二、补骨脂植株同一部位不同规格样品中的成分变化规律研究 ······························· 067
　　三、不同采集时间补骨脂的成分积累规律研究 ·· 070
第三节　补骨脂药材储存过程中化学成分的变化特征研究 ··· 073
　　一、不同来源补骨脂药材成分分析研究 ·· 074
　　二、补骨脂药材储存时间与质量的关联性 ·· 078
第四节　补骨脂药材加工过程中化学成分的转化特征 ·· 079
　　一、不同加工温度对补骨脂药材中酶活性的影响 ·· 079
　　二、不同加工温度对补骨脂药材成分稳定性的影响 ·· 080

第四章　市售补骨脂质量分析研究 ·· 084

第一节　基于补骨脂苷、异补骨脂苷、补骨脂素、异补骨脂素的市售补骨脂的
　　　　质量分析研究 ·· 084
　　一、供试品溶液制备方法的优化 ·· 084
　　二、方法学考察 ·· 090
　　三、多批次补骨脂样品主要成分含量测定 ·· 090
第二节　补骨脂抗氧化活性整合指纹图谱研究 ·· 097
　　一、抗氧化剂清除DPPH·的原理 ·· 097
　　二、HPLC-DAD-DPPH·条件的优化 ·· 097
　　三、补骨脂活性指纹图谱的建立和相似度评价 ·· 099
　　四、补骨脂抗氧化活性的评价 ··· 100
第三节　基于超声辅助基质固相分散萃取技术的补骨脂绿色质量评价的
　　　　探索研究 ·· 101
　　一、色谱检测条件的建立 ·· 102
　　二、补骨脂供试品溶液的经典制备方法 ··· 103
　　三、基于超声辅助基质固相分散萃取技术的补骨脂供试品溶液制备
　　　　方法的构建 ·· 103
　　四、基于超声辅助基质固相分散萃取技术的补骨脂指标成分含量测定 ················ 111

第五章　补骨脂水提液主要成分体内外生物转化研究 ·· 114

第一节　补骨脂水提液中主要成分在大鼠体内的药代动力学研究 ································· 114
　　一、大鼠血浆中四种化合物分析方法验证 ·· 114
　　二、大鼠灌胃补骨脂水提液和苯并呋喃苷部位的药代动力学研究 ······················· 118
第二节　补骨脂苷和异补骨脂苷体外生物转化研究 ·· 122
　　一、补骨脂苷和异补骨脂苷在不同pH值缓冲液和模拟消化液中的生物
　　　　转化研究 ·· 122
　　二、补骨脂苷和异补骨脂苷在大鼠肠道菌群厌氧培养液中的生物转化研究 ········· 126

第六章　补骨脂呋喃香豆素类成分的肝毒性评价及其机制研究 130

第一节　基于 UPLC-Q-TOF-MS 技术的大鼠肝脏中暴露的呋喃香豆素类成分分析研究 130
一、检测方法的构建 130
二、补骨脂灌胃样品的成分分析 132
三、肝脏中暴露的呋喃香豆素成分分析 133

第二节　基于高内涵细胞成像技术的呋喃香豆素类成分的肝毒性评价 136
一、检测方法的构建 137
二、呋喃香豆素类化合物的肝细胞毒性评价研究 138
三、呋喃香豆素类化合物的肝毒性机制分析 140

第七章　补骨脂减毒工艺的研究与应用 143

第一节　提效去渣法解决丹知青娥片中补骨脂的肝毒性问题的研究 143
一、提取工艺研究 143
二、提取工艺的减毒效果验证 145

第二节　提害留渣法解决壮骨关节丸中补骨脂肝毒性问题的研究 145
一、补骨脂药材水提后不同药用部位的肝毒性研究 145
二、补骨脂药材的炮制工艺研究 146
三、炮制工艺的减毒效果验证 146

第三节　去种留皮法解决补骨脂肝毒性问题的研究 147

第八章　补骨脂的质量标准研究 150

第一节　补骨脂性状及检查项研究 150
一、性状 150
二、检查项研究 152

第二节　补骨脂薄层鉴别研究 153
一、展开条件研究 153
二、供试品溶液制备方法的优选 155
三、点样条件的优选 157
四、方法学验证 158
五、多批次补骨脂药材的薄层鉴别结果 161
六、薄层鉴别标准草案 162

第三节　补骨脂主要成分含量测定研究 163
一、色谱条件的优化 163
二、供试品溶液制备方法的优化 165
三、方法学考察 167
四、相对校正因子的建立 168
五、一测多评法的耐用性考察 170

六、一测多评法（QAMS）与外标法（ESM）测定结果比较 174
　　七、含量测定标准草案 176
第四节　补骨脂指纹图谱研究 176
　　一、供试品溶液制备方法的优化 176
　　二、方法学考察 177
　　三、不同仪器、色谱柱条件下样品分析方法的耐用性考察 180
　　四、指纹图谱的建立 180
　　五、指纹峰的指认 182
　　六、指纹图谱标准草案 183

第一章 补骨脂的传统本草知识概要

补骨脂属补阳药,临床应用广泛,由古至今应用已逾千年;其性温燥,长于温肾暖脾,主以内服,亦可外用。

本章主要介绍了补骨脂的古今临床应用,精选历代名医名著中记载的含补骨脂古方,并附原著中的处方用量、用法及主治病证;选取国药准字中成药品种,详细介绍其主要成分、功能主治、注意事项等。本章还系统总结了补骨脂炮制研究,为补骨脂炮制研究和临床应用提供参考。

第一节 补骨脂的古今临床应用

一、补骨脂概述

补骨脂为豆科植物补骨脂 *Psoralea corylifolia* L. 的干燥成熟果实,主产于陕西、河南、山西、江西、安徽、广东、四川、云南等地。栽培或野生,以河南、四川等地多产。秋季果实成熟时采收果序,晒干,搓出果实,除去杂质。临床多生用、炒用或盐水炒用。

【别名】破故纸(《开宝本草》)、婆固脂(《药性论》)、胡韭子(《日华本草》)。

《本草纲目》:"时珍曰,补骨脂言其功也。胡人呼为婆固脂,而俗讹为破故纸也。胡韭子,因其子之状相似,非胡地之韭子也。"

【药性归经】辛、苦,温。归肾、脾经。

【功能主治】温肾助阳,纳气平喘,温脾止泻;外用消风祛斑。用于肾阳不足,阳痿遗精,尿频遗尿,腰膝冷痛,肾虚作喘,五更泄泻;外用治白癜风,斑秃。

【用法用量】6~10 g。外用20%~30%酊剂涂患处。

【注意事项】本品性温燥,能伤阴助火,故阴虚火旺及大便秘结者忌用。

二、补骨脂古籍记载

(一) 基原

宋代刘翰、马志等《开宝本草》:"生广南诸州及波斯国,树高三四尺,叶小似薄荷,其舶上来者最佳。"

宋代苏颂《本草图经》:"茎高三四尺,叶似薄荷,花微紫色,实如麻子,圆扁而黑。九月采,或云胡韭子也。胡人呼若婆固脂,故别名破故纸。"

（二）药性

南北朝时期雷敩《雷公炮炙论》："性本大燥,毒。"

宋代唐慎微《证类本草》："味辛,大温,无毒。"

明代倪朱谟《本草汇言》："味辛气香,性热无毒。阳中微阴,降多升少,入手厥阴、足太阴,及命门诸经。"

明代缪希雍《本草经疏》："补骨脂禀火土之气,而兼得乎天令之阳,故其味辛,其气大温,性则无毒。阳中微阴,降多升少。入手厥阴心包络、命门、足太阴脾经。"

清代汪昂《本草备要》："辛、苦,大温。入心包、命门。"

清代陈其瑞《本草撮要》："味辛。入足少阴、厥阴经。"

清代黄元御《玉楸药解》："味辛、苦,气温,入足太阴脾、足少阴肾、手阳明大肠经。"

清代严洁等《得配本草》："辛、苦,大温。入命门、手厥阴经。"

（三）功用与主治

唐代甄权《药性论》："治男子腰疼、膝冷、囊湿,逐诸冷顽痹,止小便利,腹中冷。"

宋代刘翰、马志等《开宝本草》："主五劳七伤,风虚冷,骨髓伤败,肾冷精流及妇人血气堕胎。"

明代李时珍《本草纲目》："治肾泄,通命门,暖丹田,敛精神。"

明代缪希雍《本草经疏》："补骨脂,能暖水脏,阴中生阳,壮火益土之要药也。"

清代汪昂《本草备要》："补相火以通君火,暖丹田,壮元阳,缩小便（亦治遗尿）。"

清代黄元御《玉楸药解》："温脾暖肾,消水化食,治膝冷腰疼,疗肠滑肾泄,能安胎坠,善止遗精,收小儿遗溺,兴丈夫痿阳,除阴囊之湿,愈关节之凉。"

（四）注意事项

明代李时珍《本草纲目》："忌诸血。"

明代缪希雍《本草经疏》："补骨脂,阳药也。凡病阴虚火动,阳道妄举,梦遗,尿血,小便短涩,及目赤,口苦,舌干,大便燥结,内热作渴,火升目赤,易饥嘈杂,湿热成痿,以致骨乏无力者,皆不宜服。"

清代张璐《本经逢原》："忌芸薹、羊肉、诸血。"

清代严洁等《得配本草》："阴虚下陷,内热烦渴,眩运气虚,怀妊,心胞热、二便结者,禁用。"

三、含补骨脂的代表性经典名方

补骨脂丸

【出处】宋代《太平圣惠方》卷九十八。

【组成】补骨脂（五两,微炒捣罗为末）,胡桃仁（二两,研如脂）,蜜（四两）。

【用法】上以蜜胡桃仁相和,熬如稀饧,复入补骨脂末和丸,如梧桐子大。每日空心,以温酒下三十丸。

【主治】暖下元,补筋骨。久服令人壮健悦泽,妇人服之亦佳。

补骨脂汤

【出处】宋代《圣济总录》卷五十三。

【组成】补骨脂(一两,炒),附子(一两,炮裂去皮脐),人参(一两),肉苁蓉(一两,酒浸切焙),五味子(一两,去梗)。

【用法】上五味,咀如麻豆,每服三钱匕。水一盏,煎至七分,临熟入酒二分搅匀,去滓温服,食前。

【主治】治骨虚酸疼多倦。

地黄煎

【出处】宋代《圣济总录》卷五十三。

【组成】生地黄(五斤,洗焙),补骨脂(五两),人参(五两)。

【用法】上三味,捣罗为末,每用酒二升,药末二两,羊髓一具,去筋膜,一处细研,慢火熬稠。瓷器盛之,每服一小匙,温酒化下,空心,日午卧时各一。

【主治】治髓虚寒。

八味补骨脂丸

【出处】宋代《圣济总录》卷九十六。

【组成】补骨脂(炒),巴戟天(去心),桑螵蛸(炒),菟丝子(酒浸三日,别捣),牛膝(酒浸切焙),熟干地黄(焙,各一两),干姜(炮,半两),枳壳(麸炒去瓤,三分)。

【用法】上八味,捣罗为末,酒煮面糊和丸,如梧桐子大,每服二十丸。空心食前温酒下,粟米饮亦得。

【主治】小便滑数。

胡荽子散

【出处】宋代《圣济总录》卷一百四十三。

【组成】胡荽子(半两),补骨脂(半两)。

【用法】上二味,捣罗为散,每服二钱匕。陈米饮调下,食前服。

【主治】治肠风下血不止,变成痔疾。

二神丸

【出处】宋代许叔微《普济本事方》卷二。

【组成】破故纸(四两,炒香),肉豆蔻(二两,生)。

【用法】上为细末,用大肥枣四十九个,生姜四两,切片同煮,枣烂去姜,取枣剥去皮核用肉,研为膏,入药和杵,丸如梧子大。每服三十丸,盐汤下。

【主治】治脾肾虚弱,全不进食。

青娥丸

【出处】宋代《太平惠民和剂局方》卷五。

【组成】胡桃(二十个,去皮、膜),蒜(四两,熬膏),破故纸(八两,酒浸,炒),杜仲(十六两,去皮,姜汁浸,炒)。

【用法】上为细末,蒜膏为丸。每服三十丸,空心温酒下,妇人淡醋汤下。

【主治】壮筋骨,活血脉,乌髭须,益颜色。治肾气虚弱,风冷乘之,或血气相搏,腰痛如折,起坐艰难,俯仰不利,转侧不能,或因劳役过度,伤于肾经,或处卑湿,地气伤腰,或坠堕伤损,或风寒客搏,或气滞不散,皆令腰痛,或腰间似有物重坠,起坐艰辛者,悉能治之。

安肾丸

【出处】宋代《三因极一病证方论》卷十三。

【组成】补骨脂(炒),葫芦巴(炒),茴香(炒),川楝(炒),续断(炒,各三两),桃仁(麸炒,去皮尖,别研),杏仁(如上法),山药(炒切),茯苓(各二两)。

【用法】上为末,蜜丸,如梧子大。盐汤五十丸,空心服。

【主治】治肾虚腰痛,阳事不举,膝骨痛,耳鸣口干,面色黧黑,耳轮焦枯。

补骨脂散

【出处】宋代杨倓《杨氏家藏方》卷四。

【组成】破故纸(一两,炒),黑牵牛(碾取头末,二两)。

【用法】上为细末。每服三钱,橘皮汤调下,食前,以利为度。

【主治】治寒湿气滞,腰疼,脚膝肿满,行步艰难。

破故纸散

【出处】宋代陈自明《妇人大全良方》卷一。

【组成】破故纸,石菖蒲等分(并锉,炒)。

【用法】上为末。每服二钱,用菖蒲浸酒调,温服。更入斑蝥五分(去翅、头、足,糯米同炒黄,去米)。

【主治】治赤白带下。

破故纸丸

【出处】宋代严用和《严氏济生方》"小便门"。

【组成】破故纸(盐炒),茴香(盐炒)。

【用法】上等分,为细末,酒糊为丸,如桐子大,每服五十丸,或一百丸,空心,盐酒盐汤下。

【主治】治肾气虚冷,小便无度。

补骨脂散

【出处】元代《御药院方》卷九。

【组成】补骨脂(二两),青盐(半两)。

【用法】上二味同炒,令微爆为度,候冷取出,捣为细末,每用少许,以指蘸药擦于牙齿疼处,有津即吐,误咽无妨。每日丁香散与补骨脂散相间使用。

【主治】调养气血,治牙齿疼痛久不已。

补骨丸

【出处】明代《普济方》卷三百六十三引全婴方。

【组成】川萆薢(半两),骨碎补(半两),补骨脂(半两),牛膝(一钱),威灵仙(一钱),草乌头(一钱)。

【用法】上为末,醋糊丸,小豆大。每服三十丸,盐汤送下。

【主治】治小儿骨气衰弱,囟门不合。受胎精气不足,受气于脑,久病气虚,风邪攻作亦然。

补骨丸

【出处】明代董宿《奇效良方》卷二十一。

【组成】补骨脂(微炒,别捣),附子(炮裂,去皮脐),葫芦巴(微炒),白槟榔(炮锉),巴戟(去心,各一两),沉香(半两),桃仁(去皮尖及双仁,以酒一升别研,如酪,于银石器中,熬五七沸,次入白蜜二两,又煎五七沸,入安息香半两,以酒半盏研细,滤入煎内,次入补骨脂末,熬成膏)。

【用法】上五味为细末,以煎膏和丸,如梧桐子大,每服三十丸。空心用生姜盐汤送下。

【主治】补虚益血脉。

补骨脂丸

【出处】明代董宿《奇效良方》卷二十七。

【组成】补骨脂(三两,微炒),牛膝(三两,去苗),骨碎补(一两),桂心(一两半),槟榔(二两),安息香(二两,入胡桃仁捣烂)。

【用法】上为细末,炼蜜入安息香,和捣百余杵,丸如梧桐子大。每服十丸至二十丸,空心用温酒送下。

【主治】治腰脚疼痛不止。

四神丸

【出处】明代王肯堂《证治准绳·类方》第六册。

【组成】肉豆蔻(二两),补骨脂(四两),五味子(二两),吴茱萸(一两,浸,炒)。

【用法】上为末,生姜八两,红枣一百枚,煮熟取枣肉和末丸,如桐子大。每服五七十丸,空心或食前白汤送下。

【主治】治脾胃虚弱,大便不实,饮食不思,或泄泻腹痛等证。

五德丸

【出处】明代张景岳《景岳全书》卷五十一。

【组成】补骨脂(四两,酒炒),吴茱萸(制,二两),木香(二两),干姜(四两,炒),北五味(二两,或以肉豆蔻代之,面炒用。或用乌药亦可)。

【用法】汤浸蒸饼丸,桐子大。每服六七十丸,甚者百余丸,滚白汤或人参汤,或米汤俱可下。腹痛多呕者,加胡椒二两更妙。

【主治】脾肾虚寒,飧泄鹜溏等证,或暴伤生冷,或受时气寒湿,或酒湿伤脾,腹痛作泄,或饮食失宜,呕恶痛泄,无火等证。

胡桃汤

【出处】明代张景岳《景岳全书》卷五十四。

【组成】胡桃肉、补骨脂、杜仲(各四两。一作各四钱)。

【用法】上咬咀,分二帖。用水二盏,煎七分,空心服。

【主治】治肾虚腰痛。

补肾丸

【出处】清代沈金鳌《杂病源流犀烛》卷二十三、卷七十五。

【组成】熟地、菟丝子(各八两),归身(三两半),肉苁蓉(五两),山萸(二两半),酒知母、酒黄柏(各一两),补骨脂(五钱)。
【用法】酒糊丸,空心盐汤下。
【主治】阴火耳鸣(肾精不足,阴虚火动而鸣)。

安肾汤

【出处】清代吴鞠通《温病条辨》卷三。
【组成】鹿茸(三钱),胡芦巴(三钱),补骨脂(三钱),韭子(一钱),大茴香(二钱),附子(二钱),茅术(二钱),茯苓(三钱),菟丝子(三钱)。
【用法】水八杯,煮取三杯,分三次服。大便溏者,加赤石脂。久病恶汤者,可用二十分做丸。
【主治】湿久,脾阳消乏,肾阳亦惫者。

温冲汤

【出处】清代张锡纯《医学衷中参西录》。
【组成】生山药(八钱),当归身(四钱),乌附子(二钱),肉桂(二钱,去粗皮后入),补骨脂(三钱,炒捣),小茴香(二钱,炒),核桃仁(二钱),紫石英(八钱,煅研),真鹿角胶(二钱,另炖,同服,若恐其伪可代以鹿角霜三钱)。
【用法】水煎服。
【主治】妇人血海虚寒不育。

四、含补骨脂的代表性中成药

癃闭舒胶囊

【处方】补骨脂、益母草、金钱草、海金沙、琥珀、山慈菇。
【批准文号】国药准字 Z10960007。
【功能主治】益肾活血,清热通淋。用于肾气不足,湿热瘀阻所致的癃闭,症见腰膝酸软、尿频、尿急、尿痛、尿线细,伴小腹拘急疼痛;前列腺增生症见上述证候者。
【用法用量】口服。一次3粒,一日2次。
【不良反应】个别患者服药后有轻微的口渴感,或胃部不适、轻度腹泻,不影响继续服药。

补肾养血丸

【处方】制何首乌、枸杞子、黑豆、菟丝子、补骨脂(盐制)、牛膝(盐制)、当归、茯苓。辅料为蜂蜜。
【批准文号】国药准字 Z19994010。
【功能主治】补肝肾,益精血。用于身体虚弱,血气不足,须发早白。
【用法用量】口服。一次6g,一日2~3次。
【注意事项】①忌油腻食物。②凡脾胃虚弱、呕吐泄泻、腹胀便溏、咳嗽痰多者慎用。③感冒患者不宜服用。④本品宜饭前服用。⑤服药2周或服药期间症状无改善,或症状加重,或出现新的严重症状,应立即停药并去医院就诊。⑥对本品过敏者禁用,过敏体质者慎用。⑦请将本品放在儿童不能接触的地方。⑧如正在使用其他药品,使用本品前请咨询医师或药师。

荷丹片

【处方】荷叶、丹参、山楂、番泻叶、补骨脂(盐炒)。

【批准文号】国药准字 Z20023129。

【功能主治】化痰降浊,活血化瘀。用于高脂血症属痰浊挟瘀证候者。

【用法用量】饭前服。一次 2 片,一日 3 次;8 周为一疗程,或遵医嘱。

【不良反应】偶见腹泻、恶心、口干。

【注意事项】孕妇禁服。

仙灵骨葆胶囊

【处方】淫羊藿、续断、丹参、知母、补骨脂、地黄。

【批准文号】国药准字 Z20025337。

【功能主治】滋补肝肾,接骨续筋,强身健骨。用于骨质疏松症,骨折,骨关节炎,骨无菌性坏死等。

【用法用量】口服。一次 3 粒,一日 2 次;4～6 周为一疗程,或遵医嘱。

【不良反应】本品可能引起以下不良反应:①过敏反应:皮疹、瘙痒等。②消化系统:恶心、呕吐、纳差、胃部不适、腹痛、腹泻、便秘等。③肝脏:谷丙转氨酶、谷草转氨酶、胆红素等升高,严重者可出现肝衰竭。④全身症状:乏力、外周水肿、尿色加深等。

【注意事项】①对本品过敏者禁用,过敏体质者慎用。②重症感冒期间不宜服用。③用药期间应定期监测肝生化指标。④出现肝生化指标异常或全身乏力、食欲不振、厌油、恶心、上腹胀痛、尿黄、目黄、皮肤黄染等可能与肝损伤有关的临床表现时,应立即停药并到医院就诊。⑤本品应避免与有肝毒性的药物联合用药。⑥患有多种慢性病的老年患者,合并用药时应在医师指导下服用。

骨康胶囊

【处方】芭蕉根、酢浆草、补骨脂、续断、三七。辅料为玉米淀粉。

【批准文号】国药准字 Z20025657。

【功能主治】滋补肝肾,强筋壮骨,通络止痛。用于骨折、骨性关节炎、骨质疏松症属肝肾不足、经络瘀阻者。

【用法用量】口服。一次 3～4 粒,一日 3 次。

【不良反应】①消化系统:恶心、呕吐、纳差、肠胃不适、腹痛、腹泻、腹胀、便秘、肝生化指标异常等,有重度肝损伤病例报告。②皮肤:皮疹、瘙痒等。③其他:头晕、头痛、发热、乏力、尿色加深等。

【注意事项】①有药物过敏史或过敏体质者慎用。②消化道溃疡者慎用。③本品与其他药物联合应用的安全性尚不明确,应避免与有肝毒性的药物联合使用。④儿童、孕妇及哺乳期妇女应用本品的安全性尚不明确。⑤用药期间应定期监测肝肾功能,若出现异常立即停药,并及时去医院就诊。⑥若有多种慢性病的老年患者合并用药时慎用。⑦用药期间应定期监测肝生化指标,如出现异常,或出现全身乏力、食欲不振、厌油、恶心、上腹胀痛、尿黄、目黄、皮肤黄染等可能与肝损伤有关的临床表现时,应立即停药并到医院就诊。⑧严格按药品说明书用法用量服用,勿超剂量、长期连续用药。

补肾助阳丸

【处方】 熟地、白术(炒)、驴肾(烫)、枸杞子、锁阳、山药、淫羊藿、人参、肉苁蓉、泽泻(盐制)、车前子(盐制)、当归、补骨脂、制何首乌、鹿鞭(烫)、白芍、川芎、木香、牛膝、牡丹皮、莱菔子(炒)、炙甘草、附子、肉桂、狗鞭(烫)、茯苓、菟丝子(酒制)、蜂蜜(炼)。

【批准文号】 国药准字 Z20026227。

【功能主治】 滋阴壮阳,补肾益精。用于肾虚体弱,腰膝无力,梦遗阳痿。

【用法用量】 口服。一次 1 丸,一日 2 次,淡盐水送下。

七宝美髯丸

【处方】 制何首乌、当归、补骨脂(盐水炙)、枸杞子、菟丝子、茯苓、牛膝。

【批准文号】 国药准字 Z20026534。

【功能主治】 滋补肝肾。用于肝肾两虚所致的须发早白,牙齿摇动,盗汗,筋骨软弱,腰腿酸软,带下清稀。

【用法用量】 口服。一次 6 g(约半盖),一日 2 次;淡盐汤或温开水送服。

【注意事项】 ①忌辛辣、生冷、油腻食物。②感冒发热患者不宜服用。③本品宜饭前服用。④高血压、心脏病、肝病、肾病等慢性病患者应在医师指导下服用。⑤服药 2 周症状无缓解者,应去医院就诊。⑥对本品过敏者禁用,过敏体质者慎用。⑦请将本品放在儿童不能接触的地方。⑧如正在使用其他药品,使用本品前请咨询医师或药师。

骨力胶囊

【处方】 淫羊藿、狗脊、威灵仙、牛膝、粉葛、党参、姜黄、补骨脂、木瓜。

【批准文号】 国药准字 Z20027661。

【功能主治】 强筋骨,祛风湿,活血化瘀,通络定痛。用于风寒湿邪痹阻经络所致的腰腿酸痛、肢体麻木及骨质疏松。

【用法用量】 口服。一次 3 粒,一日 3 次。

【注意事项】 ①忌寒凉及油腻食物。②本品宜饭后服用。③不宜在服药期间同时服用其他泻火及滋补性中药。④热痹者不适用,热痹主要表现为关节肿痛如灼、痛处发热,疼痛窜痛无定处,口干唇燥。⑤有高血压、心脏病、糖尿病、肝病、肾病等慢性病患者应在医师指导下服用。⑥服药 7 日症状无缓解者,应去医院就诊。⑦严格按照用法用量服用,年老体弱者应在医师指导下服用。⑧对本品过敏者禁用,过敏体质者慎用。⑨请将本品放在儿童不能接触的地方。⑩如正在使用其他药品,使用本品前请咨询医师或药师。

益肾乌发口服液

【处方】 何首乌(黑豆酒炙)、当归、补骨脂、枸杞子、沙苑子、茯苓、牛膝。

【批准文号】 国药准字 Z11020338。

【功能主治】 补肝肾,乌须发。用于肝肾两虚引起的须发脱落、早白。

【用法用量】 口服。一次 1 支(10 mL),一日 2 次。

【注意事项】 ①忌辛辣、生冷、油腻食物。②感冒发热患者不宜服用。③本品宜饭前服用。④高血压、心脏病、肝病、糖尿病、肾病等慢性病患者应在医师指导下服用。⑤服药 2 周症状无缓解者,应到医院就诊。⑥儿童应在医师指导下服用。⑦对本品过敏者禁用,过敏体质者慎用。⑧儿童必须在成人监护下使用。⑨请将本品放在儿童不能接触的地方。⑩如正在使用其他药品,使用本品前请咨询医师或药师。

龟龄集

【处方】红参、鹿茸、海马、枸杞子、丁香、穿山甲、雀脑、牛膝、锁阳、熟地黄、补骨脂、菟丝子、杜仲、石燕、肉苁蓉、甘草、天冬、淫羊藿、大青盐、砂仁等。

【批准文号】国药准字 Z14020687。

【功能主治】强身补脑,固肾补气。用于肾亏阳弱,记忆减退,夜梦精遗,腰酸腿软,气虚咳嗽,五更溏泻,食欲不振。

【用法用量】口服。一次 0.6g(2 粒),一日 1 次,早饭前 2h 用淡盐水送服。

温胃舒颗粒

【处方】党参、附子(制)、黄芪(炙)、肉桂、山药、肉苁蓉(制)、白术(炒)、山楂(炒)、乌梅、砂仁、陈皮、补骨脂。辅料为糊精、蔗糖。

【批准文号】国药准字 Z34020733。

【功能主治】温胃止痛。用于慢性胃炎,胃脘凉痛,饮食生冷、受寒痛甚。

【用法用量】开水冲服。一次 1~2 袋,一日 2 次。

【注意事项】①胃脘灼热痛证、重度胃痛应在医师指导下服用。②糖尿病患者、儿童及年老体虚者应在医师指导下服用。③服本药 3 日症状未改善者,应停止服用,并去医院就诊。④对本品过敏者禁用,过敏体质者慎用。⑤儿童必须在成人监护下使用。⑥请将本品放在儿童不能接触的地方。⑦如正在使用其他药品,使用本品前请咨询医师或药师。

腰痛片

【处方】杜仲叶(盐炒)、补骨脂(盐炒)、续断、当归、白术(炒)、牛膝、肉桂、乳香(制)、赤芍、泽泻、土鳖虫(酒炒)。

【批准文号】国药准字 Z61021659。

【功能主治】补肾活血,强筋止痛。用于肾阳不足、瘀血阻络所致的腰痛及腰肌劳损。

【用法用量】用盐水送服,一次 6 片,一日 3 次。

【注意事项】孕妇禁用;阴虚火旺及有实热者慎用。

复方补骨脂颗粒

【处方】补骨脂、锁阳、续断、狗脊、赤芍、黄精。

【批准文号】国药准字 Z20054359、国药准字 Z50020413。

【功能主治】温补肝肾,强壮筋骨,活血止痛。用于肾阳虚亏,腰膝酸痛,腰肌劳损及腰椎退行性病变等。

【用法用量】开水冲服。一次 1 袋,一日 2 次;1~2 周为一个疗程。

【注意事项】阴虚内热者(如津少口干,大便燥结等)慎用。

老年咳喘片

【处方】黄芪、白术、防风、甘草、黄精、淫羊藿、补骨脂。

【批准文号】国药准字 Z20054205。

【功能主治】滋阴壮阳,扶正固本。提高免疫能力,促进病体康复。用于老年慢性支气管炎及各种体虚证。

【用法用量】口服。一次 4～6 片，一日 3 次。

更年乐片

【处方】淫羊藿、牡蛎、知母、金樱子、黄柏、车前子、人参、当归、桑椹、核桃仁、鹿茸、补骨脂、续断、首乌藤、白芍、首乌（制）、牛膝、甘草、熟地黄。

【批准文号】国药准字 Z20054696。

【功能主治】养心养肾，调补任冲。用于更年期出现的夜寐不安，心悸，耳鸣，多疑善感，烘热汗出，烦躁易怒，腰背酸痛。

【用法用量】口服。1 次 4 片，1 日 3 次。

【注意事项】①忌食辛辣，少进油腻。②心悸症状明显者，应到医院检查，在医师指导下用药。③服药 4 周症状无改善者，应到医院诊治。④按用法用量服用，长期服用应向医师咨询。⑤感冒时不宜服用本药。⑥服本药时不宜同时服用藜芦、五灵脂、皂荚或其制剂；不宜喝茶和吃萝卜，以免影响药效。⑦对本品过敏者禁用，过敏体质者慎用。⑧请将本品放在儿童不能接触的地方。⑨如正在使用其他药品，使用本品前请咨询医师或药师。

壮骨关节胶囊（丸）

【处方】熟地黄、淫羊藿、补骨脂、骨碎补、续断、桑寄生、狗脊、乳香、没药、鸡血藤、独活、木香。

【批准文号】国药准字 Z20080055。

【功能主治】补益肝肾，养血活血，舒经活络，理气止痛。用于肝肾不足、气滞血瘀、经络痹阻所致的退行性骨关节病、腰肌劳损。

【用法用量】口服，一次 2 粒，一日 2 次。早晚饭后服用。疗程为一个月。

【不良反应】偶见个别病例转氨酶升高，停药后恢复正常；偶有轻度恶心、胃痛等胃肠道反应、胸闷、口干。

【注意事项】①肝功能异常者慎用，定期检查肝功能。②孕妇或哺乳期妇女尚无临床研究资料。③30 日为一疗程。目前尚无长期服用的临床资料。

五、含补骨脂方剂的现代临床应用

（一）含补骨脂方药在治疗绝经综合征中的临床应用

绝经综合征是由于卵巢功能减退，垂体功能亢进，分泌过多的促性腺激素，导致神经功能紊乱、神经内分泌和代谢变化，从而引起各器官系统症状和体征变化的综合证候群。临床多表现为月经紊乱、潮热、盗汗、心悸、情绪不稳、易激动、注意力难集中等。超过 90% 的女性会出现与此相关的症状，严重影响女性的生活质量。

中医将绝经综合征称为绝经前后诸证或经断前后诸证，《黄帝内经》记载女性七七之年，天癸竭，肾中精气皆衰而经断无子，故中医多从补肾角度来调治绝经前后诸证。补骨脂对于肾阳不足者有良好的治疗作用。

Xia Y 等用加味青娥方（杜仲、补骨脂、丹参）改善围绝经期女性的烘热症状取得良好疗效，与安慰剂组相比，具有显著统计学差异（$P=0.048$）[1]。Fu SF 等采用补阳与滋阴方药分层随机治疗不同分期（围绝经期及绝经早期）绝经综合征，结果表明，丹知青娥方（丹参、知母、杜仲、补骨脂)对绝经期受试者的生存质量均有良好的改善作用($P=0.02$),尤其对绝经早期受试者的烘热、汗出等血管舒缩症状,具有良好改善效果,在8周治疗期及用药结束后的4周随访期均有明显疗效[2]。

(二) 含补骨脂方药在治疗骨质疏松症中的临床应用

骨质疏松症是一种以骨量减少,骨微结构破坏,导致骨的脆性增加,易于发生骨折的全身代谢性骨病。2018年10月19日,国家卫生健康委员会公开发布首个中国骨质疏松症流行病学调查结果,结果显示:骨质疏松症已经成为我国中老年人群的重要健康问题,50岁以上人群骨质疏松症患病率为19.2%。

中医学并无骨质疏松症这一病名,根据其临床症状,将其归属为"骨痿""骨痹"等肢体关节病证范畴。中医理论认为,肾主骨,肾藏精,骨的功能是肾中精气盛衰的重要标志,若肾虚精亏无以生髓养骨,则易致骨质疏松,因此补肾是治疗骨质疏松的重要治则。

周建鸿回顾性分析了126例绝经后骨质疏松患者的药物治疗效果,对照组给予钙尔奇D联合阿仑磷酸钠,观察组在对照组基础上给予仙灵骨葆胶囊(淫羊藿、续断、丹参、知母、补骨脂、地黄)。治疗后,观察组腰椎、股骨颈、股骨三角区及股骨粗隆的骨密度值明显高于对照组($P<0.05$),治疗3个月、6个月,观察组疼痛视觉模拟评分明显低于对照组($P<0.05$)[3]。赵俊等观察骨康胶囊(芭蕉根、酢浆草、补骨脂、续断、三七)联合骨肽治疗老年性骨质疏松症的治疗效果,结果表明,与单独使用注射用复方骨肽相比,联合骨康胶囊连续治疗6个月能够有效增加骨密度,与对照组相比,有统计学差异($P<0.05$)[4]。仝小林采用补骨脂、骨碎补、杜仲三味小方补肾强骨,治疗原发性骨质疏松症腰痛取得良好疗效[5]。

(三) 含补骨脂方药在治疗腹泻中的临床应用

腹泻是一种常见症状,是指排便次数明显超过平日的频率,粪质稀薄,水分增加,或含未消化食物或脓血、黏液。根据病程,腹泻有急性与慢性之分,多种原因均可引起腹泻,其诊断需从起病原因与病程、发病年龄、发病人群、腹泻次数与粪便性质、伴随症状和体征、常规化验等综合分析。

急性腹泻经过适当治疗,多可治愈,少数患者失治误治,或反复发作,导致病程迁延,日久不愈,则转变为慢性腹泻。中医认为慢性腹泻多与脾虚相关,脾虚日久及肾,或脾肾相互影响,以致脾肾同病,则病情趋向加重。补骨脂具有温肾助阳,温脾止泻之效,善于治疗脾肾阳虚导致的腹泻。

陈璐等采用四神丸汤剂(补骨脂、肉豆蔻、五味子及吴茱萸等)联合耳穴压豆治疗ICU患者脾肾阳虚型腹泻疗效显著,经2周治疗,与对照组蒙脱石散相比,研究组大便溏薄、泄泻不止、腹部冷痛、形寒肢冷等主症评分均明显降低($P<0.05$)[6]。Su XL等采用加味四神丸治疗腹泻型肠易激综合征(IBS-D),用药4周,停药28日后进行6个月随访,复发率为15.79%,而对照组(安慰剂组)复发率为56.86%[7]。

(四) 含补骨脂方药在治疗皮肤病中的临床应用

白癜风是一种以皮肤色素减退为特点的临床常见疾病,可表现为皮肤的局限性和泛发性白斑。因其发病机制尚不清楚,成为难治性皮肤病之一。补骨脂外用可治疗白癜风。补骨脂酊由补骨脂加酒精浸泡制成,其主要成分为补骨脂素和异补骨脂素。于子涵系统评价了补骨脂酊联合光疗法治疗白癜风的临床疗效及安全性,纳入2018年12月31日以前发表的12个国内开展的随机对照临床研究,共涉及1105例患者。结果表明,补骨脂酊联合光疗法治疗白癜风安全有效,其临床疗效优于单一干预手段[8]。一项在伊朗进行的临床研究获得了同样的研究结果,采用补骨脂素联合窄带紫外线B(NBUVB)治疗白癜风,经过60次治疗,联合疗法改善下肢($P=0.003$)和总体($P=0.026$)白癜风面积严重性指数明显优于单独使用NBUVB[9]。

斑秃是一种突然发生的局限性脱发,局部皮肤正常,无自觉症状。大多数普通斑秃有自然痊愈倾向,少数病例反复发生,治疗困难,多使用联合疗法。陆富永等使用0.1% 8-甲氧补骨脂溶液外涂30 min后,采用光疗仪照射,联合口服复方甘草酸苷,每日3次,治疗8周,有效率达93.33%[10]。郭奕妤等应用外涂补骨脂酊联合梅花针叩刺及微波照射治疗斑秃患者35例,3个月后总有效率为91.43%[11]。

(五) 含补骨脂方药的其他临床应用

针对肾精亏虚型血管性痴呆,张卫华等纳入60例受试者,随机分组。治疗组30例,应用补骨脂汤颗粒剂(补骨脂、熟地黄、肉苁蓉、益智仁、当归、白芍、党参、茯苓、远志、丹参、川牛膝等)联合安理申;对照组30例,单用安理申,30日为一疗程。经3个疗程治疗,联合用药组在蒙特利尔认知评估量表(MoCA)评分及简易智能精神状态检查量表(MMSE)评分中均较治疗前明显改善,且疗效优于单用安理申($P<0.05$)[12]。

蔡宇等观察了6例常规化疗无效的急性非淋巴细胞白血病患者,采用补骨脂素胶囊(院内制剂),从化疗疗程开始前3日服至化疗后第3日。研究结果表明,补骨脂素胶囊在逆转白血病多药耐药性中具有一定的作用[13]。

第二节 补骨脂炮制品的研究概况

补骨脂,又名故纸、破故纸等,具有补肾助阳、固精缩尿、暖脾止泻、纳气平喘的功效[14]。历代医家认为补骨脂性温燥,易伤阴助火,经过炮制可以增强药效、缓和其燥毒之性。补骨脂炮制最初见于《雷公炮炙论》,该书记载了蜜蒸、酒浸蒸、盐炒三种炮制方法[15]。此后,历代医家根据用药目的的不同,对补骨脂炮制方法进行了丰富和完善,如炒、蒸、浸、焙及煮等方法,采用的辅料有酒、盐、胡桃、芝麻等[16]。2020版《中国药典》收载的补骨脂炮制方法为盐炙法[17]。本章主要介绍补骨脂炮制方法的传统记载。

一、净制

中药材在净制时能够除去泥沙等杂质以及有毒、副作用的部位[18]。补骨脂净制始见于南北朝《雷公炮炙论》"先用铜刀刮去黄赤毛尽"[15]。宋代的《本草图经》"净择去皮洗过"[19],《太平惠民和剂局方》菟丝子圆中补骨脂"去毛"[20],明代《本草通玄》"揉去皮"[21],清代《握灵本草》补骨脂亦"凡使揉去皮"[22]。

二、切制

切制前对中药材进行水处理,可以调整缓和药性,降低毒性,甚至增强药效[18]。补骨脂切制始见于南北朝《雷公炮炙论》"切细"[15]。宋代《本草图经》"捣筛令细"[19],明代《济阴纲目》通气散中补骨脂"为末"[23],《先醒斋医学广笔记》脾肾双补丸中补骨脂"研末"[24],清代《本草备要》[25]和《本草从新》[26]方法均是"为末"。

三、炮制

1. **炒制**　清炒制能够增强药效、降低毒性或消除毒副作用、缓和或改变药性等[27]。宋代《太平惠民和剂局方》中沉香荜澄茄散所用补骨脂采用"微炒",川楝散和接气丹中补骨脂均采用"炒"[20]。《普济本事方》中二神丸所用补骨脂采用"炒香"[28]。《类编朱氏集验医方》既济固真丹、十补丸、茸附煎丸、既济玉关丸中补骨脂均采用"炒"法,暖下丸采用"微炒",返精丸中有"隔纸炒令香熟"的记载[29]。元代《卫生宝鉴》中硇砂煎丸沿用了"隔纸微炒"的方法[30]。明代《普济方》中补骨脂汤和苁蓉丸所用补骨脂均采用"炒"法[31]。《济阴纲目》通气散采用的方法是"瓦上炒香,为末"[23]。清代《本草述》记载的返精丸中补骨脂采用"炒"法[32]。

2. **酒制**　中药酒制起源于战国时期,是中药炮制的一种常用方法,能够缓解药物气味、改变药性或增强药效[33],以及升提之功用[34]。

　　南北朝时期《雷公炮炙论》记载的补骨脂炮制采用了酒蒸法"用酒浸一宿后,漉出,却用东流水浸三日夜,却,蒸,从巳至申,出,日干用。"[15]宋代《太平惠民和剂局方》中养气丹、青娥丸和黑锡丹中补骨脂分别采用"酒炒香熟"和"酒浸,炒"[20]。《类编朱氏集验医方》中破故纸丸和黑锡丹中补骨脂分别采用"酒浸,蒸,酒炒"和"酒浸,炒"[29]。元代《瑞竹堂经验方》十宝丸中补骨脂"酒浸一宿,焙干"[35]。明代《济阴纲目》金锁正元丹中补骨脂采用"酒浸,炒"[23]。《仁术便览》青娥丸中补骨脂有"四川者佳,酒浸少时,隔纸炒"的记载[36]。清代《本草备要》[25]和《本草从新》[26]均有"酒浸蒸用"的记载。《得配本草》记载为"暖上焦,酒炒蒸"[37]。《本草纲目拾遗》中补骨脂有"酒洗炒"和"酒洗焙"的用法[38]。《本草述》中关于补骨脂修治记载了"性大燥,酒浸一宿,漉出,用水浸三宿,蒸三时久,爆干,紧急微炒"[34]。

3. **盐制**　盐制最早出现于《雷公炮炙论》,是中药炮制的常见方法之一[39]。2020版《中国药典》中收录的补骨脂炮制方法即为盐制法[17]。补骨脂盐制是《雷公炮炙论》记载的补骨脂三种炮制方法之一,"一法,以盐同炒过,爆干用"[15]。明代《鲁府禁方》治疗治肾虚腰痛,久则寒冷的方药中所用补骨脂采用"盐水浸"[40]。《先醒斋医学广笔记》记载的脾肾双补丸关于补骨脂的记载是"补骨脂圆而黑色者佳,盐水拌炒,研末"[24]。清代《本草备要》[25]《本草从新》[26]《本草通玄》[21]对于补骨脂均有"盐水炒"的记载。《得配本草》对于盐制补骨脂的作用进行了阐释:"暖肾,盐水炒。"[37]《本草述》对补骨脂的修治进行了详细描述:"此性燥毒,一法用盐水浸一日,取出爆干,再同盐炒过用。"[32]《女科要旨》六龙固本丸所用补骨脂采用"青盐三钱,汤泡"[41]。

4. **盐酒制**　继酒制及盐制补骨脂之后,又出现了盐酒制补骨脂。明代《本草蒙筌》记载补骨脂"盐酒浸宿,浮酒面者,轻虚去之。蒸过爆干"[42]。《万病回春》中关于补骨脂的记载为"破故纸温,腰膝酸痛,兴阳固精,盐酒炒用"[43]。《仁术便览》立安丸中补骨脂用"酒洗过,青盐炒"。浸黄酒方中补骨脂用"盐、酒炒"[36]。清代《握灵本草》中补骨脂"酒洗浮面者去之,凡使揉去皮,以胡桃肉拌擦炒,或盐酒炒"[22]。

5. **其他辅料制**　历代医药典籍中记载的补骨脂炮制方法以炒制、盐制、酒制、盐酒制为主。此外,根据治疗目的不同,也有采用其他辅料进行炮制的记载。《雷公炮炙论》关于补骨脂蜜炙的记载是"用蜜拌令匀,柳木甑蒸一日后出,晒干用"[15]。宋代《太平惠民和剂局方》青娥丸中"补骨脂,用芝麻同于银器内炒熟"[20]。《类编朱氏集验医方》记载的地龙丸治疗"风脚痛不可忍",其中"破故纸三钱,用斑蝥炒,不用斑蝥"[29]。元代《世医得效方》又方二十五味"治跌扑损伤,骨碎骨折,筋断刺痛",补骨脂"醋炒"[44]。明代《女科证治准绳》胜阴丹中的补骨脂"与蒜同焙"[45]。《万病回春》旱莲丸记载"破故纸一斤,面炒"[43]。《本草蒙筌》中补骨脂"又同炒拌乌油麻,炒熟去麻单用"[42]。《本草通玄》中补骨脂"揉去皮,以胡桃肉拌炒,或盐水炒"[21]。清代《本草纲目拾遗》保真丸中记载了"补骨脂一斤,淘净泥土,用芪、术、苓、甘各五钱,煎汁一碗拌晒,以汁尽晒燥炒"[38]。《得配本草》中记载了多种不同的补骨脂炮制方法"恐其性燥,乳拌蒸。胡麻、胡桃拌蒸亦可。恐其热入心脏,童便浸蒸"[37]。《本草备要》[25]和《本草从新》[26]均有补骨脂"童便乳浸"记载。《本草述》补骨脂的修治部分记载了"止泻面炒,补肾用麻子仁炒"[32]。清代《握灵本草》中补骨脂"酒洗浮面者去之,凡使揉去皮,以胡桃肉拌擦炒,或盐酒炒"[22]。

2020版《中国药典》规定的补骨脂炮制方法为盐炙法,盐主入肾,能够有效增强其温肾助阳之功效。有研究表明,盐制会降低补骨脂中的香豆素类成分,推测是高温炮制过程导致其开环[36]。因此,根据炮制工艺历史沿革寻找一种更为有效的补骨脂炮制方法十分必要,本文系统梳理了补骨脂各种炮制方法的传统记载和演变趋势,见表1-1。

表1-1 补骨脂炮制的传统记载

炮制方法	朝代	古籍描述
净制	南北朝	《雷公炮炙论》"先用铜刀刮去黄赤毛尽"。[15]
	宋	《本草图经》"净择去皮洗过"。[19]
		《太平惠民和剂局方》菟丝子丸,"去毛"。[20]
	明	《本草通玄》"揉去皮"。[21]
	清	《握灵本草》"凡使揉去皮"[22]
切制	南北朝	《雷公炮炙论》"切细"。[15]
	宋	《本草图经》"捣筛令细"。[19]
	明	《济阴纲目》通气散,"为末"。[23]
		《先醒斋医学广笔记》脾肾双补丸,"研末"。[24]
	清	《本草备要》"为末"。[25]
		《本草从新》"为末"[26]
炒制	宋	《太平惠民和剂局方》沉香荜澄茄散,"微炒";川楝散、接气丹,"炒"。[20]
		《普济本事方》二神丸,"炒香"。[28]
		《类编朱氏集验医方》既济固真丹、十补丸、茸附煎丸、既济玉关丸,"炒";暖下丸,"微炒";返精丸,"隔纸炒令香熟"。[29]
	元	《卫生宝鉴》硇砂煎丸,"隔纸微炒"。[30]
	明	《普济方》补骨脂汤、苁蓉丸,"炒"。[31]
		《济阴纲目》通气散,"瓦上炒香,为末"。[23]
	清	《本草述》返精丸,"炒"。[32]

(续表)

炮制方法	朝代	古籍描述
酒制	南北朝	《雷公炮炙论》"用酒浸一宿后,漉出,却用东流水浸三日夜,却,蒸,从巳至申,出,日干用"。[15]
	宋	《太平惠民和剂局方》养气丹、青娥丸、黑锡丹,"酒炒香熟""酒浸,炒"。[20]
		《类编朱氏集验医方》破故纸丸、黑锡丹,"酒浸,蒸""酒炒""酒浸,炒"。[29]
	元	《瑞竹堂经验方》十宝丸,"酒浸一宿,焙干"。[35]
	明	《济阴纲目》金锁正元丹,"酒浸,炒"。[23]
		《仁术便览》青娥丸,"四川者佳,酒浸少时,隔纸炒"。[36]
	清	《本草备要》"酒浸蒸用"。[25]
		《本草从新》"酒浸蒸用"。[26]
		《得配本草》"暖上焦,酒炒蒸"。[37]
		《本草纲目拾遗》"酒洗炒"和"酒洗焙"。[38]
		《本草述》"性大燥,酒浸一宿,漉出,用水浸三宿,蒸三时久,爆干,紧急微炒"。[32]
盐制	南北朝	《雷公炮炙论》"一法,以盐同炒过,爆干用"。[15]
	明	《鲁府禁方》"盐水浸"。[40]
		《先醒斋医学广笔记》脾肾双补丸,"补骨脂圆而黑色者佳,盐水拌炒,研末"。[24]
	清	《本草备要》"盐水炒"。[25]
		《本草从新》"盐水炒"。[26]
		《本草通玄》"盐水炒"。[21]
		《得配本草》"暖肾,盐水炒"。[37]
		《本草述》"此性燥毒,一法用盐水浸一日,取出爆干,再同盐炒过用"。[32]
		《女科要旨》六龙固本丸,"青盐三钱,汤泡"。[41]
盐酒制	明	《本草蒙筌》"盐酒浸宿,浮酒面者,轻虚去之。蒸过爆干"。[42]
		《万病回春》"破故纸温,腰膝酸痛,兴阳固精,盐酒炒用"。[43]
		《仁术便览》立安丸,"酒洗过,青盐炒";浸黄酒方,"盐、酒炒"。[36]
	清	《握灵本草》"酒洗浮面者去之,凡使揉去皮,以胡桃肉拌擦炒,或盐酒炒"[22]
其他辅料制	南北朝	《雷公炮炙论》"用蜜拌令匀,柳木甑蒸一日后出,晒干用"。[15]
	宋	《太平惠民和剂局方》青娥丸,"补骨脂,用芝麻同于银器内炒熟"。[20]
		《类编朱氏集验医方》地龙丸,"破故纸三钱,用斑蝥炒,不用斑蝥"。[16]
	元	《世医得效方》又方二十五味,补骨脂"醋炒"。[44]
	明	《女科证治准绳》胜阴丹,"与蒜同焙"。[45]
		《万病回春》旱莲丸,"破故纸一斤,面炒"。[43]
		《本草蒙筌》"又同炒拌乌油麻,炒熟去麻单用"。[42]
		《本草通玄》"揉去皮,以胡桃肉拌炒,或盐水炒"。[21]
	清	《本草纲目拾遗》保真丸,"补骨脂一斤,淘净泥土,用芪、术、苓、甘各五钱,煎汁一碗拌晒,以汁尽晒燥炒"。[38]
		《得配本草》"恐其性燥,乳拌蒸。胡麻、胡桃拌蒸亦可。恐其热入心脏,童便浸蒸"。[37]
		《本草备要》"童便乳浸"。[25]
		《本草从新》"童便乳浸"。[26]
		《本草述》"止泻面炒,补肾用麻子仁炒"。[32]
		《握灵本草》"酒洗浮面者去之,凡使揉去皮,以胡桃肉拌擦炒,或盐酒炒"。[22]

参考文献

[1] Xia Y, Zhao YQ, Ren M, et al. A randomized double-blind placebo-controlled trial of a Chinese herbal medicine preparation (Jiawei Qing'e Fang) for hot flashes and quality of life in perimenopausal women [J]. Menopause (New York, NY), 2012,19(2):234-244.

[2] Fu SF, Zhao YQ, Ren M, et al. A randomized, double-blind, placebo-controlled trial of Chinese herbal medicine granules for the treatment of menopausal symptoms by stages [J]. Menopause, 2016,23(3):311-323.

[3] 周建鸿.仙灵骨葆结合阿仑磷酸钠对绝经后骨质疏松骨代谢指标、骨密度及骨痛症状的影响[J].中国老年学杂志,2020,40(3):581-584.

[4] 赵俊,李象钧,刘杰.骨康胶囊联合骨肽治疗老年性骨质疏松症临床研究[J].新中医,2019,51(11):145-147.

[5] 吴浩然,王新苗,方心怡,等.补骨脂、骨碎补、杜仲治疗原发性骨质疏松症腰痛经验——全小林三味小方撷萃[J].吉林中医药,2020,40(3):299-301.

[6] 陈璐,钟源芳,徐燕,等.四神丸汤联合耳穴压豆治疗ICU患者脾肾阳虚型腹泻临床研究[J].新中医,2019,51(11):60-62.

[7] Su XL, Tang YP, Zhang J, et al. Curative effect of warming kidney and fortifying spleen recipe on diarrhea-predominant irritable bowel syndrome [J]. J Tradit Chin Med, 2013,33(5):615-619.

[8] 于子涵.补骨脂酊联合光疗法治疗白癜风临床疗效的Meta分析[D].沈阳:辽宁中医药大学,2019.

[9] Zabolinejad N, Maleki M, Salehi M, et al. Psoralen and narrowband UVB combination provides higher efficacy in treating vitiligo compared with narrowband UVB alone: A randomised clinical trial [J]. Australas J Dermatol, 2020,61(1):e65-e69.

[10] 陆富永,明海霞,刘懿,等.复方甘草酸苷联合光化学疗法治疗斑秃30例疗效观察[J].中国皮肤性病学杂志,2011,25(2):163-164.

[11] 郭奕好,杨登科,肖云,等.补骨脂酊联合梅花针、微波治疗斑秃35例[J].广西中医药大学学报,2018,21(2):49-51.

[12] 张卫华,赖泽飞.补骨脂汤联合安理申肾精亏虚型血管性痴呆30例[J].江西中医药大学学报,2017,29(2):36-38.

[13] 蔡宇,曹克俭,殷忠东.补骨脂素胶囊对急性白血病多药耐药逆转作用的临床观察[J].中国中医药科技,2002(1):53.

[14] 雷载权.中药学[M].上海:上海科学技术出版社,1995:289.

[15] 雷敩.雷公炮炙论[M].南京:江苏科学技术出版社,1985:56-57.

[16] 姚三桃,杨滨.中药补骨脂炮制沿革的研究[J].基层中药杂志,1996,10(1):17-19.

[17] 国家药典委员会.中华人民共和国药典[M].北京:中国医药科技出版社,2020:195.

[18] 闫珍珥,李小芳,宋佳文,等.中药材的净制与切制研究进展[J].中药与临床,2019,10(2):51-54.

[19] 苏颖,赵宏岩.《本草图经》研究[M].北京:人民卫生出版社,2011:351-352.

[20] 太平惠民和剂局.太平惠民和剂局方[M].北京:人民卫生出版社,2017:137,150,153,154,161,172,178.

[21] 李中梓.本草通玄[M].北京:中国医药科技出版社,2020:19-20.

[22] 王翃.握灵本草[M].北京:中国中医药出版社,2012:72-73.

[23] 武之望.济阴纲目[M].北京:中国中医药出版社,2009:97,244.

[24] 缪希雍.先醒斋医学广笔记[M].北京:中医古籍出版社,2000:39.

[25] 汪昂.本草备要[M].北京:人民卫生出版社,2017:126.

[26] 吴仪洛.本草从新[M].北京:中国中医药出版社,2013:44.

[27] 吴鸿扬.中药清炒法探索[J].海峡药学,2006,18(4):141-142.

[28] 许叔微.普济本事方[M].上海:上海科学技术出版社,1959:21.

[29] 朱佐.类编朱氏集验医方[M].上海:上海科学技术出版社,2003:30,155,156,158,163,169,176,177.

[30] 罗天益.卫生宝鉴[M].北京:中国中医药出版社,2007:164.

[31] 朱橚.普济方[M].北京:科学出版社,1998:4,15.

[32] 刘若金.本草述[M].郑怀林,等校注.北京:中医古籍出版社,2005:198-200.

[33] 钮敏洁,蔡皓,曹岗.中药酒制及其机理研究概述[J].中药材,2020,43(11):2838-2842.

[34] 盛政,赵焕君,何紫涵,等.酒制升提理论的形成发展及临床应用[J].亚太传统医药,2020,16(11):198-201.

[35] 沙图穆苏.瑞竹堂经验方[M].北京:中国医药科技出版社,2012:31.

[36] 张洁.仁术便览[M].北京:人民卫生出版社,1985:71,72,164.

[37] 严洁,施雯,洪炜.得配本草[M].北京:中国中医药出版社,1997:65.

[38] 赵学敏.本草纲目拾遗[M].北京:中国医药科技出版社,2020:135,261,325.
[39] 王蕾,燕彩云,乐智勇,等.盐制法及炮制辅料盐的炮制历史沿革研究[J].中国中药杂志,2017,42(20):3880-3885.
[40] 龚廷贤.鲁府禁方[M].北京:中国中医药出版社,2008:79.
[41] 陈修园.景岳新方砭·女科要旨[M].北京:中国中医药出版社,2016:205.
[42] 陈嘉谟.本草蒙筌[M].北京:中医古籍出版社,2009:53.
[43] 龚廷贤.万病回春[M].北京:人民卫生出版社,2007:21,259.
[44] 危亦林.世医得效方[M].北京:中国中医药出版社,1996:296.
[45] 王肯堂.女科证治准绳[M].太原:山西科学技术出版社,2012:109.

第二章 补骨脂的化学成分及其生物合成研究

第一节 补骨脂的化学成分研究

豆科补骨脂属（*Psoralea* L.）约有130种植物，分布于热带和亚热带地区。该属植物具有退热、止痛、抗炎和利尿等多种药理活性，其中补骨脂（*Psoralea corylifolia* L.）和 *Psoralea plicata* Delile 等作为草药在印度等其他国家广泛使用。我国仅有补骨脂1种，产于西南部，其果实是温肾助阳的常用中药。补骨脂中含有多种活性成分，已分离得到黄酮、香豆素、单萜酚、苯并呋喃、醌、甾醇等化合物，其中香豆素、黄酮及单萜酚类化合物是其特征性成分，其结构中大多具有异戊烯基取代基团。补骨脂的化学成分研究已有近百年历史，自1933年从补骨脂中分离到第一个单体化合物——补骨脂素，至今已分离鉴定了170余个化学成分。近20年来，从补骨脂中发现大量新的黄酮和单萜酚类化学成分，为深入研究其有效成分、明确其作用机制奠定了坚实基础，也为补骨脂的进一步开发和应用提供了可靠依据。

一、黄酮类化合物

黄酮类化合物（flavonoids）是存在于补骨脂中的主要化学成分之一，具有抗氧化、抗炎、抗菌、雌激素样作用等多种生物活性。从补骨脂中分离得到的黄酮类化合物79个，其中包括黄酮3个，黄酮醇3个，二氢黄酮16个，异黄酮38个，查耳酮17个以及橙酮2个。

（一）黄酮类

有学者从补骨脂的乙酸乙酯提取物中分离得到7,3′,4′-三羟基-8-异戊烯基黄酮（**f1**）、4′-甲氧基黄酮（**f2**）。此外，杨彤彤等采用色谱法分离得到补骨脂色烯黄酮（**f3**）。具体结构如下：

	R_1	R_2	R_3	R_4	R_5
f1	H	OH	异戊烯基	OH	OH
f2	H	H	H	H	OCH_3

(二) 黄酮醇类

1992年，Lin等从补骨脂中分离出第一个黄酮醇类化合物-紫云英苷(**f4**)。2005年，Yadava等分离出一个新的黄酮醇类化合物3,5,3′,4′-四羟基-7-甲氧基黄酮-3′-O-α-L-吡喃木糖(1→3)-O-α-L-吡喃阿拉伯糖(1→4)-O-β-D-半乳糖苷(**f5**)。此后，Xu等又分离得到一个具有新生物活性的5,4′-二羟基-6,7-[(1″S,2″R)-1″-羟基-2″(1-羟基-1-甲基乙基)-呋喃]黄酮醇(**f6**)。

(三) 二氢黄酮类

补骨脂二氢黄酮(**f11**)和补骨脂二氢黄酮甲醚(**f12**)是最早从补骨脂中分离得到的二氢黄酮类成分。近年来，从补骨脂中又陆续分离得到7,8-二氢-8-(4-羟基苯基)-2,2-二甲基-2H,6H-苯骈(1,2-b;5,4-b)二吡喃-6-酮(**f14**)、呋喃(2″,3″,7,6)-4′-羟基二氢黄酮(**f15**)、corylifol H(**f16**)、corylifol F(**f17**)、paratocarpin K(**f19**)等化合物。化合物结构如下：

	R₁	R₂	R₃
f7	OH	–CH₂CH=C(CH₃)₂	OH
f8	H	–CH₂CH(OH)C(=CH₂)CH₃	OH
f9	H	OCH₃	CH₂OH
f10	H	–CH₂CH(OH)C(=CH₂)CH₃	OCH₃
f11	H	–CH₂CH=C(CH₃)₂	OH
f12	H	–CH₂CH=C(CH₃)₂	OCH₃
f13	H	–CH₂CH₂–epoxy-C(CH₃)₂	CH₂OH

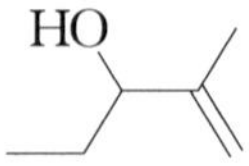

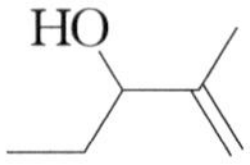

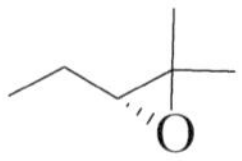

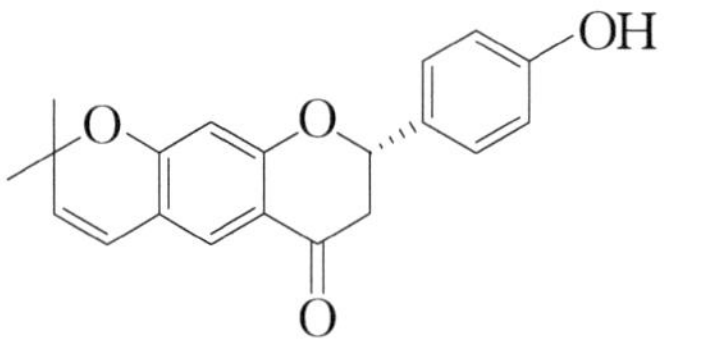

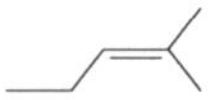

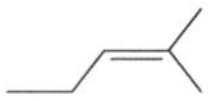

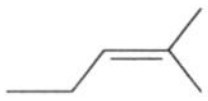

f14

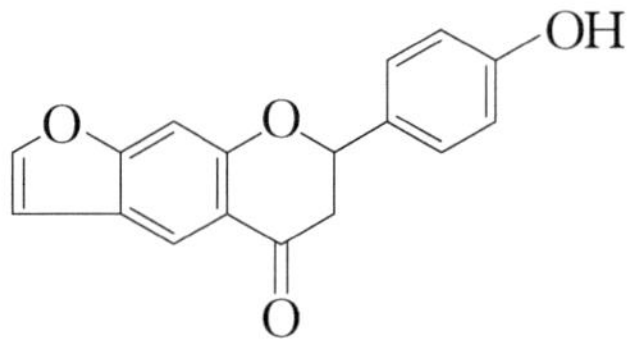

f15

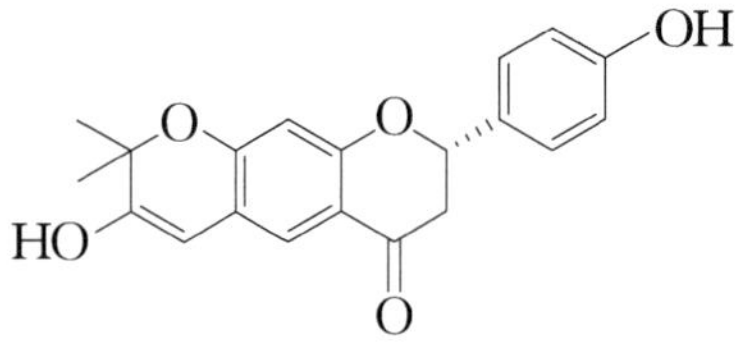

f16

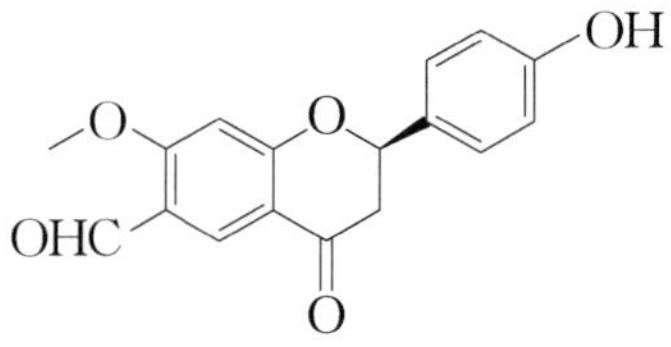

f17

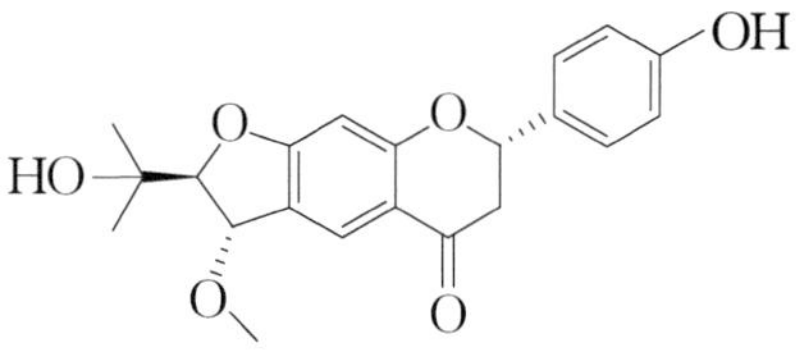

f18

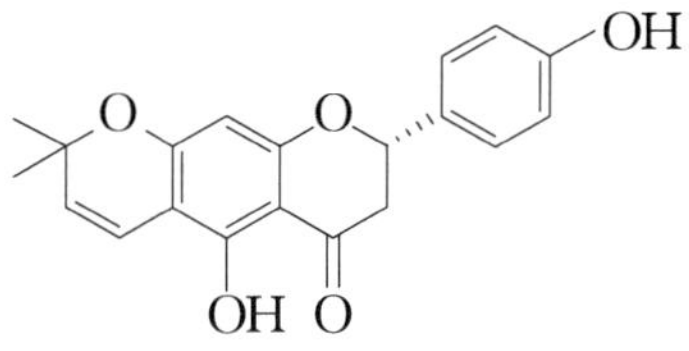

f19

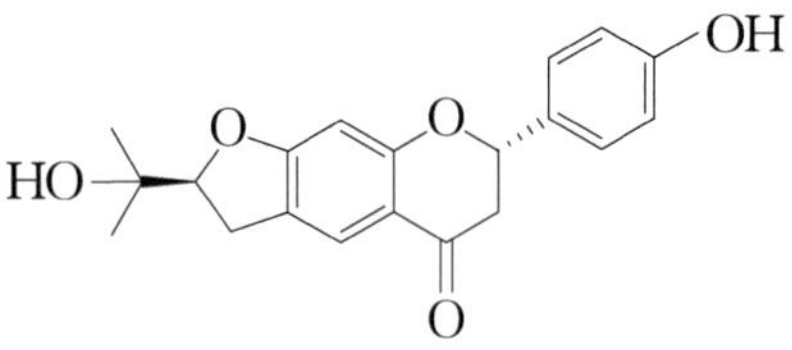

f20

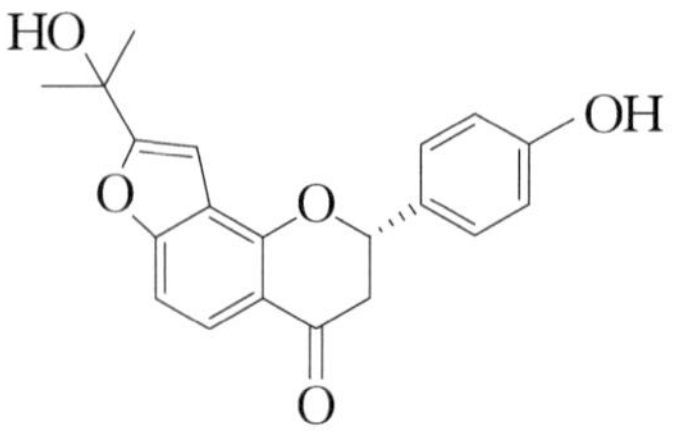

f21

(四) 异黄酮类

异黄酮类化合物是迄今为止从补骨脂中分离出的黄酮类化合物中数量最多的一类化合物，目前总共分离得到 38 个。Kaufman 等于 1997 年从补骨脂中分离得到染料木素（**f23**），Won 等分离得到了 hydroxypsoralenol A（**f52**）和 hydroxypsoralenol B（**f53**）两个互为同分异构体的异黄酮。Yin 等对补骨脂中成分进行分离鉴定，得到了刺桐素 A（**f54**）、异新补骨脂异黄酮（**f55**）等化合物。此外，从补骨脂中分离得到补骨脂宁（**f56**）、补骨脂新异黄酮（**f58**）、wighteone（**f59**）等。具体结构如下：

	R_1	R_2	R_3	R_4	R_5
f23	OH	OH	H	H	OH
f24	H	OH	H	异戊烯基	OH
f25	H	OH	H	H	OH
f26	H	OH	H	CHO	OH
f27	OH	OH	H	H	OCH$_3$
f28	H	OCH$_3$	H	CHO	OH
f29	H	OH	异戊烯基	H	OH
f30	H	OCH$_3$	H	异戊烯基	OH
f31	H	OGlc	H	H	OH
f32	H	OH	H	H	OGlc(6→1)Rha
f33	OH	OH	H	异戊烯基	OH

	R₁	R₂	R₃	R₄	R₅
f34	OH	H	(geranyl)	OH	H
f35	OCH₃	H	(geranyl)	OH	H
f36	O-prenyl	H	(prenyl)	OH	H
f37	OH	(geranyl)	H	OH	H
f38	OH	H	(hydroxylated geranyl, OH)	OH	H
f39	OH	H	(HO-ethyl isopropenyl)	OH	H
f40	OH	H	(geranyl-OH)	OCH₃	H
f41	OH	H	(geranyl-OH)	OCH₃	H
f42	O-prenyl	H	(prenyl)	OH	H
f43	OH	H	(geranyl-OH, chiral)	OH	H
f44	OH	H	(geranyl-OH)	OH	H
f45	OH	H	(prenyl)	OH	(prenyl)

	R₁	R₂
f46	OH	OH
f47	OCH₃	OH
f48	OCH₃	COOCH₃
f49	COOCH₃	COOCH₃

	R
f50	H
f51	OH

	R
f52	OH,α
f53	OH,β

(五) 查耳酮

查耳酮类也是补骨脂中一类重要的黄酮成分,目前共分离得到 17 个化合物。Bhalla 等发现了补骨脂查耳酮(**f63**)、异补骨脂查耳酮(**f64**);于丽丽等从补骨脂中分离得到 psorachalcone A(**f67**)、psorachalcone B(**f68**)。此外,从补骨脂中分离得到补骨脂色烯素(**f72**)、异补骨脂色烯素(**f73**)、psorachromene(**f75**)等化合物。查耳酮类化合物具体结构如下:

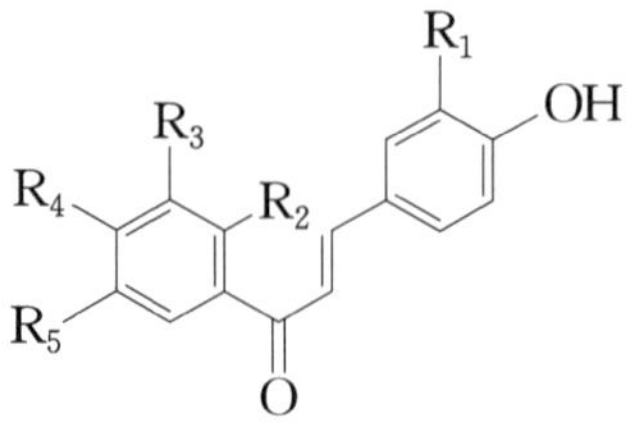

	R₁	R₂	R₃	R₄	R₅
f61	H	OH	H	OCH₃	CHO
f62	H	OCH₃	H	OH	CHO
f63	H	OH	H	OCH₃	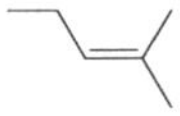 prenyl
f64	H	OH	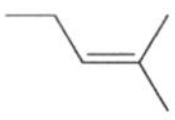 prenyl	OH	H
f65	OH	OH	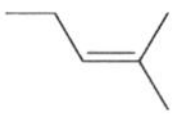 prenyl	OH	H
f66	H	OH	H	OCH₃	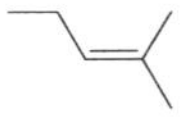 prenyl
f67	OH	H	H	OH	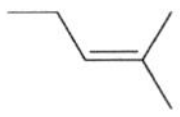 prenyl

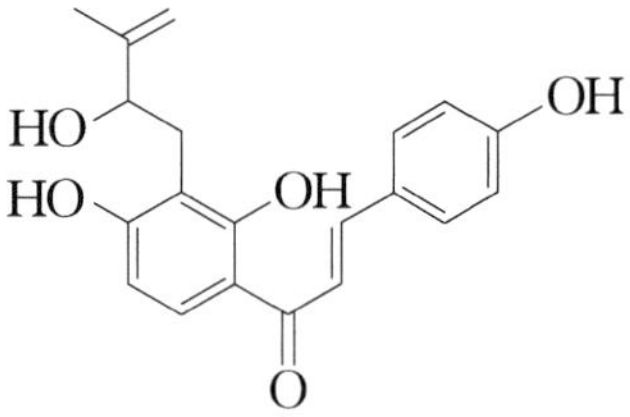

f68

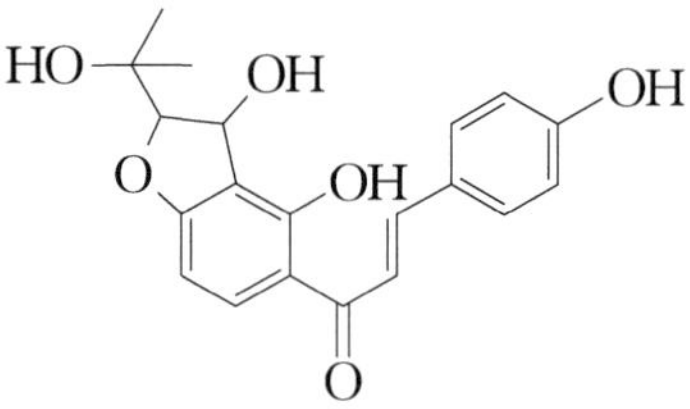

f69

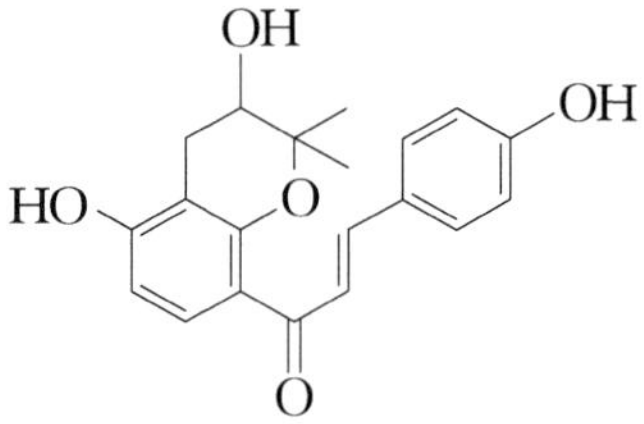

f70

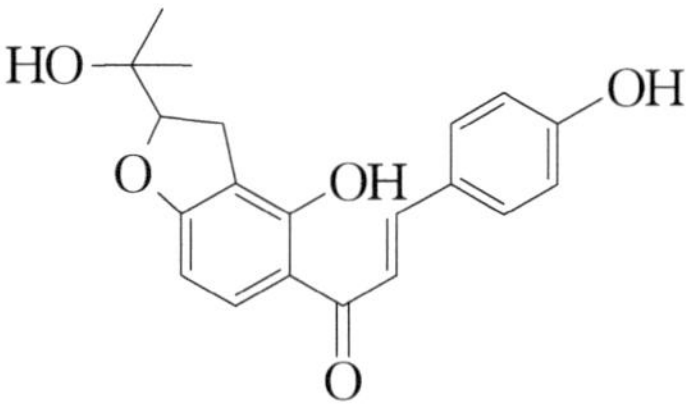

f71

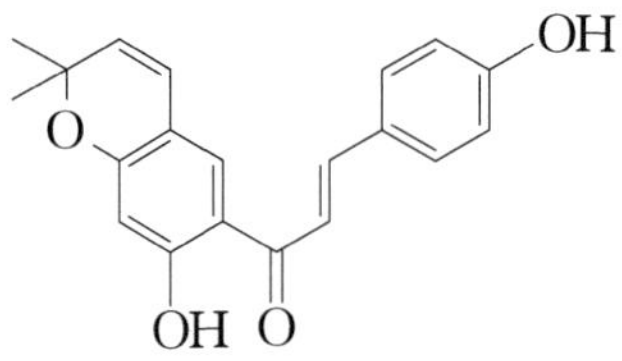

f72

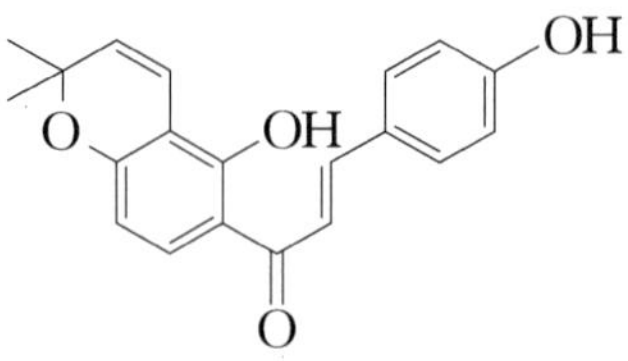

f73

(六) 橙酮(噢呋)

截至目前,仅在补骨脂中分离得到两个橙酮类化合物,名为 coryaurone A(**f78**)和(2Z)-2-[(4′-hydroxyphenyl) methylene]-6-hydroxy-7-prenyl-3(2H)-benzofurane(**f79**)。结构如下:

表 2-1 补骨脂黄酮类化合物信息表

编号	中文名	英文名	参考文献
f1	7,3′,4′-三羟基-8-异戊烯基黄酮	corylifol C	[1]
f2	4′-甲氧基黄酮	4′-methoxy flavone	[2]
f3	补骨脂色烯黄酮	coryfolia D	[3]
f4	紫云英苷	astragalin	[4]
f5	3,5,3′,4′-四羟基-7-甲氧基黄酮-3′-O-α-L-吡喃木糖(1→3)-O-α-L-吡喃阿拉伯糖(1→4)-O-β-D-半乳糖苷	3,5,3′,4′-tetrahydroxy-7-methoxyflavone-3′-O-α-L-xylopyranosyl(1→3)-O-α-L-arabinopyranosyl(1→4)-O-β-D-galactopyranoside	[5]
f6	5,4′-二羟基-6,7-[(1″S,2″R)-1″-羟基-2″(1-羟基-1-甲基乙基)-呋喃]黄酮醇	5,4′-dihydroxy-6,7-[(1″S,2″R)-1″-hydroxy-2″(1-hydroxy-1-methylethyl)-furano]flavonol	[6]
f7	6-异戊烯柚皮素	6-prenylnaringenin	[7]
f8	—	bakuflavanone	[8]
f9	—	2(S)-6-methoxy-7-hydroxymethylene-4′-hydroxyl-flavanone	[9]

(续表)

编号	中文名	英文名	参考文献
f10	—	(2S)-7-methoxy-6-(2-hydroxy-3-methylbut-3-en-1-yl)-2-(4-hydroxyphenyl) chroman-4-one	[10]
f11	补骨脂二氢黄酮	bavachin	[11]
f12	补骨脂二氢黄酮甲醚	bavachinin	[12]
f13	—	(2S)-4′-hydroxyl-7-hydroxymethylene-6-(2″,3″-epoxy-3″-methylbutyl)flavanone	[10]
f14	7,8-二氢-8-(4-羟基苯基)-2,2-二甲基-2H,6H-苯骈[1,2-b:5,4-b′]二吡喃-6-酮	7,8-dihydro-8-(4-hydroxyphenyl)-2,2-6-dimethyl-2H,6H-benzo[1,2-b:5,4-b′]dipyran-6-one	[1]
f15	呋喃(2″,3″,7,6)-4′-羟基二氢黄酮	furan(2″,3″,7,6)-4′-hydroxy-flavanone	[13]
f16	—	corylifol H	[14]
f17	—	corylifol F	[15]
f18	—	1″-methoxy-6,7-furanflavanone	[16]
f19	—	paratocarpin K	[17]
f20	—	bavachinone A	[18]
f21	—	bavachinone B	[18]
f22	异补骨脂二氢黄酮	isobavachin	[19]
f23	染料木素	genistein	[13,20]
f24	新补骨脂异黄酮	neobavaisoflavone	[1,21,22]
f25	大豆苷元	daidzein	[23]
f26	补骨脂异黄酮醛	corylinal	[24]
f27	鹰嘴豆芽素 A	biochanin A	[25]
f28	补骨脂异黄酮醛甲基醚	corylinal methyl ether	[24]
f29	—	8-prenyldaidzein	[1]
f30	—	neobavaisoflavone-7-O-methyl-ether	[24,26]
f31	大豆苷	daidzin	[27]
f32	补骨脂异黄酮苷	bavadin	[28]
f33	3′-二甲基烯丙基染料木黄酮	isowighteone	[29]
f34	—	corylifol A	[1,27]
f35	—	7-O-methylcorylifol A	[30]
f36	—	7-O-isoprenylcorylifol A	[30]
f37	—	8-geranyldaidzein	[14]
f38	—	corylifol G	[15]
f39	—	bakuisoflavone	[8]
f40	—	7-hydroxy-4′-methoxy-3′-(7″-hydroxy-3″,7″-dimethyl-octa-2″,5″-dienyl)-isoflavone	[31]
f41	—	7-hydroxy-4′-methoxy-3′-(6″-hydroxy-3″,7″-dimethyl-octa-2″,7″-dienyl)-isoflavone	[31]
f42	—	7-O-isoprenylneobavaisoflavone	[32]

(续表)

编号	中文名	英文名	参考文献
f43	—	4′,7-dihydroxy-3′-(6″β-hydroxy-3″,7″-dimethyl-,2″,7″-dibutenyl)-geranylisoflavone	[9]
f44	—	4′,7-dihydroxy-3′-(7″-hydroxy-7″-methyl-2″,5″-dibutenyl)-geranylisoflavone	[9]
f45	—	4′,7-hydroxyl-3′,5-diprenyl-isoflavanon	[33]
f46	补骨脂异黄酮醇	psoralenol	[26]
f47	—	psoralenol methyl ether	[26]
f48	—	psoralenol monomethyl ether monoacetate	[26]
f49	—	psoralenol diacetate	[26]
f50	—	corylifol D	[34]
f51	—	corylifol E	[34]
f52	—	hydroxypsoralenol A	[18]
f53	—	hydroxypsoralenol B	[18]
f54	刺桐素 A	erythrinin A	[1]
f55	异新补骨脂异黄酮	isoneobavaisoflavone	[1]
f56	补骨脂宁	corylin	[1,21]
f57	新补骨脂宁	neocorylin	[35]
f58	补骨脂新异黄酮	bavarigenin	[3]
f59	—	wighteone	[29]
f60	—	corylisoflavone A	[36]
f61	新补骨脂查耳酮	neobavachalcone	[37]
f62	异新补骨脂查耳酮	isoneobavachalcone	[38]
f63	补骨脂查耳酮	bavachalcone	[1,39]
f64	异补骨脂查耳酮	isobavachalcone	[19,39]
f65	—	corylifol B	[40]
f66	—	4,2′-dihydroxy-4′-methoxy-5′-(3‴,3‴-dimethyl allyl)-chalcone	[41]
f67	—	psorachalcone A	[42]
f68	—	psorachalcone B	[42]
f69	—	brosimacutin G	[36]
f70	补骨脂色酚酮	bavachromanol	[22,43]
f71	补骨脂呋喃查耳酮	bakuchalcone	[44]
f72	补骨脂色烯素	bavachromene	[22,45]
f73	异补骨脂色烯素	isobavachromene	[46]
f74	—	5,4′-dihydroxy-6,7-furanbavachalcone	[16]
f75	—	psorachromene	[47,48]
f76	—	4,2′-dihydroxy-2″-(1‴-methyl ethyl)-2″,3″-dihydro-(4″,5″,3′,4′)-furanochalcone	[41,49]
f77	黄当归醇	xanthoangelol	[29]
f78	—	coryaurone A	[18]
f79	—	(2Z)-2-[(4′-hydroxyphenyl) methylene]-6-hydroxy-7-prenyl-3(2H)-benzofurane	[10]

二、香豆素类化合物

(一) 呋喃香豆素类

香豆素类成分为补骨脂中含量较高的一类化学成分，主要分为呋喃香豆素类和拟雌内酯类。目前从补骨脂中共分离得到 6 个呋喃香豆素类成分。1933 年从补骨脂中分离得到第一个呋喃香豆素类化合物补骨脂素（**c1**），1936 年分离到异补骨脂素（**c2**）。

(二) 拟雌内酯类

拟雌内酯类因具有雌激素样活性而得名，植物雌激素类成分摄入过量导致动物生殖紊乱。目前已从补骨脂中分离得到 12 个拟雌内酯类化合物。

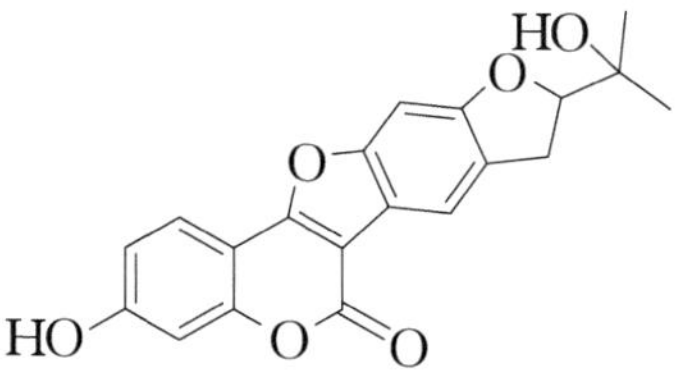

c12

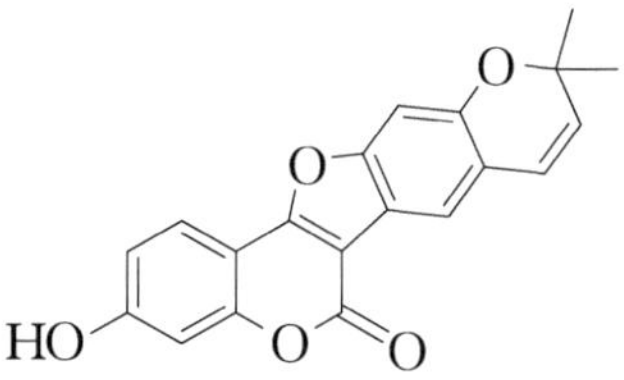

c13

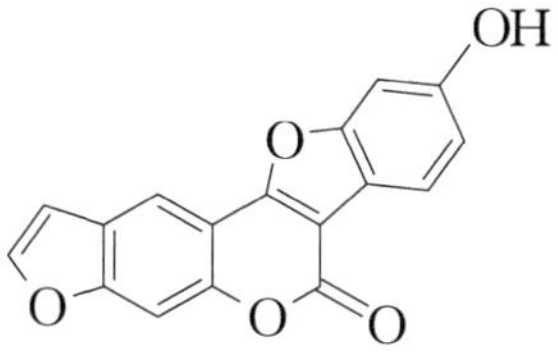

c14

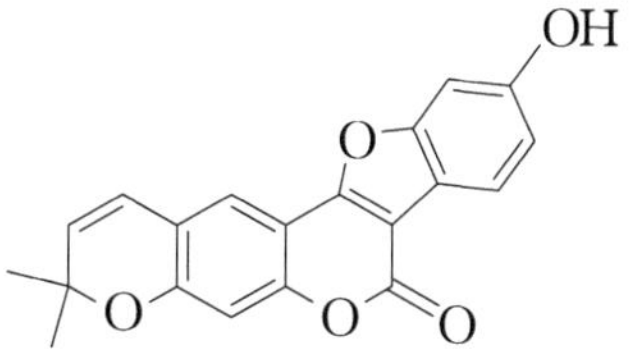

c15

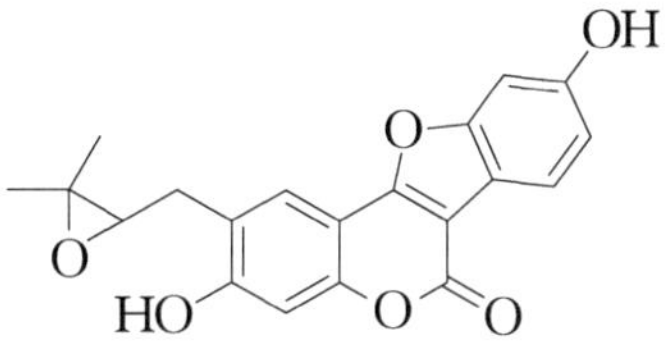

c16

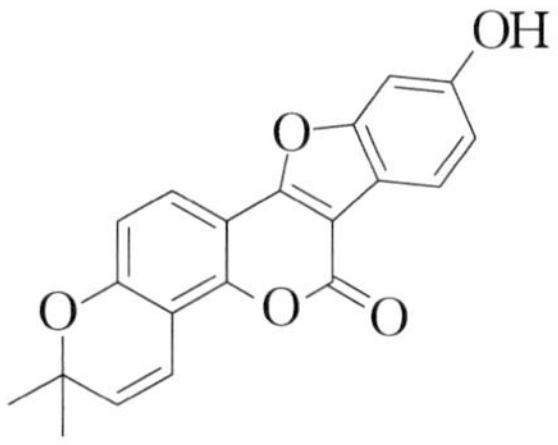

c17

(三) 其他香豆素类

Srinivasan 等从补骨脂中分得 1 个具有抗真菌活性的吡喃香豆素类成分吡喃骈香豆精（**c18**）。Limper 等分离得到 7,2,4′-三羟基-3-芳基香豆素（**c19**）。

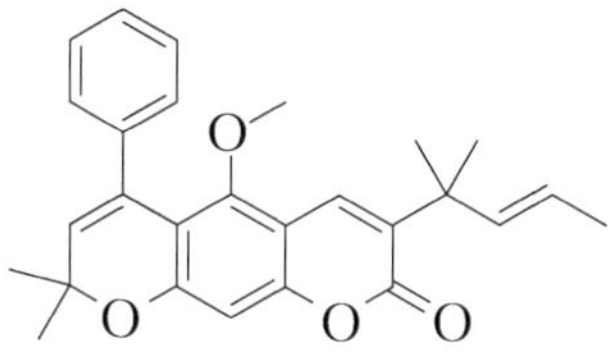

c18

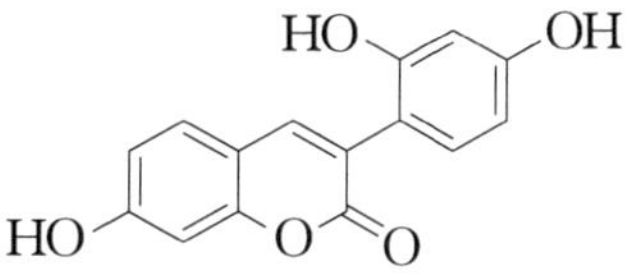

c19

表 2-2 补骨脂香豆素类成分信息表

编号	中文名	英文名	参考文献
c1	补骨脂素	psoralen	[50]
c2	异补骨脂素	isopsoralen	[51]
c3	补骨脂呋喃香豆精	bakuchincin	[52]
c4	5-甲氧基补骨脂素	5-methoxy psoralen	[53]
c5	8-甲氧基补骨脂素	8-methoxy psoralen	[54]
c6	—	*epi*-bavacoumestan C	[14]
c7	—	bavacoumestan C	[18]

（续表）

编号	中文名	英文名	参考文献
c8	补骨脂定	psoralidin	[55,56,57]
c9	异补骨脂定	isopsoralidin	[58]
c10	双羟异补骨脂定	corylidin	[59]
c11	补骨脂香豆雌烷 A	bavacoumestan A	[60]
c12	补骨脂香豆雌烷 B	bavacoumestan B	[60]
c13	槐属香豆雌烷 A	sophoracoumestan A	[27]
c14	新补骨脂素	neopsoralen	[61,62]
c15	4″,5″-去氢异补骨脂定	4″,5″-dehydroisopsoralidin	[29]
c16	补骨脂定-2′,3′-环氧化物	psoralidin-2′,3′-oxide	[47]
c17	—	plicadin	[63]
c18	吡喃骈香豆精	pyranocoumarin	[64]
c19	7,2′,4′-三羟基-3-芳基香豆素	7,2′,4′-trihydroxy-3-arylcoumarin	[29]

三、单萜酚类化合物

单萜酚类化合物是植物挥发油的主要组成成分，目前从补骨脂中共发现该类成分 52 个。1966 年从补骨脂的醚提取物中分得补骨脂酚，是发现最早的单萜酚类化合物，并且被认为是补骨脂的毒性成分之一。

	R
p8	OH
p9	OCH_3
p10	OCH_2CH_3

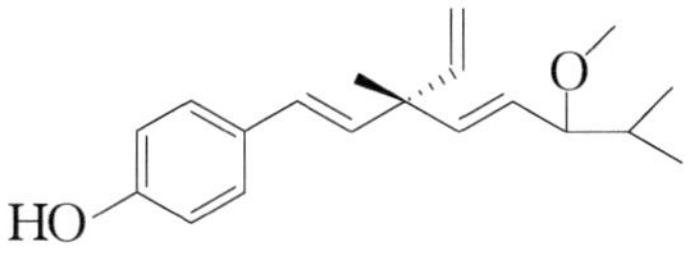

p11

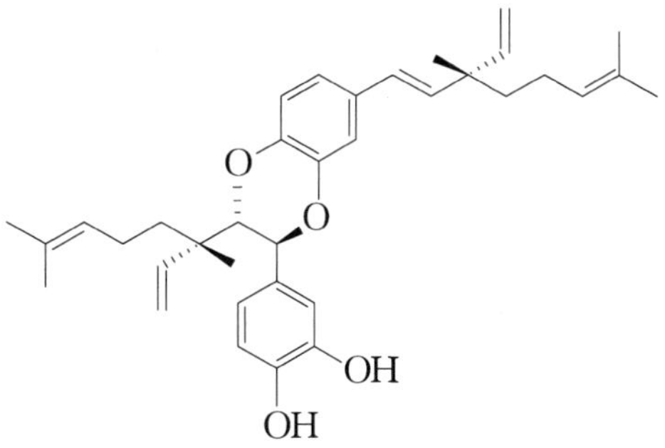

p12

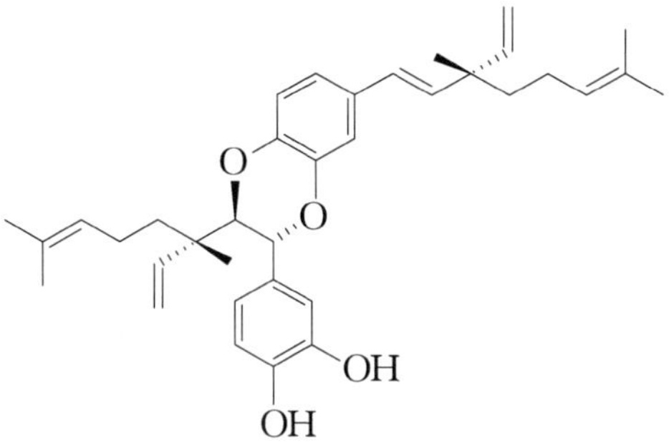

p13

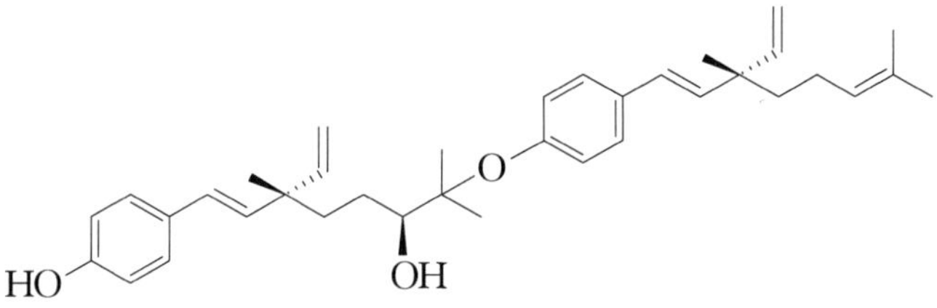

p14

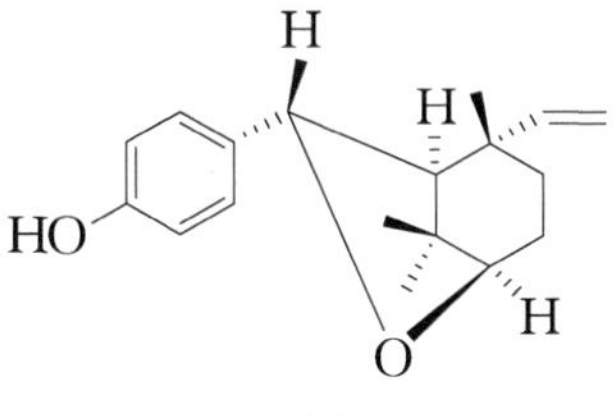

p15

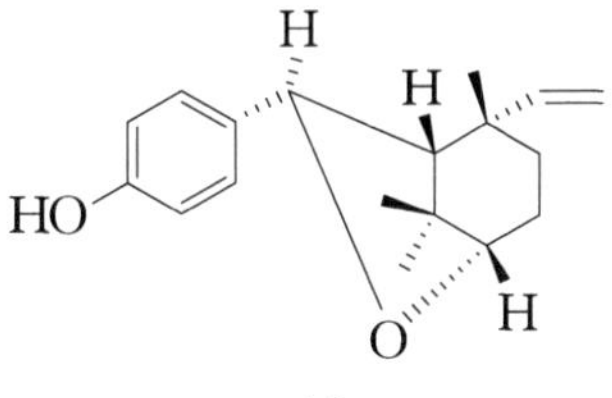

p16

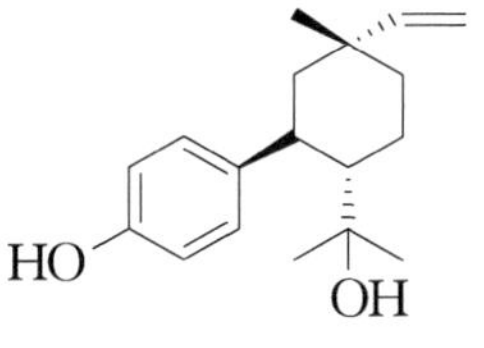

p17

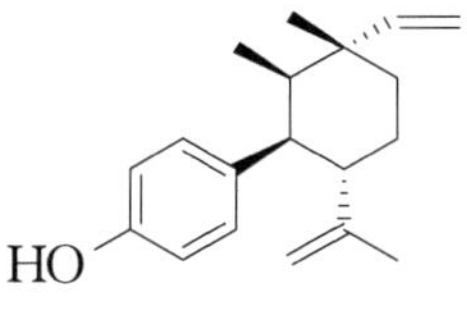

p18

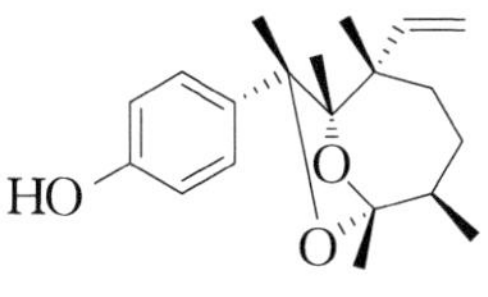

p19

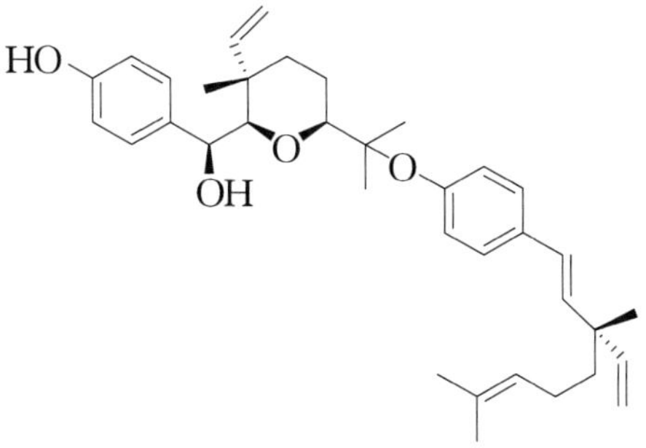

p34

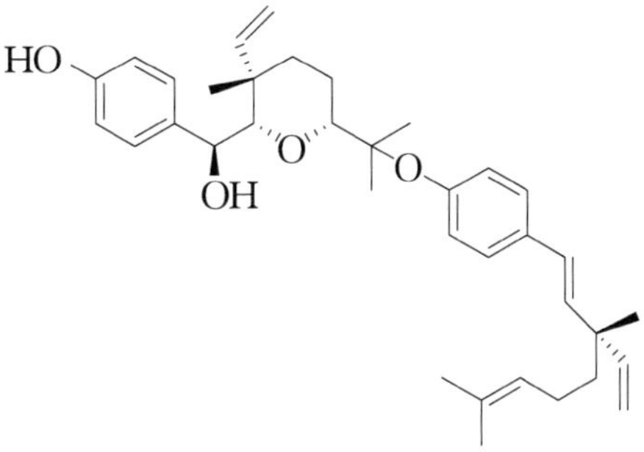

p35

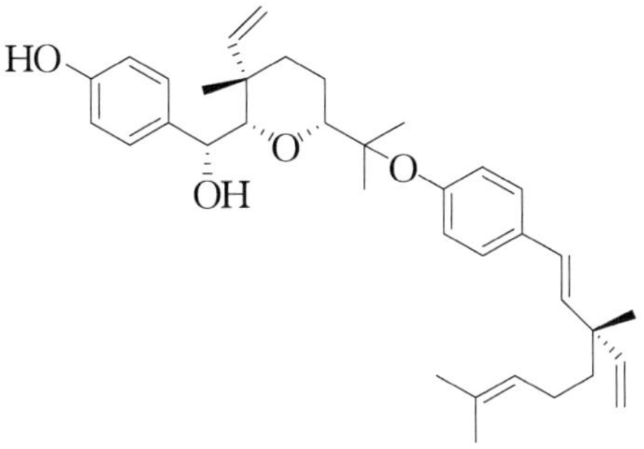

p36

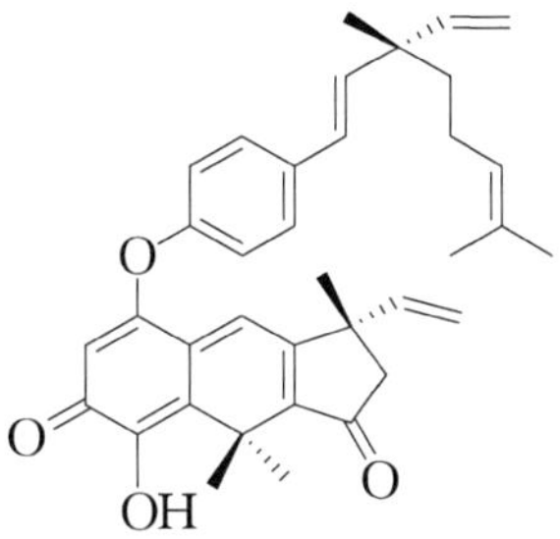

p37

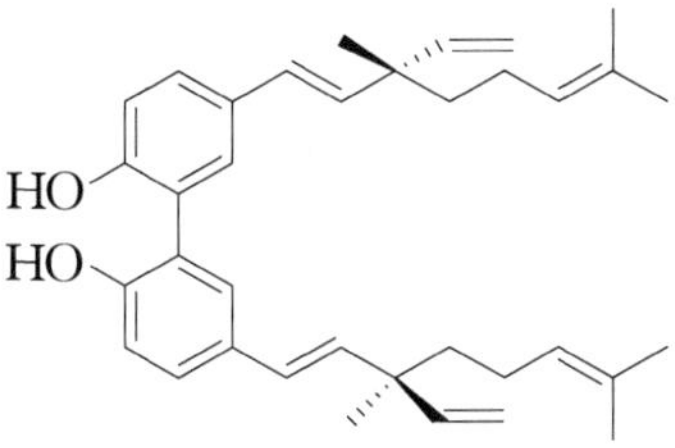

p38

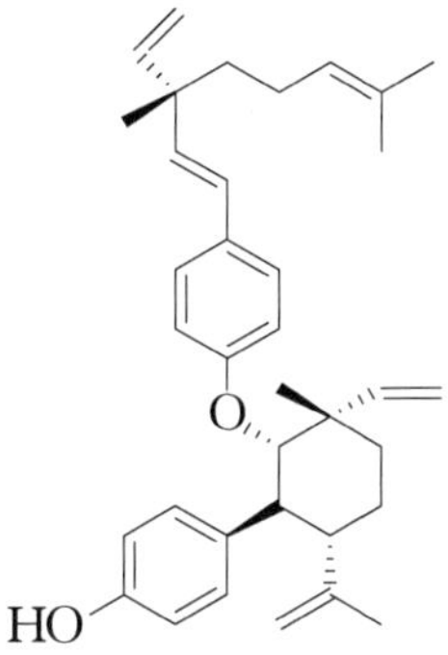

p39

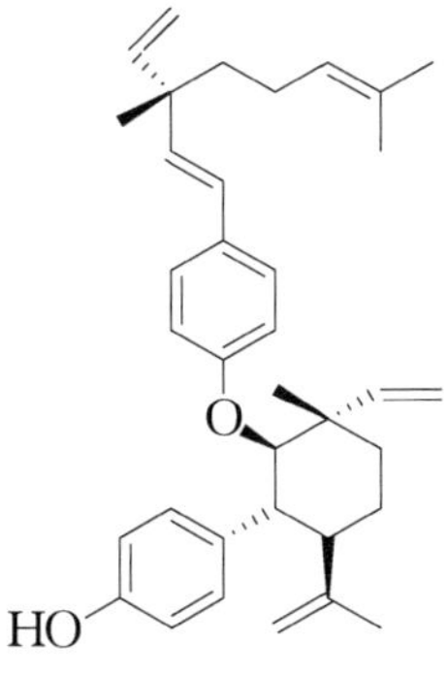

p40

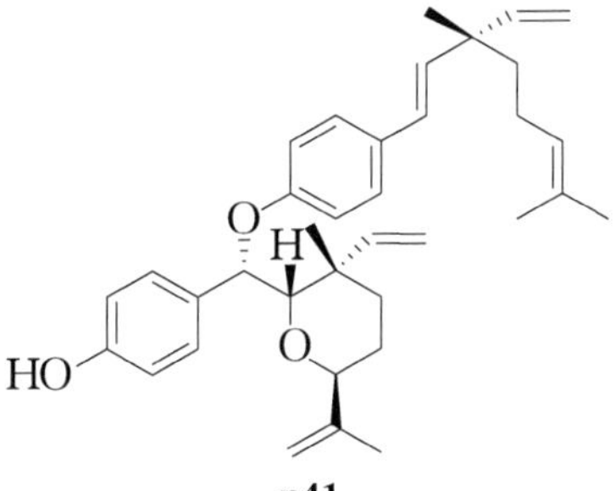

p41

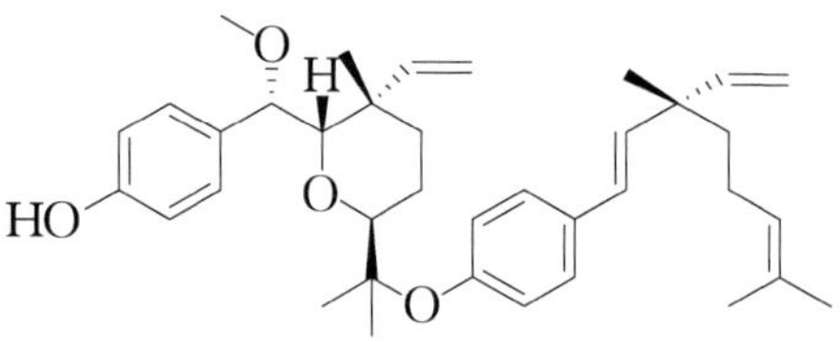

p42

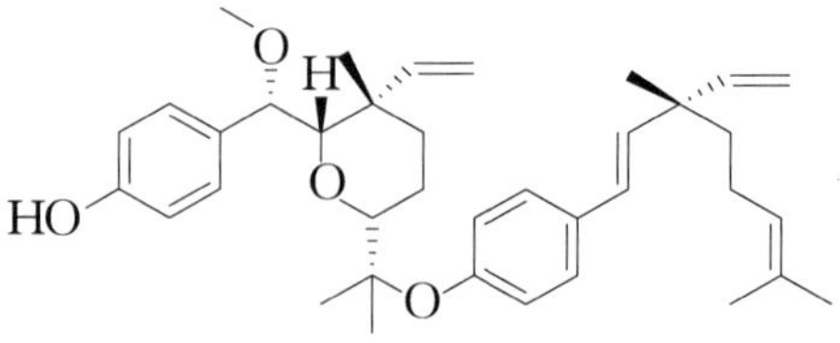

p43

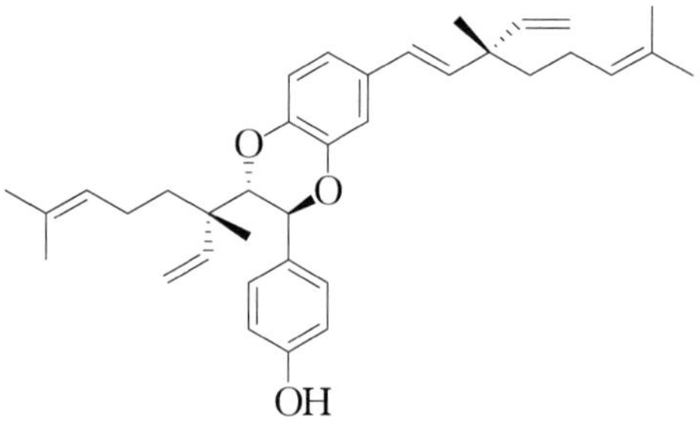

p44

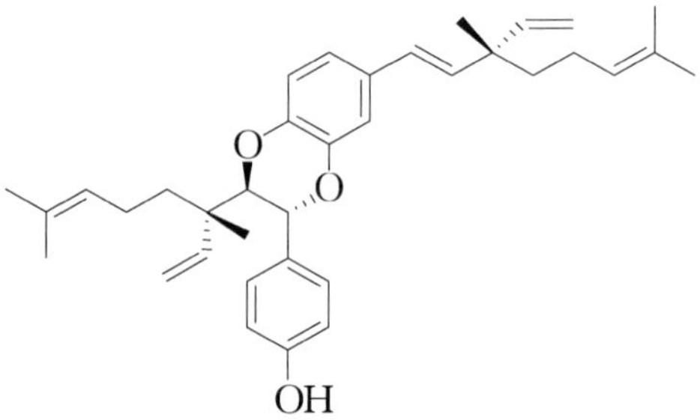

p45

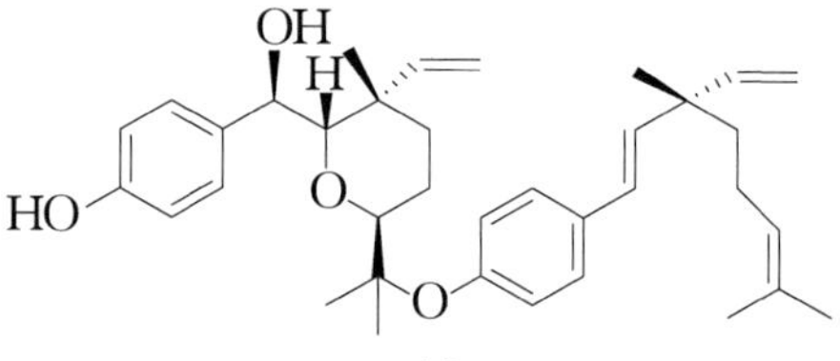

p46

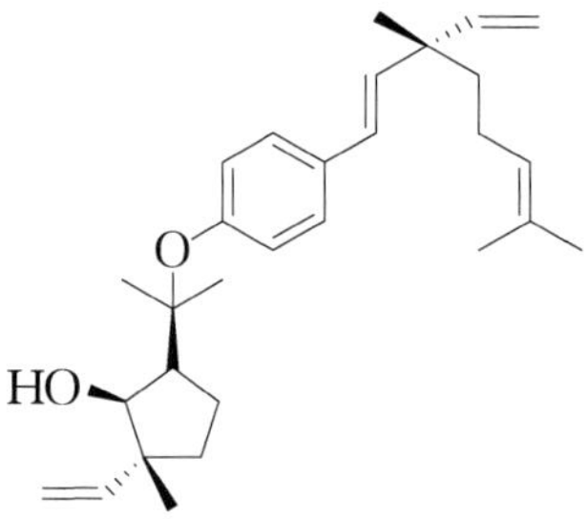

p47

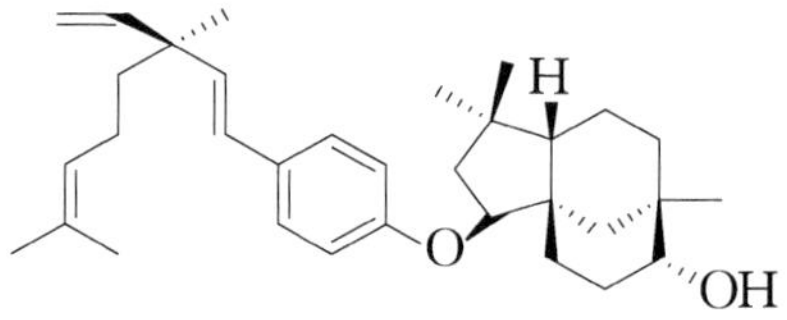

p48

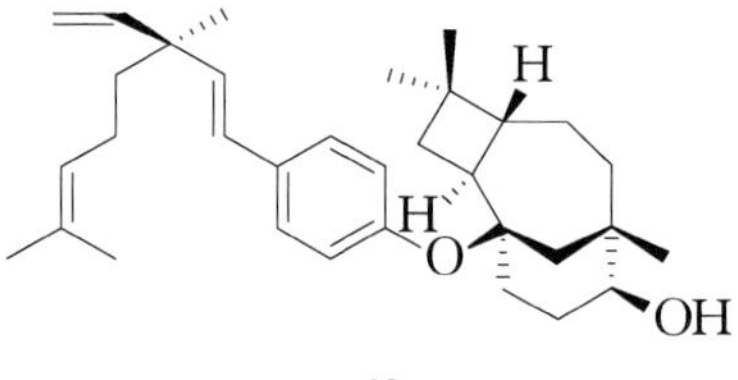

p49

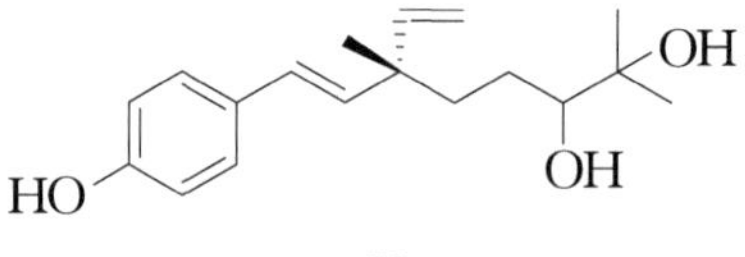

p50

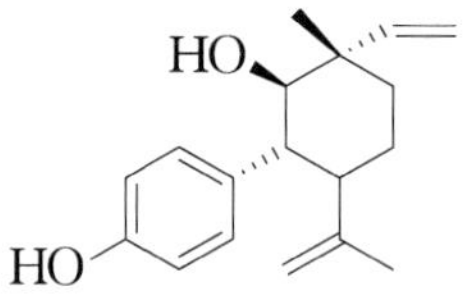

p51

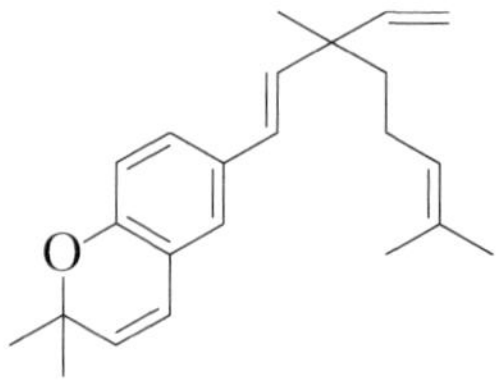

p52

表 2-3 补骨脂单萜酚类成分信息表

编号	中文名	英文名	参考文献
p1	—	4-((E)-3,3-dimethylpenta-1,4-dienyl)-phenol	[23]
p2	Δ^1-3-补骨脂酚	Δ^1-3-bakuchiol	[65]
p3	补骨脂酚	bakuchiol	[66,67]
p4	12,13-二氢-13-羟基补骨脂酚	12,13-dihydro-13-hydroxybakuchiol	[65]
p5	15-去甲基-12,13-二氢-13酮基补骨脂酚	15-demetyl-12,13-dihydro-13-kakuchiol	[65]
p6	Δ^1-3-羟基补骨脂酚	Δ^1-3-hydroxybakuchiol	[68]
p7	2,3环氧补骨脂酚	2,3-epoxybakuchiol	[69]
p8	Δ^3-2-羟基补骨脂酚	Δ^3-2-hydroxybakuchiol	[65]
p9	13-甲氧基异补骨脂酚	13-methoxyisobakuchiol	[65]
p10	13-乙氧基异补骨脂酚	13-ethoxyisobakuchiol	[65]
p11	—	Δ^{10}-12,13-dihydro-12-(R,S)-methoxyisobakuchiol	[65]
p12	—	psoracorylifol A	[70]
p13	—	psoracorylifol B	[70]
p14	—	psoracorylifol C	[70]
p15	—	psoracorylifol D	[70]
p16	—	psoracorylifol E	[70]
p17	—	psoracorylifol F	[71]
p18	—	psoracorylifol G	[72]
p19	—	psoracorylifol H	[72]
p20	—	12α-psoracorylifol F	[73]
p21	—	7β,8α-hydroxy-12β-psoracorylifol F	[73]
p22	—	8-ketone-cyclobakuchiol C	[73]
p23	—	7α,8β-hydroxy-12β-cyclobakuchiol C	[73]
p24	—	8α-hydroxy-cyclobakuchiol C	[73]
P25	双补骨脂酚 A	bisbakuchiol A	[74]
P26	双补骨脂酚 B	bisbakuchiol B	[74]
P27	双补骨脂酚 C	bisbakuchiol C	[75]
p28	双补骨脂酚 D	bisbakuchiol D	[76]
p29	双补骨脂酚 E	bisbakuchiol E	[76]
p30	双补骨脂酚 F	bisbakuchiol F	[76]
p31	双补骨脂酚 G	bisbakuchiol G	[76]
p32	双补骨脂酚 H	bisbakuchiol H	[76]
p33	双补骨脂酚 I	bisbakuchiol I	[76]
p34	双补骨脂酚 J	bisbakuchiol J	[76]
p35	双补骨脂酚 K	bisbakuchiol K	[76]
p36	双补骨脂酚 L	bisbakuchiol L	[76]
p37	双补骨脂酚 M	bisbakuchiol M	[77]
p38	双补骨脂酚 N	bisbakuchiol N	[77]

(续表)

编号	中文名	英文名	参考文献
p39	双补骨脂酚 O	bisbakuchiol O	[77]
p40	双补骨脂酚 P	bisbakuchiol P	[77]
p41	双补骨脂酚 Q	bisbakuchiol Q	[77]
p42	双补骨脂酚 R	bisbakuchiol R	[77]
p43	双补骨脂酚 S	bisbakuchiol S	[77]
p44	双补骨脂酚 T	bisbakuchiol T	[77]
p45	双补骨脂酚 U	bisbakuchiol U	[77]
p46	双补骨脂酚 V	bisbakuchiol V	[72]
p47	—	bakuchiol ether A	[77]
p48	—	bakuchiol ether B	[77]
p49	—	bakuchiol ether C	[77]
p50	12,13-二羟基补骨脂酚	12,13-dihydroxy bakuchiol	[75]
p51	环补骨脂酚 C	cyclobakuchiol C	[69]
p52	补骨脂醚	psoracorylifether	[72]

四、苯并呋喃类化合物

补骨脂中分离得到 10 个苯并呋喃类化合物，包括补骨脂苯并呋喃酚（**b1**）、异补骨脂苯并呋喃酚（**b2**）、补骨脂苷（**b3**）和异补骨脂苷（**b4**）等，其中补骨脂苷、异补骨脂苷在体内可转化为补骨脂素（**c1**）和异补骨脂素（**c2**）。**b5**—**b10** 为 2021 年从补骨脂中分离出的新结构。

表 2-4 补骨脂苯并呋喃类成分信息表

编号	中文名	英文名	参考文献
b1	补骨脂苯并呋喃酚	corylifonol	[50]
b2	异补骨脂苯并呋喃酚	isocorylifonol	[50]
b3	补骨脂苷	psoralenoside	[78,79]
b4	异补骨脂苷	isopsoralenoside	[78,79]
b5	—	butylcnideoside A	[80]
b6	—	dihydrobutylcnideoside A	[80]
b7	—	isopsoralenoside butyl ester	[80]
b8	—	dihydroisopsoralenoside butyl ester	[80]
b9	—	dihydroisopsoralenoside methyl ester	[80]
b10	—	isopsoralenoside methyl ester	[80]

五、其他类化合物

除上述成分外,补骨脂中还存在其他类化合物,包括含氮化合物尿嘧啶(o1)、1-ribitol-2,3-dione-1,2,3,4-tetrahydro-6,7-dimethyl-quinoxaline(o2)、腺嘌呤核苷(o3)、鸟嘌呤(o4),脂肪酸类化合物三十烷(o5)、亚麻酸(o6)、亚油酸(o7),酚类化合物3,4-二羟基苯甲醛(o8)、对羟基苯甲醛(o9)、对二苯酚(o10),糖类化合物葡萄糖(o11)、棉子糖(o12),甾醇类化合物胡萝卜苷(o13)、豆甾醇(o14),以及 psoralester(o15)、D-松醇(o16)、β-丁香烯(o17)。

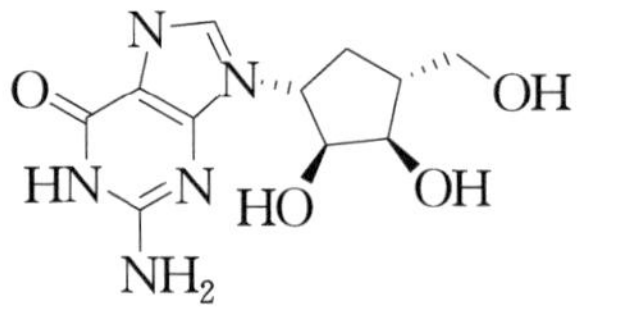

o4

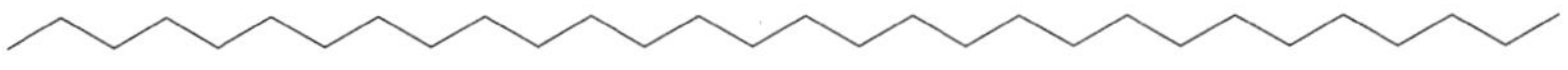

o5

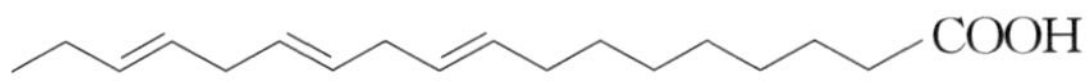

o6

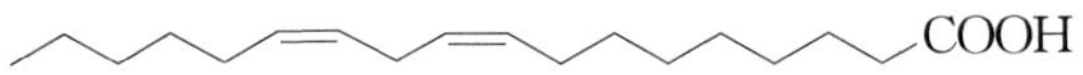

o7

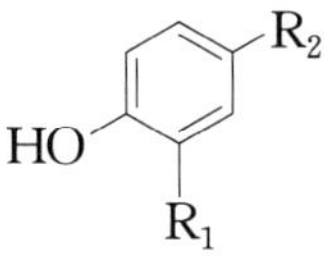

	R_1	R_2
o8	OH	CHO
o9	H	CHO
o10	H	OH

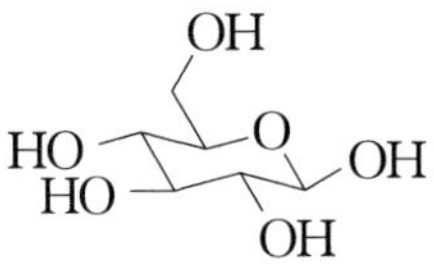

o11

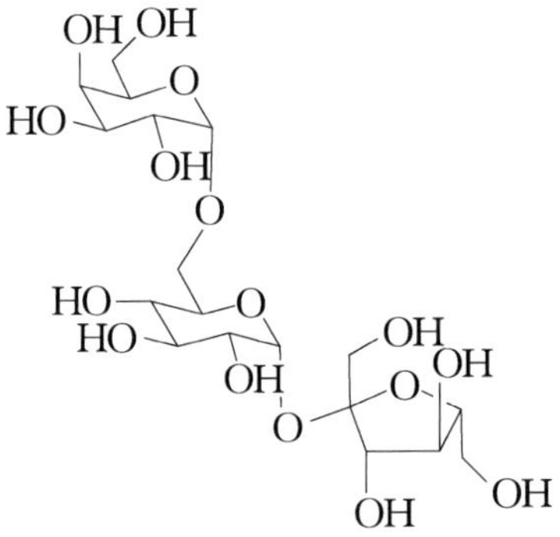

o12

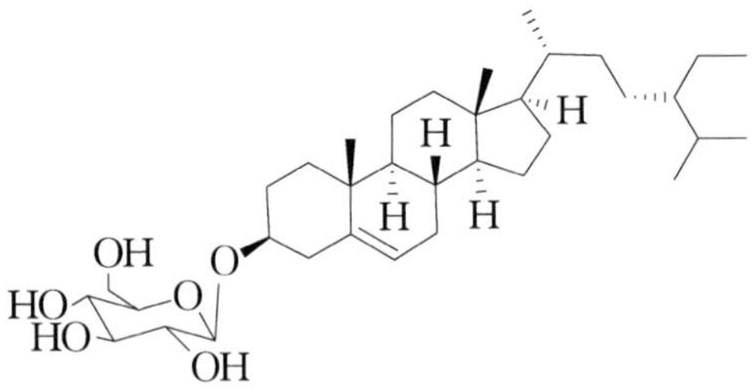

o13

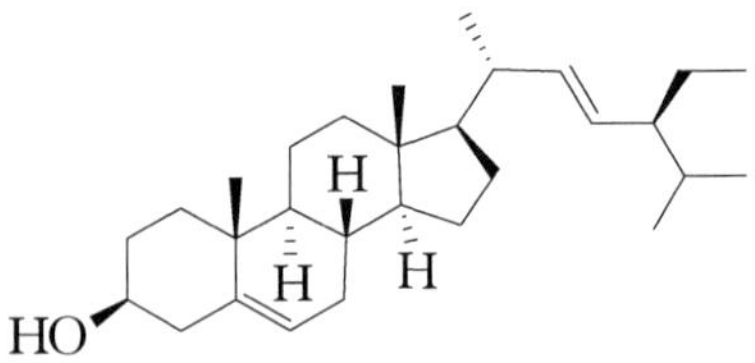

o14

表 2-5 其他类成分信息表

编号	中文名	英文名	参考文献
o1	尿嘧啶	uracil	[61]
o2	—	1-ribitol-2,3-dione-1,2,3,4-tetrahydro-6,7-dimethyl-quinoxaline	[80]
o3	腺嘌呤核苷	adenosine	[80]
o4	鸟嘌呤	guanosine	[80]
o5	三十烷	triacontane	[54]
o6	亚麻酸	linolenic acid	[81]
o7	亚油酸	linoleic acid	[81]
o8	3,4-二羟基苯甲醛	protocatechualdehyde	[18]
o9	对羟基苯甲醛	3-hydroxybenzaldehyde	[18,82]
o10	对二苯酚	hydroquinone	[18]
o11	葡萄糖	glucose	[83,84]
o12	棉子糖	raffinose	[54]
o13	胡萝卜苷	daucosterol	[85]
o14	豆甾醇	stigmasterol	[24,54,86]
o15	—	psoralester	[48,87]
o16	D-松醇	pinitol	[61]
o17	β-丁香烯	β-caryophyllene	[2]

第二节 补骨脂化学成分的生物合成研究

植物来源天然产物的获取多以传统的植物提取为开端,但多数药用活性成分在原植物中含量低,提取及分离步骤烦琐,收率低。药用植物的栽培、生长受制于植物自然生长周期、季节、气候、病虫害等因素;同时,天然产物的化学结构复杂、化学合成难度大、产率低、提取成本高、副产物多、纯化困难且随之带来的环境污染问题不符合绿色化学的要求。因此,传统的天然提取和人工化学合成的方法既不符合现代可持续发展的要求,也很难满足目前的市场需要。近年来,植物细胞培养技术为药用活性成分的生产提供了一个新的思路,但植物细胞培养生产周期长、条件苛刻、批次结果差异大、操作步骤复杂、成本过高,也不利于扩大生产。从植物组织细胞培养中提取是目前获取植物来源药物的一个重要方式。有研究者试图通过调控植物次级代谢产物合成途径来提高目标成分的产量,但改造植物代谢途径的难度大,周期长,成功率也较低[88]。另一个获取植物天然产物的方法是化学半合成法,即先从植物中提取含量较多的前体化合物,再结合化学合成法获得化合物。该方法同样依赖于植物资源,存在着污染环境、过程复杂、生产周期长等问题,难以应用于大规模生产。随着植物基因组学和代谢组学的进展,许多药用植物天然产物的生物合成途径逐步被解析。利用合成生物学技术,构建微生物细胞工厂,在微生物中实现药用植物活性成分的高密度发酵生产,为中药资源的可持续利用及规模化工业生产提供了一个新的策略和发展机遇。

本节主要介绍了补骨脂中香豆素、黄酮和单萜酚类化合物的生物合成研究现状,详细列举了这些化合物的异源人工合成途径及其关键前体的生物合成研究进展,并探讨了生物合成、代谢调控过程研究过程中存在的问题,以期为后续进行补骨脂中主要活性成分的生物合成研究和人工生物合成细胞的创建提供思路。

一、黄酮类化合物的生物合成

迄今为止,补骨脂中已经分离出80余种黄酮类化合物。其中,多数为异黄酮和查耳酮,部分为黄酮、二氢黄酮和黄酮醇[87]。黄酮醇类化合物和部分异黄酮类化合物以氧苷形式存在,其他黄酮类化合物以苷元形式存在。

近年来,随着合成生物学和代谢工程的快速发展,多种微生物(例如大肠埃希菌和酿酒酵母)被用作生产黄酮类化合物的底盘宿主,极大地提高了黄酮类化合物的生物合成能力,也为利用微生物以廉价碳源和氮源为原料进行高附加值黄酮类化合物的合成奠定了良好的基础。虽然补骨脂中黄酮类化合物微生物合成的报道较少,但黄酮类化合物,如核心黄酮骨架柚皮素(naringenin)和甘草素(liquintigein)以及核心异黄酮骨架染料木素(genistein)和大豆苷元(daidzein)等化合物的生物合成途径已经基本完成解析。本部分以黄酮骨架和异黄酮骨架的生物合成途径和合成生物学研究进展为例,介绍了黄酮类化合物的合成生物学研究策略。

(一) 黄酮类化合物生物合成途径解析

目前,黄酮类化合物的生物合成途径基本上被解析清楚(图2-1)。首先进入苯丙素代谢途径,即 L -苯丙氨酸在苯丙氨酸解氨酶的催化下生成肉桂酸,随后经过 C4H 的作用下生成对香豆酸,最后通过 4CL 作用生成香豆酰辅酶 A(coumaroyl-CoA)。对香豆酸也可由酪氨酸解氨酶催化酪氨酸直接生成。随后进入黄酮生物合成阶段,即香豆酰辅酶 A 与 3 分子丙二酰辅酶 A(malonyl CoA)在查耳酮合成酶(chalcone synthase, CHS)的催化下生成柚皮素查耳酮(naringenin chalcone),或者在查耳酮还原酶(chalcone reductase, CHR)和查耳酮合成酶(chalcone synthase, CHS)共同作用下生成异甘草素(isoliquintigein)。柚皮素查耳酮和异甘草素分别在查耳酮异构酶(chalcone isomerase, CHI)的作用下生成核心黄酮骨架柚皮素(naringenin)和甘草素(liquintigein)。柚皮素和甘草素在异黄酮合成酶(isoflavone synthase, IFS)的作用下生成不稳定的异黄酮骨架,随后在 2 -羟基异黄酮脱水酶(2-hydroxyisoflavanone dehydratase, HID)的作用下分别生成稳定的核心异黄酮骨架染料木素和大豆苷元。其中,以核心黄酮骨架或核心异黄酮骨架为前体经过不同的代谢支路合成系列不同类别的黄酮类化合物。这些黄酮类化合物在糖基转移酶(glycosyltransferase,

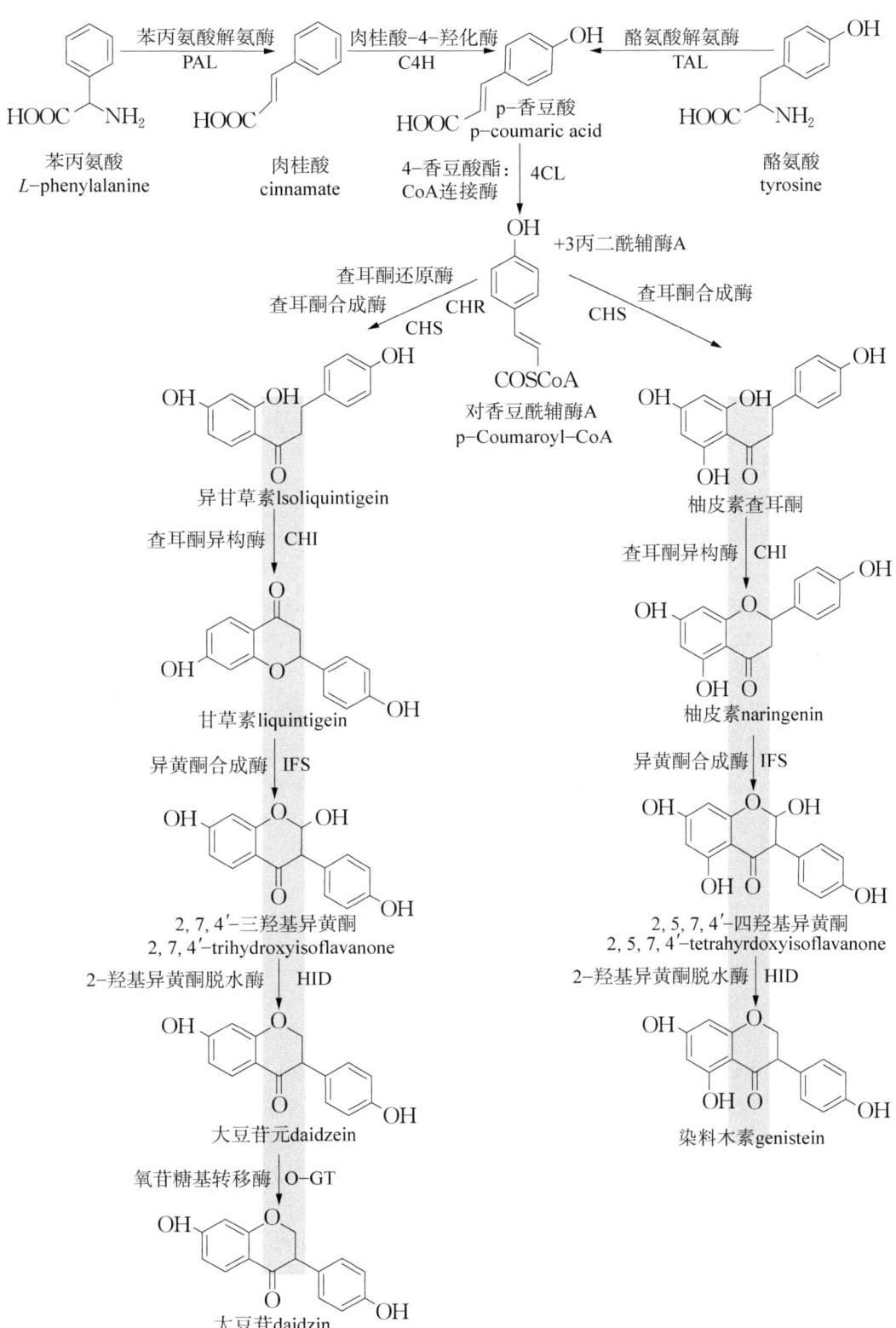

图 2-1 黄酮类化合物的生物合成途径

右侧部分为柚皮素途径；左侧部分为甘草素途径

GT)的催化作用下合成稳定的糖苷。

(二) 微生物底盘合成黄酮类化合物的途径构建和代谢优化

微生物合成黄酮类化合物的产量主要取决于生物合成前体的供应以及外源途径与底盘细胞的适配程度。前者主要受到关键步骤催化酶的性能以及前体物质供应情况的制约,后者则取决于代谢通路的调控和细胞资源的合理分配。

1. 通过微生物内源途径代谢优化提高前体供应 芳香族氨基酸的生物合成途径也是黄酮类化合物产生的核心代谢途径之一,芳香族氨基酸 L-酪氨酸和 L-苯丙氨酸是生产黄酮类化合物的关键前体。芳香族氨基酸的生物合成的启动需要两种前体:E4P 和 PEP。研究表明,E4P 是微生物(如 $escherichia\ coli$、$bacillus\ subtilis$ 和 $corynebacterium\ glutamicum$)中芳香族氨基酸生物合成的主要限制化合物,增加 E4P 的含量是提高微生物中 AAA 产量的关键[89,90]。在微生物底盘中,敲除 $PDC5$ 和 $ARO10$ 基因,过表达编码 $ARO4^{K229L}$ 和 $ARO7^{G141S}$ 的基因,以提高微生物底盘细胞中芳香族氨基酸的产量,是目前增强黄酮类化合物工程菌株前体供应的通用手段。

有研究者将多个类黄酮(2S)-柚皮素生物合成途径中的基因,包括来源于约氏黄杆菌($flavobacterium\ johnsoniaeu$)的 TAL、来源于欧芹($petroselinum\ crispus$)的 $4CL$、来源于矮牵牛($petunia\ hybrida$)的 CHS 和来源于紫苜蓿($medicago\ sativa$)的 CHI 基因整合到酿酒酵母基因组中,构建产柚皮素的酿酒酵母工程菌。通过敲除 $PDC5$ 和 $ARO10$ 基因,过表达 $ARO4^{K229L}$ 和 $ARO7^{G141S}$ 基因,提高了酿酒酵母底盘细胞中芳香族氨基酸的产量,同时优化关键基因的拷贝数,(2S)-柚皮素产量达到 149.8 mg/L[91]。

2. 通过微生物异源途径代谢优化提高核心黄酮、异黄酮骨架的产量 在微生物底盘中,选择不同来源的黄酮、异黄酮生物合成途径的基因组合、调整启动子元件与目的基因元件的适配性、增加途径中限速酶的拷贝数、选择合适的整合位点及基因融合策略等,都是构建黄酮类化合物异源生物合成途径常用的优化策略。

(1) 柚皮素途径代谢优化。Santos 等[92]将 TAL($rhodotorula\ glutinistal$)、$4CL$($P.\ crispus$)、CHS($P.\ hybrida$)和 CHI($M.\ sativa$)等基因转入高产酪氨酸的大肠埃希菌中,在大肠埃希菌中以葡萄糖为底物生产黄酮前体柚皮素,产量为 29 mg/L;在添加脂肪酸酶抑制剂浅蓝菌素(cerulenin)后,柚皮素产量达到 84 mg/L。Gao 等[93]将这些基因整合到酿酒酵母基因组中,发现负调控莽草酸途径的基因和低效的查耳酮合酶(CHS)活性是限制(2S)-柚皮素生物合成的因素。在工程菌株中过表达编码 $ARO4^{K229L}$、$ARO7^{G141S}$ 和 SmCHS2($silybum\ marianum$)的基因,同时对工程菌分批补料发酵优化,(2S)-柚皮素产量提高到 648.63 mg/L。Gao 等[94]选择 30 个启动子优化对香豆酸合成(2S)-柚皮素的途径,采用高通量筛选方法,在 5 L 发酵罐中,(2S)-柚皮素的最高产量达到 1.21 g/L。研究表明,超过三个基因参与特定目标产物的生物合成途径,为了提高产物的产量,由一系列具有不同强度的启动子对一组基因进行合理的调控是必不可少的。Zhang 等[95]通过过表达几种不同来源的脂肪酶、脂肪酸 β-氧化途径的关键基因 $EX11$、$FOX1$、$FOX2$ 和 $OX3$ 来调节乙酰辅酶 A 的供应,当 $PEX11$ 过表达时,(2S)-柚皮素的产量增加到 286.62 mg/g(干细胞重量),采用分批补料发酵后(2S)-柚皮素产量达到 1129.44 mg/L。证实了使用脂肪酸 β-氧化有助于增加细胞质中乙酰辅酶 A 的水平。

Katsuyama 等[96]通过携带染料木素生物合成基因 PAL($rhodotorula\ rubra$)、$ScCCL$

[*streptomyces coelicolor* A3(2)]、CHS(*glycyrrhiza echinata*)、CHI(*pueraria lobata*)和 IFS(*glycyrrhiza echinata*)的工程酿酒酵母与大肠埃希菌共培养,以酪氨酸作为起始底物,成功地合成了 5.8 mg/L 的染料木素。Kim 等[97]将红三叶草来源的 IFS 与 RcCPR 在酵母中共表达时,染料木素的产量增加了约 4.3 倍,表明 RcCPR 可有效地与细胞色素 P450 相互作用。Kim 等[98]将融合的 RcIFS-RcCPR 在大肠埃希菌中表达,并通过对生物转化培养基和细胞密度的优化,工程大肠埃希菌的染料木素产量达到 16 mg/L。随后,Kim[99]融合 RcIFS 和 OsCPR 基因,将染料木黄酮生物合成所需基因 Os4CL、PeCHS 和融合的 RcIFS-OsCPR 基因转入大肠埃希菌中,构建基于对香豆酸或柚皮素生物合成染料木素的大肠埃希菌工程菌,并通过优化培养系统,包括细胞密度、底物和 IPTG(isopropyl-β-D-thiogalactoside)的浓度、温度和培养基等,以柚皮素和对香豆酸为底物生产染料木素的产量分别达到 35 mg/L 和 18.6 mg/L。

(2) 甘草素途径代谢优化。Akram 等[100]设计了一个工程化的解脂耶氏酵母平台,用于甘草素的高效生物合成。在解脂耶氏酵母中系统地鉴定了 25 个途径基因,发现 5 个基因 ZmPAL、Pc4CL、PhCHS、MsCHR 和 MsCHI 最适于甘草素的生产。融合的 CHS 和 CHR 可有效地提高甘草素的产量。通过启动子工程精确控制甘草素和柚皮素的比例,构建的工程菌株分别产生 62.4 mg/L 甘草素和 171 mg/L 柚皮素。

Liu 等[101]在酵母中重建大豆苷元生物合成,通过筛选生物合成酶、确定限速步骤、实施动态控制、工程底物运输和微调竞争代谢过程等策略,将大豆苷元的产量提高了 94 倍。优化后的菌株中大豆苷元的产量达到 85.4 mg/L,在该菌株中进一步引入植物糖基转移酶后可产生生物活性成分葛根素(72.8 mg/L)和大豆苷(73.2 mg/L)。Li 等[102]从葛根中分离到新的异黄酮 7-O-葡萄糖基转移酶 PlUGT1 能将大豆苷元转化为大豆苷、染料木素转化为染料木苷、芒柄花黄素转化为芒柄花苷。Wang 等[103]从葛根中分离到新的异黄酮葡萄糖基转移酶 PlUGT43 对异黄酮染料木素和大豆苷元均有活性,但对其他黄酮类化合物没有活性。Koirala 等[104]在往大肠埃希菌中转入编码 S-腺苷蛋氨酸合成酶(SAM)的 MetK 来增强 SAM 的供应,同时异源表达来源于阿维链霉菌的 SaOMT2,用于将大豆苷元和染料木素甲基化生成 7-O-甲基-染料木素和 7-O-甲基-大豆苷元。

这些工作为开发微生物细胞工厂,生物合成补骨脂中的黄酮类化合物提供了借鉴和参考。

二、香豆素类化合物的生物合成

到目前为止,从补骨脂中分离得到 20 余个香豆素类化合物和 10 余个苯并呋喃类化合物,其中补骨脂素和异补骨脂素是 2020 年版《中国药典》中规定的补骨脂药材及饮片含量测定的指标成分。在本部分中,以补骨脂素和异补骨脂素为例,介绍了呋喃香豆素类化合物的生物合成途径和合成生物学研究进展。

补骨脂素和异补骨脂素的生物合成途径基本已被解析,其中间体是苯丙素代谢途径的组成部分[105,106]。莽草酸途径的初级代谢产物 L-苯丙氨酸(L-phenylalanine, L-Phe)由苯丙氨酸解氨酶(phenylalanine ammonia lyase, PAL)[107]催化生成肉桂酸,再由肉桂酸-4-羟化酶(cinnamate 4-hydroxylase, C4H)进一步催化肉桂酸 4 位羟基化生成对香豆酸(*p*-coumaric acid)[108,109];对香豆酸也可由酪氨酸解氨酶(L-tyrosine ammonia lyase, TAL)催化酪氨酸(L-tyrosine，L-Tyr)直接生成；随后在 4-香豆酸辅酶 A 连接酶(4-coumarate：CoA ligase，4CL)[110]的作用下生成对香豆酰辅酶 A；对香豆酰辅酶 A 在双加氧酶 4-香豆酰辅酶 A 2′-羟化酶(4-coumaroyl CoA 2′-hydroxylase，C2′H)的作用下在苯环 C2 位引入羟基，继而通过自发的内酯化反应生成香豆素骨架——伞形酮(umbelliferone)[111,112]。伞形酮是补骨脂素和异补骨脂素的共同前体化合物，伞形酮形成之后，由于伞形酮异戊烯基转移酶(umbelliferone dimethylallyltransferase，UDT)的催化区域选择性，线型(在 C6 处)和角型(在 C8 处)呋喃香豆素的生物合成途径由此分开[113]。目前发现的 UDT 主要包括 UDT6 和 UDT8，UDT6 催化伞形酮在 C6 位发生异戊烯基化合成去甲基软木花椒素(demethylsuberosin，DMS)，后者在异紫花前胡内酯合酶(marmesin synthase，MS)和补骨脂素合酶(psoralen synthase，PS)的作用下依次生成异紫花前胡内酯(marmesin)和补骨脂素(psoralen)[114,115]；UDT8[116]催化伞形酮在 C8 位发生异戊烯基化生成玉草酚(osthenol)，后者在两个不同的细胞色素 P450 酶(CYP450)二氢欧山芹素合酶(columbianetin synthase，CS)和异补骨脂素合酶(angelicin synthase，AS)的作用下依次催化生成二氢欧山芹素(columbianetin)和异补骨脂素(isopsoralen)[114,115]。

(一) 补骨脂素和异补骨脂素共同前体——伞形酮的生物合成

一般来说，对于苯丙素类化合物的异源合成，通过内源性代谢通路的设计和改造，构建高产酪氨酸或苯丙氨酸的平台，是目前增加微生物中苯丙素类化合物产量的常用手段。此外，引入经密码子优化的异源高效 *TAL* 基因从而绕过 *C4H* 的引入，调整启动子元件与目的基因元件的适配性，增加途径中限速酶的拷贝数，选择合适的整合位点等，都可以提高香豆素类化合物在微生物中的产量。

1. 微生物高产酪氨酸或苯丙氨酸平台的构建 芳香族氨基酸的生物合成源于莽草酸途径，始于磷酸烯醇式丙酮酸(phosphoenolpyruvate，PEP)和赤藓糖-4-磷酸(erythrose 4-phosphate，E4P)缩合形成 3-脱氧-D-阿拉伯庚酮糖酸-7-磷酸(3-deoxy-D-arabino-heptulosonate 7-phosphate，DAHP)，随后经 3-脱氢奎尼酸合成酶[3-dehydroquinate synthase，AroB(大肠埃希菌中)、ARO1(酿酒酵母中)]催化的去磷酸化反应，羟醛缩合生成 3-脱氢奎尼酸(3-dehydroquinate，DHQ)，在 3-脱氢奎尼酸脱水酶[3-dehydroquinate dehydratase，AroD(大肠埃希菌中)、ARO1(酿酒酵母中)]作用下生成 3-脱氢莽草酸(3-dehydroshikimate，DHS)，后经莽草酸脱氢酶[shikimate dehydrogenase，AroE(大肠埃希菌中)、ARO1(酿酒酵母中)]催化生成莽草酸(shikimic acid，SA)，SA 在莽草酸激酶[shikimate kinase，AroK(大肠埃希菌中)、ARO1(酿酒酵母中)]、5-烯醇式丙酮酰莽草酸-3-磷酸合成酶[5-enolpyruvylshikimate 3-phosphate synthase，AroA(大肠埃希菌中)、ARO1(酿酒酵母中)]、分支酸合酶[chorismate synthase，AroC(大肠埃希菌中)、ARO2(酿酒酵母中)]的催化下，生成分支酸(chorismic acid，CHA)。分支酸是芳香族氨基酸 L-苯丙氨酸、L-酪氨酸、L-色氨酸的共同生物合成途径到各分支途径的分支点。以分支酸为前体，通过两条途径将分支酸分别转化为 3 种芳香族氨基酸，其中一条途径首先转化为预苯酸(prephenate，PPA)，后在双功能酶分支酸变位酶/预苯酸脱水酶(chorismate mutase/prephenate dehydratase，PheA)的作用下生成苯丙酮酸，经由磷酸吡哆醛(pyridoxal phosphate，PLP)依赖的转氨反应合成 L-Phe，在双功能酶分支酸变位酶/预苯酸脱氢酶(chorismate mutase/prephenate dehydrogenase，TyrA)的作用下生成 4-羟基苯丙酮酸，再经过 PLP 依赖的转氨反应生成 L-Tyr。另一条途径经由邻氨基苯甲酸等中间产物生成 L-色氨酸（L-tryptophan，L-Trp），见图 2-2。

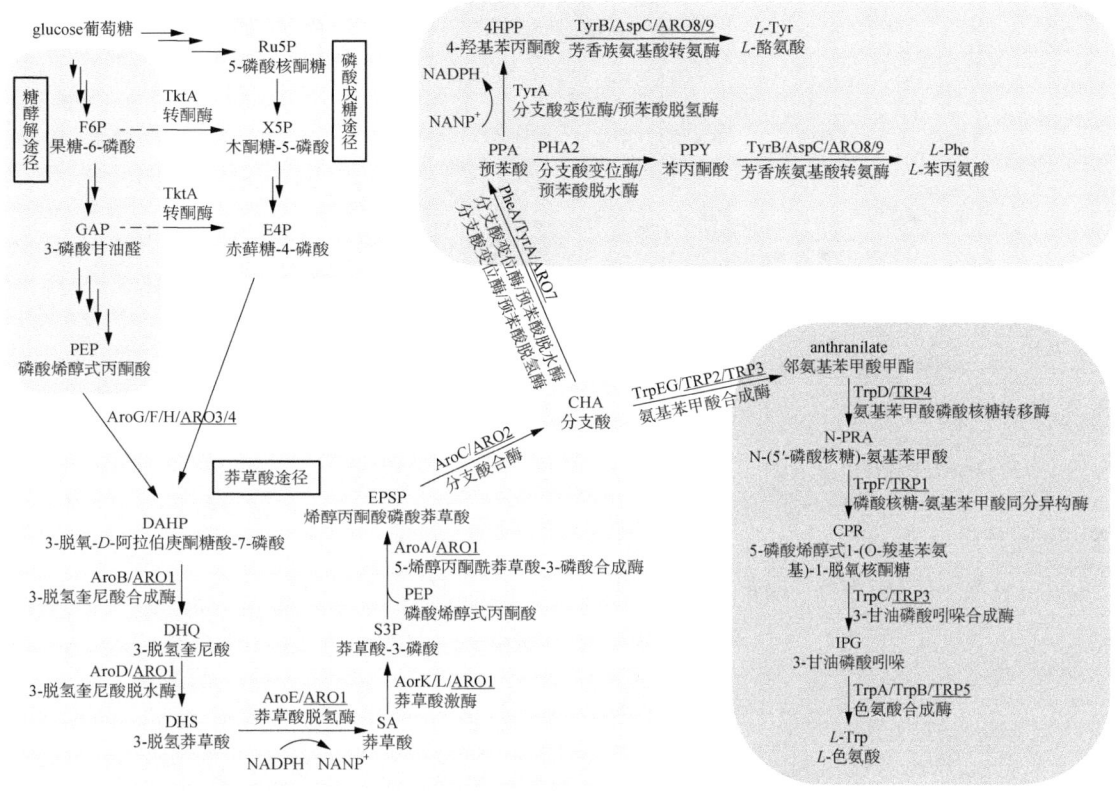

图 2-2　微生物体内芳香族氨基酸的生物合成途径

下划线标注的酶来自酵母，未标注的酶为大肠埃希菌来源或二者共有

研究表明，芳香族氨基酸生物合成途径有两个关键的节点受代谢产物的反馈抑制，分别是催化 PEP 和 E4P 缩合的 DAHP 合成酶和催化 CHA 进入芳香族氨基酸合成途径的 PheA 和 TyrA。目前，代谢工程策略主要以过表达解除反馈抑制的 DAHP 合成酶的突变体 $AroG^{fbr}/ARO3^{fbr}$ 和 $AroF^{fbr}/ARO4^{fbr}$［DAHP synthase，$AroG/F/H$（大肠埃希菌中）、$ARO3/4^{fbr}$（酵母中）］从而增加莽草酸途径的碳通量，过表达 $PheA^{fbr}$、$TyrA^{fbr}$（PheA 和 TyrA 解除负反馈的相应突变体）提高相应氨基酸的产量。此外，敲除负调控转录因子也是代谢工程一种常用的策略。例如转录因子转录调节蛋白 TyrR 抑制莽草酸途径中的一些关键基因（$aroF$、$aroG$、$aroL$）及 L-苯丙氨酸和 L-酪氨酸合成途径中芳香族氨基酸转氨酶 TyrB 的表达，敲除 $tyrR$ 基因显著提高上述酶的表达水平[117,118]。

2. 从酪氨酸和苯丙氨酸到伞形酮的生物合成

肉桂酸和对香豆酸是伞形酮生物合成途径的关键中间体，见图 2-3。微生物中合成对香豆酸有两种不同的合成途径，其中一条途径是引入 PAL 催化苯丙氨酸脱氨基生成肉桂酸，随后 C4H 催化肉桂酸生成对香豆酸；另一条途径是 TAL 直接催化酪氨酸生成对香豆酸。在酿酒酵母中成功表达来自白杨的 PAL、$C4H$ 及 CYP450 氧化还原辅酶（NADPH：cytochrome P450 reductase，CPR）的基因，在重组工程菌株中实现了对香豆酸的从头合

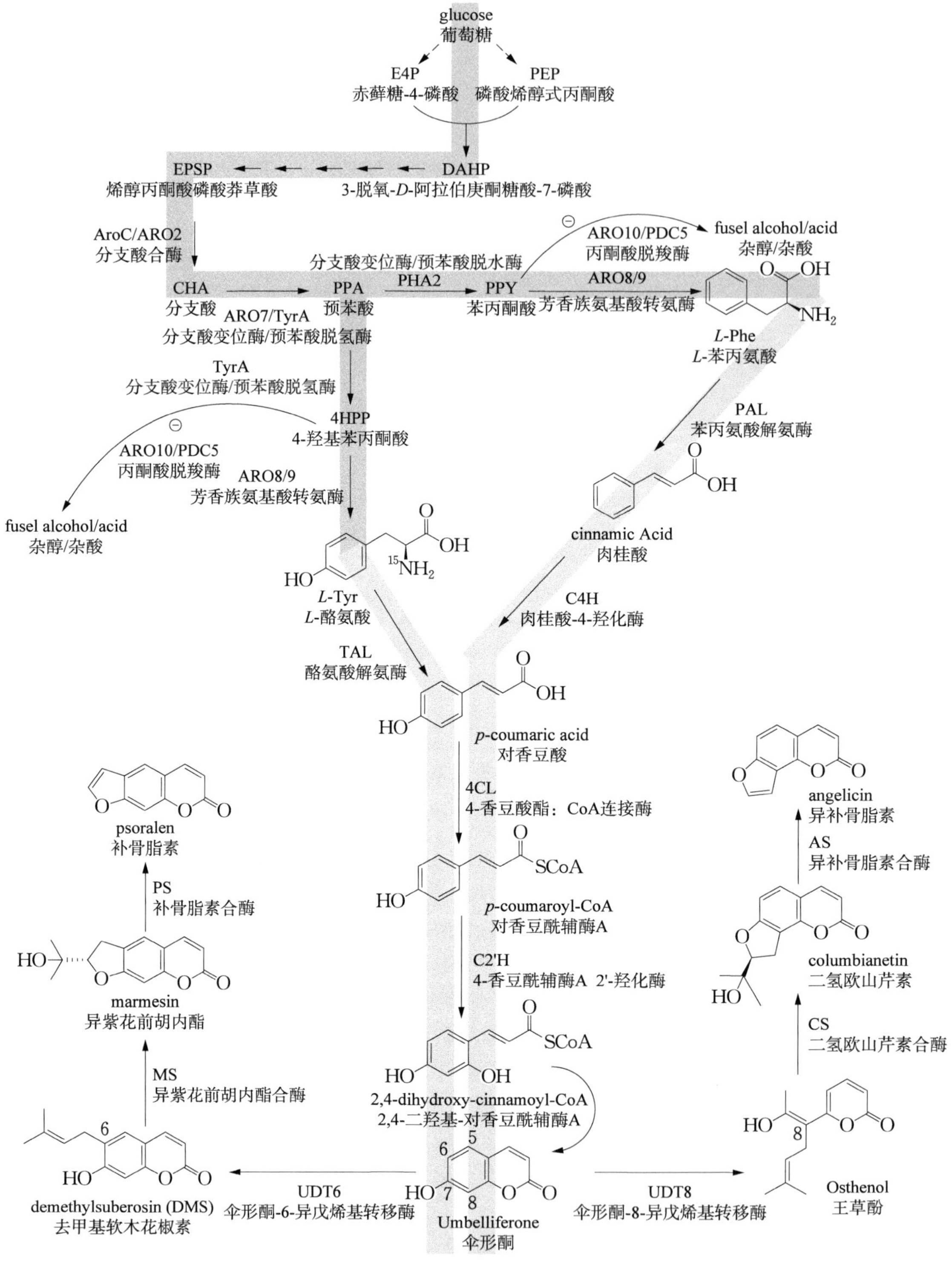

图 2-3 补骨脂素与异补骨脂素的生物合成途径

深色途径为微生物中内源性前体合成途径；浅色左侧部分为人工构建的伞形酮合成途径；浅色右侧部分为植物中伞形酮的合成途径

成[119];在酿酒酵母中过表达大肠埃希菌来源 aroL 和来自约氏黄杆菌的 TAL 以及酵母内源性的 ARO4^{K229L} 和 ARO7^{G141S},同时敲除 ARO10 和 PDC5,采用分批补料发酵策略最终获得对香豆酸,终产量达到将近 2 g/L[120]。近几年,有研究者通过重构酵母的中心碳代谢途径,将糖酵解途径的碳流量导向磷酸戊糖途径,大量生产 E4P,同时过表达编码酵母内源性 ARO3、ARO4^{K229L}、ARO1、ARO2、ARO7^{G141S}、ARO8 及大肠埃希菌来源的 AroL 等基因从而优化碳流量,成功将对香豆酸的产量提高到 12.5 g/L[121]。通过代谢工程策略,敲除大肠埃希菌中的 pheA 和编码邻氨基苯甲酸合酶(anthranilate synthase)的 trpE 和负调控基因 tyrR,同时过表达参与酪氨酸生物合成的相关基因(tktA、aroG^{fbr}、tyrA^{fbr}、aroB、aroE 和 aroK),随后引入粘红酵母来源的 TAL 基因、白花前胡来源的 4CL 基因和 C2'H 基因,大肠埃希菌中伞形酮的终产量达到了 356.59 mg/L[122]。

(二) 从伞形酮到补骨脂素和异补骨脂素的生物合成

到目前为止,从伞形酮到补骨脂素、异补骨脂素的合成途径,尚未成功在微生物细胞中异源表达。直到最近在无花果中鉴定表征出首个 MS 酶,从伞形酮到补骨脂素的生物合成途径才得到解析[123]。但从伞形酮到异补骨脂素合成途径中仍然缺失一个关键的 CYP450 酶,即催化王草酚生成二氢欧山芹素的二氢欧山芹素合酶,这也是目前呋喃香豆素类化合物从头合成人工细胞创建急需解决的问题。

另外一组 CYP450 酶 PS 和 AS 已经成功在表达拟南芥 CPR 的酵母中成功表达,随着大阿米芹(Ammi majus)中分离鉴定出第一个编码 PS 的基因序列(CYP71AJ1)[114],在此研究基础上,分别从芹菜(Apium graveolens)和欧防风(Pastinaca sativa)中鉴定出两个 PS 基因序列 CYP71AJ2 和 CYP71AJ3,以及首个 AS 基因序列 CYP71AJ4(P. sativa)。此后,又从白花前胡(Peucedanum praeruptorum Dunn)中分离鉴定出 CYP71AJ49(PS)和 CYP71AJ51(AS)[124]。目前分离鉴定出的 C6 位 UDT 主要有 PcPT1(Petroselinum crispum prenyltransferase 1)[125]、PsPT1(P. sativa prenyltransferase 1)[116] 和 FcPT1(Ficus carica prenyltransferase 1)[126];C8 位 UDT 有 PsPT2。UDT 酶的研究主要聚焦于烟草底盘系统。与豆类和其他膜结合植物的类黄酮特异性 PTs 不同,欧芹来源的 PT 不能在酵母中实现功能性表达,因此,呋喃香豆素类化合物从头合成的另一瓶颈在于难以实现 UDT 在酵母中的异源表达[125]。

三、单萜酚类化合物的生物合成

目前,补骨脂中分离得到单萜酚类成分 50 余种,补骨脂酚是其中研究最早、生物活性研究最多的一种单萜酚类化合物。近年来,随着对萜类化合物生物合成途径研究的深入,在天然萜类化合物的生物合成途径研究方面取得了许多重要的进展。本节围绕单萜酚类化合物的生物合成途径、底盘细胞的设计与优化等环节,介绍了单萜酚类化合物的合成生物学方面的研究进展和人工生物合成细胞构建策略。

萜类化合物的生物合成途径可以分为三部分。第一部分:由碳源到两种 C5 前体异戊烯基二磷酸(isopentenyl diphosphate,IPP)及二甲基烯丙基二磷酸(dimethylallyl diphosphate,DMAPP)的合成;第二部分:由 IPP 和 DMAPP 生成单萜类化合物的前体牻牛儿基焦磷酸(geranyl diphosphate,GPP);第三部分:GPP 在萜类合酶(monoterpenoids synthases,MTS)催化下形成单萜类化合物的骨架。

(一) 碳源到 IPP 和 DMAPP 的合成

1. MEP 途径合成 IPP 和 DMAPP 在 C5 前体的合成途径中,大肠埃希菌等原核生物和高等植物质体可以通过自身的 2-C-甲基-D-赤藻糖醇-4-磷酸(2-C-methyl-D-erythritol-4-phosphate,MEP)途径合成,以丙酮酸(pyruvate)和 3-磷酸甘油醛(glyceraldehyde-3-phosphate,G3P)为前体,在 5-磷酸脱氧木酮糖合成酶(1-deoxy-D-xylulose-5-phosphate synthase,DXS)催化下缩合形成脱氧木酮糖-5-磷酸(1-deoxy-D-xylulose-5-phosphate,DXP),DXP 在 5-磷酸脱氧木酮糖还原异构酶(1-deoxy-D-xylulose-5-phosphate reductoisomerase,DXR)的催化下发生分子内重排和还原反应,生成甲基赤藓醇-4-磷酸(MEP),随后在 4-二磷酸胞嘧啶-2-甲基赤藓糖醇合酶[2-C-methyl-D-erythritol-4-phosphate cytidylyltransferase,IspD(大肠埃希菌)/MCT(植物)]、4-二磷酸胞嘧啶-2-甲基赤藓糖醇激酶[2-C-methyl-D-erythritol-4-phosphate kinase,IspE(大肠埃希菌)/CMK(植物)]、甲基赤藓醇-2,4-环焦磷酸合酶[2-C-methyl-D-erythritol-2,4-cyclodiphosphate synthase,IspF(大肠埃希菌)/MDS(植物)]、甲基赤藓醇-2,4-环焦磷酸还原酶[2-C-methyl-D-erythritol-2,4-cyclodiphosphate reductase,IspG(大肠埃希菌)/HDS(植物)]和羟甲基-丁烯-4-焦磷酸还原酶[hydroxy-2-methyl-2-(E)-butenyl-4-diphosphate reductase,IspH(大肠埃希菌)/HDR(植物)]的连续催化作用下生成 IPP 和 DMAPP。

2. MVA 途径合成 IPP 和 DMAPP 在酵母中,C5 前体的合成是通过和高等植物相似的内源甲羟戊酸途径(mevalonate pathway,MVA)合成:乙酰辅酶 A(acetyl-CoA)在乙酰乙酰辅酶 A 硫解酶[acetoacetyl-CoA thiolase,ERG10(酵母)/AACT(植物)]的催化作用下生成乙酰乙酰辅酶 A,随后在羟甲基戊二烯辅酶 A 还原酶[hydroxymethylglutaryl-CoA synthase,ERG13(酵母)/HMGS(植物)]、羟甲基戊二酰辅酶 A 还原酶(hydroxymethylglutaryl-CoA reductase,HMGR)、甲羟戊酸激酶[mevalonate kinase,ERG12(酵母)/MK(植物)]、磷酸甲羟戊酸激酶[phosphomevalonate kinase,ERG8(酵母)/PMK(植物)]、甲羟戊酸焦磷酸脱羧酶[mevalonate pyrophosphate decarboxylase,MVD1(酵母)/MPDC(植物)]的催化作用下生成 IPP,随后 IPP 在异戊烯焦磷酸异构酶[isopentenyl diphosphate isomerase,IDI(酵母)/IPPI(植物)]的催化作用下生成 DMAPP。值得注意的是,酵母 MVA 途径酶表达于胞质中,而植物中大多数 MVA 途径酶存在于胞质中,也有少数途径酶定位于内质网或过氧化物酶体中[127],见图 2-4。

(二) 萜类化合物直接前体 GPP 的合成

IPP 和 DMAPP 合成后,植物中香叶基焦磷酸合酶(geranyl diphosphate synthase,GPPS)催化 IPP 和 DMAPP 生成香叶基焦磷酸(geranyl diphosphate,GPP),在酵母中由 ERG20 催化 GPP 的生成,在大肠埃希菌中由 IspA 催化。由此,单萜类化合物的基本前体 IPP、DMAPP、GPP 均已生成,通过大肠埃希菌的 MEP 途径或酵母的 MVA 途径,在引入相应单萜合酶后可以实现部分单萜化合物的生物合成[128]。然而,因微生物内源途径提供的前体供应量不足通常导致单萜合成产量低。因此,改造高产 GPP 前体的底盘细胞是构建单萜类化合物从头合成底盘细胞的一项关键步骤。

(三) 高产单萜类化合物前体的底盘细胞的设计与优化

在大肠埃希菌中,研究者通过代谢工程策略过表达 MEP 途径的三个限速酶基因 dxs、dxr、idi,同时引入经密码子优化的编码 GPPS 的基因(isoprene synthase,$ispS$),重新设计

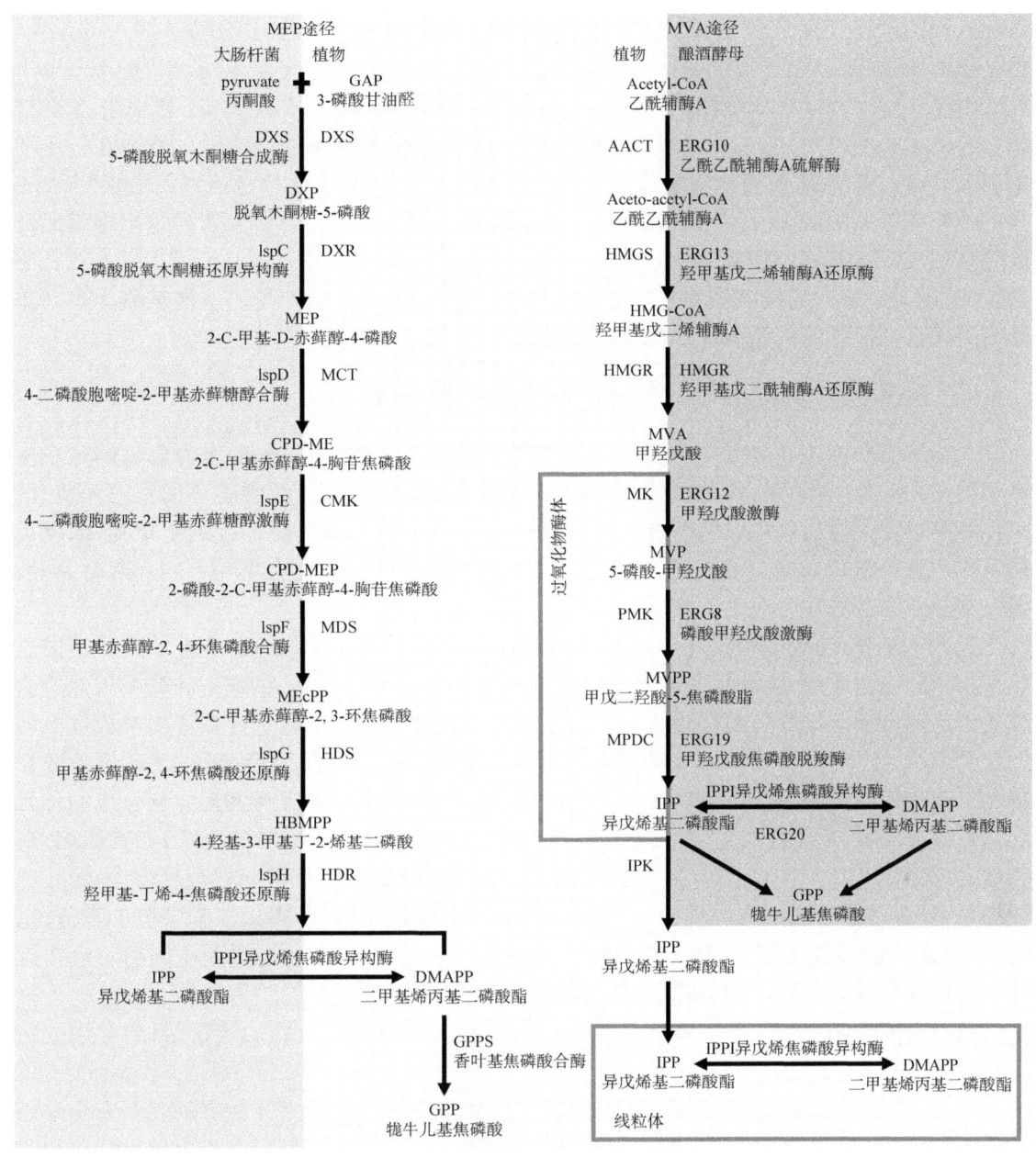

图 2-4 天然萜类化合物的合成途径

深色部分(左)、浅色部分(左)、浅色部分(右)、深色部分(右)依次为天然萜类化合物在大肠埃希菌中的内源性 MEP 途径、植物中的内源性 MEP 途径、植物中的内源性 MVA 途径、酿酒酵母的内源性 MVA 途径

优化 MEP 途径,成功地增加了前体供应,提高了目标单萜化合物的产量[129]。有研究者通过把不同强度的调控元件与目的基因进行组装,成功提高了 MEP 途径的代谢通量[130]。

在酿酒酵母中,过表达截短的 *HMG1* 基因(t*HMG1*)可以提高 MVA 途径的通量,也是目前增强萜类化合物工程菌株前体供应的通用手段[131,132]。对于较长的途径,过表达 MVA 途径中其他关键酶的编码基因(*ERG10*、*ERG13*、*ERG12*、*ERG8*、*ERG19*、*IDI1* 等),以及引入大肠埃希菌 MEP 途径中相关基因(*DXS*、*DXR* 和 *IDI*)可有效提高前体供应,从而提高目标产物的最终产量[133,134]。此外,减少副产物的产生以及提高细胞中乙酰辅酶A的供给,也是提高萜类化合物产量的一个有效方法。有研究表明过表达乙醛脱氢酶(aldehyde dehydrogenase, ALD6)、丙酮酸脱羧酶(pyruvate decarboxylase, PDC)和乙酰辅酶A合成酶(acyl-CoA synthetase, ACS)可以有效提高细胞中乙酰辅酶A的供应[135],或者在细胞质中引入异源乙酰辅酶A的合成途径[136],也有研究者将生物合成途径定位到乙酰辅酶A充足的线粒体等细胞器中[137-139],成功提高了乙酰辅酶A的产量;还有研究者通过敲除编码乙醇脱氢酶(alcohol dehydrogenase, ADH1)的基因和编码PDC1的基因从而减少副产物乙醇的生产,同时过表达糖酵解相关基因以提高细胞中乙酰辅酶A的产量。这些策略为高产单萜酚类化合物前体的底盘菌株的优化提供了参考[140]。

四、补骨脂中其他活性成分的生物合成策略展望

大肠埃希菌和酿酒酵母是微生物合成中常用的模式菌株,酿酒酵母作为底盘细胞在生产植物活性成分中具有较大的优势,除自身拥有良好的稳定性外,酿酒酵母的胞内环境、区室化结构以及翻译后修饰机制等方面比大肠埃希菌等原核生物要更加接近于植物,因此更适合作为生产植物天然产物的底盘细胞。当异源代谢途径中存在大量CYP450酶时,一般优先选择酿酒酵母作为底盘细胞。

近几十年来,随着生物信息学、分子生物学、系统生物学、代谢工程、多组学以及定向进化等技术的飞速发展,在利用酿酒酵母构建细胞工厂合成香豆素类、黄酮类和萜类天然产物方面已经取得明显进展。但补骨脂中活性成分的生物合成途径构建仍存在许多挑战性的问题急需解决,比如,补骨脂中的次级代谢产物情况复杂、缺少完备的基因组以及转录组数据限制了其代谢途径的完整解析。对于少数已明确生物合成途径和已经实现异源合成的补骨脂活性成分而言,现阶段微生物细胞工厂的产量远没有达到工业生产的要求,究其原因,对天然合成途径及其元件功能(包括关键酶构效关系)的认识不足、基因元件数量少、异源表达效率低、异源基因引入造成的代谢不平衡以及中间体积累、碳原在底盘细胞中被严重分流、细胞内微环境的差异造成异源途径与底盘细胞的不适配,异源产物与代谢中间物对底盘细胞的毒性等问题,都是天然产物高效微生物合成的难题和挑战。

通过对微生物细胞工厂的设计与优化可以显著提高目标化合物的产量,目前常用的优化手段主要有:

1. 适度提高基因拷贝数。需要注意的是,基因拷贝数与目标化合物产量并不完全呈正相关,过度增加基因的拷贝数可能会增加细胞生理负担,从而影响细胞生长而使目标化合物产量降低。

2. 根据底盘细胞的密码子偏好性,对异源基因进行密码子优化,避免使用稀有密码子,以提高关键合成酶的表达水平。

3. 通过启动子工程策略调整代谢通量,灵活应用强或弱启动子以及不同的启动子组合来调控途径相关基因的表达。

4. 通过表达关键酶、转录因子、通过敲除或者下调支路代谢途径等方法使代谢通量主要流向目标化合物。

5. 调整化合物生物合成过程中代谢酶复合物的空间亚细胞位置,比如内质网、线粒体等;或对异源关键酶进行N端修饰,提高其与底盘细胞的适配性,如敲除转运肽等。

6. 解析目标产物在酿酒酵母中合成后的储存和转运机制,增加目标产物在细胞器中的储存或过表达特异性转运蛋白增强产物的外排,以减少细胞的代谢压力,提高产量。

7. 解析生物合成过程中限速酶的催化机制,开发高通量的检测手段,实现对关键酶的定向进化,提高关键酶的合成效率进而提升目标产物的异源合成效率。

8. 微生物培养条件的优化对于提高目标化合物产量进而扩大生产也至关重要,如培养基 pH 值、温度控制、前体饲喂、添加诱导剂等。

合成生物学的发展为利用微生物生产药用植物的有效成分奠定了基础,尤其在萜类化合物、生物碱类化合物、黄酮类化合物的异源生产上取得了较大的突破。相比于传统的植物提取、化学合成等生产方式,利用合成生物学技术通过微生物细胞工厂生产药用天然产物具有不受外界环境影响、生长速度快、遗传操作简单、易于大规模培养以及环境友好等多种优势。植物活性成分细胞工厂飞速发展与其天然代谢途径的解析程度密切相关。随着新的分子生物学工具不断出现,日趋成熟的生物信息学技术必将助力于各种天然产物的合成途径解析,为利用合成生物学技术构建及优化微生物细胞工厂提供便利,越来越多的药用天然产物将通过微生物细胞工厂实现大量生产。

· 参考文献 ·

[1] Yin S, Fan CQ, Wang Y, et al. Antibacterial prenylflavone derivatives from *Psoralea corylifolia*, and their structure-activity relationship study [J]. Bioorgan Med Chem, 2004,12(16):4387 - 4392.

[2] Chopra B, Dhingra AK, Dhar KL. *Psoralea corylifolia* L. (Buguchi)-folklore to modern evidence: review [J]. Fitoterapia, 2013,90:44 - 56.

[3] 杨彤彤,李静,秦民坚,等. 补骨脂中两个新的黄酮类化合物[J]. 药学学报,2009,44(12):1387 - 1390.

[4] Kuo YH, Lin YL. Two new benzofuran derivatives, corylifonol and isocorylifonol from the seeds of *Psoralea corylifolia* [J]. Heterocycles, 1992,34(8):1555 - 1564.

[5] Yadava RN, Verma V. A new biologically active flavonol glycoside from *Psoralea corylifolia* (Linn.)[J]. J Asian Nat Prod Res, 2005,7(4):671 - 675.

[6] Xu DS, Zhao Q, Wang B, et al. Chemical constituents from the bioactive fraction of the seeds of *Psoralea corylifolia* and proliferation activities on osteoblastic-like UMR106 cells [J]. J Asian Nat Prod Res, 2021,23(10): 975 - 981.

[7] Kim YJ, Lee H, Park E, et al. Inhibition of human 20S proteasome by compounds from seeds of *Psoralea corylifolia* [J]. B Korean Chem Soc, 2009,30(8):1867 - 1869.

[8] Cui Y, Taniguchi S, Kuroda T, et al. Constituents of *Psoralea corylifolia* fruits and their effects on Methicillin-resistant *Staphylococcus aureus*[J]. Molecules, 2015,20(7):12500 - 12511.

[9] Lin X, Li BB, Zhang L, et al. Four new compounds isolated from *Psoralea corylifolia* and their diacylglycerol acyltransferase (DGAT) inhibitory activity [J]. Fitoterapia, 2018(128):130 - 134.

[10] Zhu G, Luo Y, Xu X, et al. Anti-diabetic compounds from the seeds of *Psoralea corylifolia*[J]. Fitoterapia, 2019, 139:104373.

[11] Wang D, Li F, Jiang Z. Osteoblastic proliferation stimulating activity of *Psoralea corylifolia* extracts and two of its flavonoids [J]. Planta Med, 2001,67(8):748 - 749.

[12] 王天晓,尹震花,张伟,等. 补骨脂抗氧化、抑制 α-葡萄糖苷酶和抗菌活性成分研究[J]. 中国中药杂志,2013,38 (14):2328 - 2333.

[13] 刘桦,白焱晶,陈亚云,等. 中药补骨脂化学成分的研究[J]. 中国中药杂志,2008(12):1410 - 1412.

[14] Liu X, Yang J, Yu H, et al. Chemical constituents from the fruits of *Cullen corylifolium* (L.) Medik. by the targeted separation mode [J]. Nat Prod Res, 2021,35(7):1071 - 1076.

[15] Du J, Wang CH, Yang J, et al. Chemical constituents from the fruits of *Psoralea corylifolia* and their protective effects on ionising radiation injury [J]. Nat Prod Res, 2019,33(5):673 - 680.

[16] Ren L, Li LZ, Huang J, et al. New compounds from the seeds of *Psoralea corylifolia* with their protein tyrosine

phosphatase 1B inhibitory activity [J]. J Asian Nat Prod Res, 2020, 22(8):732-737.

[17] Yaseen A, Yang F, Zhang X, et al. Ferroptosis inhibitory constituents from the fruits of *Cullen corylifolium* [J]. Nat Prod Res, 2021, 35(23):5364-5368.

[18] Won TH, Song IH, Kim KH, et al. Bioactive metabolites from the fruits of *Psoralea corylifolia* [J]. J Nat Prod, 2015, 78(4):666-673.

[19] Haraguchi H, Inoue J, Tamura Y, et al. Antioxidative components of *Psoralea corylifolia* (Leguminosae) [J]. Phytother Res, 2002, 16(6):539-544.

[20] Shinde AN, Malpathak N, Fulzele DP. Impact of nutrient components on production of the phytoestrogens daidzein and genistein by hairy roots of *Psoralea corylifolia* [J]. J Nat Med, 2010, 64(3):346-353.

[21] 白焱晶,韩玉娟,范菊娣,等.补骨脂属植物化学成分和药理活性的研究[C].全国药用植物与中药院士论坛及学术研讨会,2001.

[22] Bajwa BS, Khanna PL, Seshadri TR. New chromenochalcone bavachromene from the seeds of *Psoralea corylifolia* [J]. Curr Sci, 1972.

[23] Sun NJ, Woo SH, Cassady JM, et al. DNA polymerase and topoisomerase II inhibitors from *Psoralea corylifolia* [J]. J Nat Prod, 1998, 61(3):362-366.

[24] Gupta GK, Dhar KL, Atal CK. Corylinal: a new isoflavone from seeds of *Psoralea corylifolia* [J]. Phytochemistry, 1978, 17(1):164.

[25] Hsu YT, Wu CJ, Chen JM, et al. The presence of three isoflavonoid compounds in *Psoralea corylifolia* [J]. J Chromatogr Sci, 2001, 39(10):441-444.

[26] Suri JL, Gupta GK, Dhar KL, et al. Psoralenol: a new isoflavone from the seeds of *Psoralea corylifolia* [J]. Phytochemistry, 1978, 17(11):2046.

[27] Ruan B, Kong LY, Takaya Y, et al. Studies on the chemical constituents of *Psoralea corylifolia* L [J]. J Asian Nat Prod Res, 2007(9):41-44.

[28] 杨彤彤,秦民坚.补骨脂中新异黄酮成分的分离与结构鉴定[J].药学学报,2006(1):76-79.

[29] Limper C, Wang Y, Ruhl S, et al. Compounds isolated from *Psoralea corylifolia* seeds inhibit protein kinase activity and induce apoptotic cell death in mammalian cells [J]. J Pharm Pharmacol, 2013, 65(9):1393-1408.

[30] Chen J, Chen C, Lai R, et al. New isoflavones and bioactive constituents from the fruits of *Psoralea corylifolia* [J]. Planta Med, 2011, 77(12).

[31] Wang CY, Ai GF, Zhang YF. Two new isoflavones from the seeds of *Psoralea corylifolia* with diacylglycerol acyltransferase inhibitory activity [J]. J Asian Nat Prod Res, 2020, 22(4):346-352.

[32] Chen CH, Hwang TL, Chen LC, et al. Isoflavones and anti-inflammatory constituents from the fruits of *Psoralea corylifolia* [J]. Phytochemistry, 2017(143):186-193.

[33] Ma S, Huang Y, Zhao Y, et al. Prenylflavone derivatives from the seeds of *Psoralea corylifolia* exhibited PPAR-γ agonist activity [J]. Phytochem Lett, 2016(16):213-218.

[34] Song P, Yang XZ, Yuan JQ. Cytotoxic constituents from *Psoralea corylifolia* [J]. J Asian Nat Prod Res, 2013, 15(6):624-630.

[35] Choi YH, Yon GH, Hong KS, et al. In vitro BACE-1 inhibitory phenolic components from the seeds of *Psoralea corylifolia* [J]. Planta Med, 2008, 74(11):1405-1408.

[36] 董伟,王月德,周堃,等.补骨脂中一个二氢异黄酮类新化合物及其细胞毒活性[J].中草药,2015,46(15):2206-2208.

[37] Gupta SR, Seshadri TR, Sood GR. The structure and synthesis of neobavachalcone, a new component of *Psoralea corylifolia* [J]. Phytochemistry, 1977, 16(12):1995-1997.

[38] Gupta BK, Gupta GK, Dhar KL, et al. A C-formylated chalcone from *Psoralea corylifolia* [J]. Phytochemistry, 1980, 19(9):2034-2035.

[39] Bhalla VK, Nayak UR, Dev S. Some new flavonoids from *Psoralea corylifolia* [J]. Tetrahedron Lett, 1968, 9(20):2401-2406.

[40] Yu LL, Chen YG, Liu JC, et al. Chalcones from the seeds of *Psoralea corylifolia* [J]. Chem Inform, 2010, 36(48):1173-1177.

[41] Agarwal D, Garg SP, Sah P. Isolation of chalkones from the seeds of *Psoralea corylifolia* Linn [J]. Ind J Chem, 2006, 45(11):2574-2579.

[42] 于丽丽.补骨脂等三种植物药化学成分研究[D].昆明:云南师范大学,2004.

[43] Suri JL, Gupta GK, Dhar KL, et al. Bavachromanol: a new chalcone from the seeds of *Psoralea corylifolia* [J]. Phytochemistry, 1980, 19(2): 336-337.

[44] Gupta G, Suri J, Gupta B, et al. Bakuchalcone, a dihydrofuranochalcone from the seeds of *Psoralea corylifolia* [J]. Phytochemistry, 1982, 21(8): 2149-2151.

[45] Bajwa BS, Khanna PL, Seshadri TR. Components of parts of seeds (fruits) of *Psoralea corylifolia* [J]. Ind J Chem, 1974(12): 15-19.

[46] Lee MH, Kim JY, Ryu JH. Prenylflavones from *Psoralea corylifolia* inhibit nitric oxide synthase expression through the inhibition of I-kappaB-alpha degradation in activated microglial cells [J]. Biol Pharm Bull, 2005, 28(12): 2253-2257.

[47] Zhang X, Zhao W, Wang Y, et al. The chemical constituents and bioactivities of *Psoralea corylifolia* Linn.: a review [J]. Am J Chin Med, 2016, 44(1): 35-60.

[48] Tewari A, Bhakuni RS. New constituents from *Psoralea corylifolia* [J]. Ind J Chem, 2010(49): 256-259.

[49] 魏蒙蒙, 王树瑶, 杨维, 等. 补骨脂的化学成分及主要毒性研究进展[J]. 中国实验方剂学杂志, 2019, 25(7): 207-219.

[50] Lu H, Zhang L, Liu D, et al. Isolation and purification of psoralen and isopsoralen and their efficacy and safety in the treatment of osteosarcoma in nude rats [J]. Afr Health Sci, 2014, 14(3): 641-647.

[51] Liu R, Li A, Sun A, et al. Preparative isolation and purification of psoralen and isopsoralen from *Psoralea corylifolia* by high-speed counter-current chromatography [J]. J Chromatogr A, 2004, 1057(1-2): 225-228.

[52] Kondo Y, Kato A, Kubota Y, et al. Bakuchicin, a new simple furanocoumarin from *Psoralea corylifolia* L. [J]. Heterocycles, 1990, 31(1): 187-190.

[53] Pathak MA, Daniels F, Fitzpatrick T B. The presently known distribution of furocoumarins (Psoralens) in plants [J]. J Invest Dermatol, 1962, 39(3): 225-239.

[54] Ji L, Xu ZL. Review of constituents in fruits of *Psoralea corylifolia* L. [J]. China J Chin Mater Med, 1995, 20(2): 120.

[55] 邱蓉丽, 李璘, 朱苗花, 等. 补骨脂化学成分研究[J]. 中药材, 2011, 34(8): 1211-1213.

[56] Mar W, Je KH, Seo EK. Cytotoxic constituents of *Psoralea corylifolia* [J]. Arch Pharm Res, 2001, 24(3): 211-213.

[57] Liu X, Nam JW, Song YS, et al. Psoralidin, a coumestan analogue, as a novel potent estrogen receptor signaling molecule isolated from *Psoralea corylifolia* [J]. Bioorg Med Chem Lett, 2014, 24(5): 1403-1406.

[58] Alam F, Khan GN, Asad MHHB. *Psoralea corylifolia* L.: ethnobotanical, biological, and chemical aspects: a review [J]. Phytother Res, 2017, 32(4): 597-615.

[59] Gupta GK, Dhar KL, Atal CK. Isolation and constitution of corylidin: a new coumestrol from the fruits of *Psoralea corylifolia* [J]. Phytochemistry, 1977, 16(3): 403-404.

[60] Gupta S, Jha BN, Gupta GK, et al. Coumestans from seeds of *Psoralea corylifolia* [J]. Phytochemistry, 1990, 29(7): 2371-2373.

[61] Chen YG, Yu LL. Studies on the chemical constituents of *Psoralea Corylifolia* [J]. J Yunnan Normal Univ, 2005(4): 52-54.

[62] 彭国平, 吴盘华, 李红阳, 等. 补骨脂中新补骨脂素的分离与鉴定[J]. 天然产物研究与开发, 1996(3): 31-34.

[63] Wei SM, Yan ZZ, Zhou J. *Psoralea corylifolia* protects against testicular torsion/detorsion-induced ischemia/reperfusion injury [J]. J Ethnopharmacol, 2011, 137(1): 568-574.

[64] Srinivasan S, Sarada D. Antifungal activity of phenyl derivative of pyranocoumarin from *Psoralea corylifolia* L. seeds by inhibition of acetylation activity of trichothecene 3-O-acetyltransferase (Tri101) [J]. J Biomed Biotechnol, 2012, 2012: 1-8.

[65] Huang Y, Liu X, Wu Y, et al. Meroterpenes from *Psoralea corylifolia* against *Pyricularia oryzae* [J]. Planta Med, 2014, 80(15): 1298-1303.

[66] Mehta G, Nayak UR, Dev S. Meroterpenoids—I: *Psoralea corylifolia* Linn.—1. Bakuchiol, a novel monoterpene phenol [J]. Tetrahedron, 1973, 29(8): 1119-1125.

[67] Ferrándiz M, Gil B, Sanz MJ, et al. Effect of bakuchiol on leukocyte functions and some inflammatory responses in mice [J]. J Pharm Pharmacol, 2011, 48(9): 975-980.

[68] Shah CC, Bhalla V, Dev S. Meroterpenoids V: *Psoralea corylifolia* Linn. 2,3-epoxybakuchiol, Δ1,3-hydroxybakuchiol, and Δ3,2-hydroxybakuchiol [J]. J Ind Chem Soc, 1997, 74(11): 970-973.

[69] Yin S, Fan CQ, Yue JM. Cyclobakuchiol C, a new bakuchiol derivative from *Psoralea coryllfolia*[J]. J Asian Nat Prod Res, 2007,9(1):29-33.

[70] Sheng Y, Fan C, Lei D, et al. Psoracorylifols A-E, five novel compounds with activity against *Helicobacter pylori* from seeds of *Psoralea corylifolia*[J]. Tetrahedron, 2006,62(11):2569-2575.

[71] Xiao G, Li X, Wu T, et al. Isolation of a new meroterpene and inhibitors of nitric oxide production from *Psoralea corylifolia* fruits guided by TLC bioautography [J]. Fitoterapia, 2012,83(8):1553-1557.

[72] 杨秀伟,吕倩,许青霞,等.补骨脂环己烷溶性化学成分的研究[J].中草药,2022,53(11):3269-3279.

[73] Xiu MX, Zhao YM, Zhang Y, et al. Diacylglycerol acyltransferase inhibitory new meroterpenes from the seeds of *Psoralea corylifolia*, and their structure-activity relationship study [J]. Fitoterapia, 2021,151:104881.

[74] Wu CZ, Cai XF, Nguyen, et al. Bisbakuchiols A and B, novel dimeric meroterpenoids from *Psoralea corylifolia* [J]. Tetrahedron Lett, 2007,48(50):8861-8864.

[75] Wu CZ, Hong SS, Cai XF, et al. Hypoxia-inducible factor-1 and nuclear factor-κB inhibitory meroterpene analogues of bakuchiol, a constituent of the seeds of *Psoralea corylifolia* [J]. Bioorg Med Chem Lett, 2008, 18(8): 2619-2623.

[76] Gao HT, Lang GZ, Zang YD, et al. Bioactive monoterpene phenol dimers from the fruits of *Psoralea corylifolia* L. [J]. Bioorg Chem, 2021(112):104924.

[77] Xu Q, Lv Q, Liu L, et al. New bakuchiol dimers from Psoraleae Fructus and their inhibitory activities on nitric oxide production [J]. Chin Med, 2021,16(1):1-15.

[78] Qiao CF, Han QB, Mo SF, et al. Psoralenoside and isopsoralenoside, two new benzofuran glycosides from *Psoralea corylifolia*[J]. ChemInform, 2006,54(5):714-716.

[79] Qiao CF, Han QB, Song JZ, et al. Quality assessment of Fructus Psoraleae [J]. Chem Pharm Bull (Tokyo), 2006, 54(6):887-890.

[80] He ZC, Xu QX, Yang XW, et al. The benzofuran glycosides from the fruits of *Psoralea corylifolia* L. [J]. Fitoterapia, 2021,155:105057.

[81] Matsuda H, Sugimoto S, Morikawa T, et al. Bioactive constituents from Chinese natural medicines. XX. inhibitors of antigen-induced degranulation in RBL-2H3 cells from the seeds of *Psoralea corylifolia*[J]. Chem Pharm Bull, 2007,55(1):106-110.

[82] 彭国平,吴盘华,李红阳,等.补骨脂化学成分的研究[J].中药材,1996(11):563-565.

[83] 吴焕.补骨脂的化学成分[J].中草药通讯,1978(10):32-34,49.

[84] 颜冬梅,高秀梅.补骨脂化学成分研究进展[J].辽宁中医药大学学报,2012,14(9):96-99.

[85] Huang J, Zhao LH, Zou QG, et al. New developments of chemical and pharmacological study on *Psoralea corylifolia*[J]. Progress in Pharmaceutical Sciences, 2000,2000:212-214.

[86] Bajwa BS, Khanna PL, Seshadri TR. Components of different parts of seeds (fruits) of *Psoralea corylifolia*[J]. Ind J of Chemistry, 1974,12(1):15-19.

[87] 鲁亚奇,张晓,王金金,等.补骨脂化学成分及药理作用研究进展[J].中国实验方剂学杂志,2019,25(3):180-189.

[88] Tatsis EC, O'connor SE. New developments in engineering plant metabolic pathways [J]. Curr Opin Biotechnol, 2016(42):126-132.

[89] Ikeda M. Towards bacterial strains overproducing L-tryptophan and other aromatics by metabolic engineering [J]. Appl Microbiol Biotechnol, 2006,69(6):615-626.

[90] Patnaik R, Liao JC. Engineering of *Escherichia coli* central metabolism for aromatic metabolite production with near theoretical yield [J]. Appl Environ Microbiol, 1994,60(11):3903-3908.

[91] Li H, Gao S, Zhang S, et al. Effects of metabolic pathway gene copy numbers on the biosynthesis of (2S)-naringenin in *Saccharomyces cerevisiae*[J]. J Biotechnol, 2021(325):119-127.

[92] Santos CN, Koffas M, Stephanopoulos G. Optimization of a heterologous pathway for the production of flavonoids from glucose [J]. Metab Eng, 2011,13(4):392-400.

[93] Gao S, Lyu Y, Zeng W, et al. Efficient biosynthesis of (2S)-naringenin from *p*-coumaric acid in *Saccharomyces cerevisiae*[J]. J Agric Food Chem, 2020,68(4):1015-1021.

[94] Gao S, Zhou H, Zhou J, et al. Promoter-library-based pathway optimization for efficient (2S)-naringenin production from *p*-coumaric acid in *Saccharomyces cerevisiae*[J]. J Agric Food Chem, 2020,68(25):6884-6891.

[95] Zhang Q, Yu S, Lyu Y, et al. Systematically engineered fatty acid catabolite pathway for the production of (2S)-naringenin in *Saccharomyces cerevisiae*[J]. ACS Synth Biol, 2021,10(5):1166-1175.

[96] Katsuyama Y, Miyahisa I, Funa N, et al. One-pot synthesis of genistein from tyrosine by coincubation of genetically engineered *Escherichia coli* and *Saccharomyces cerevisiae* cells [J]. Appl Microbiol Biotechnol, 2007, 73(5):1143-1149.

[97] Kim DH, Kim BG, Lee HJ, et al. Enhancement of isoflavone synthase activity by co-expression of P450 reductase from rice [J]. Biotechnol Lett, 2005, 27(17):1291-1294.

[98] Kim DH, Kim BG, Jung NR, et al. Production of genistein from naringenin using *Escherichia coli* containing isoflavone synthase-cytochrome P450 reductase fusion protein [J]. J Microbiol Biotechnol, 2009, 19(12):1612-1616.

[99] Kim BG. Biological synthesis of genistein in *Escherichia coli* [J]. J Microbiol Biotechnol, 2019, 30(5):770-776.

[100] Akram M, Rasool A, An T, et al. Metabolic engineering of *yarrowia lipolytica* for liquiritigenin production [J]. Chem Eng Sci, 2020:230.

[101] Liu Q, Liu Y, Li G, et al. De novo biosynthesis of bioactive isoflavonoids by engineered yeast cell factories [J]. Nat Commun, 2021, 12(1):6085.

[102] Li J, Li Z, Li C, et al. Molecular cloning and characterization of an isoflavone 7-O-glucosyltransferase from *Pueraria lobata* [J]. Plant Cell Rep, 2014, 33(7):1173-1185.

[103] Wang X, Li C, Zhou C, et al. Molecular characterization of the C-glucosylation for puerarin biosynthesis in *Pueraria lobata* [J]. Plant J, 2017, 90(3):535-546.

[104] Koirala N, Pandey RP, Thuan NH, et al. Metabolic engineering of *Escherichia coli* for the production of isoflavonoid-4′-O-methoxides and their biological activities [J]. Biotechnol Appl Biochem, 2019, 66(4):484-493.

[105] Bourgaud F, Hehn A, Larbat R, et al. Biosynthesis of coumarins in plants: a major pathway still to be unravelled for cytochrome P450 enzymes [J]. Phytochem Rev, 2006, 5(2):293-308.

[106] Ferrer JL, Austin MB, Stewart C, et al. Structure and function of enzymes involved in the biosynthesis of phenylpropanoids [J]. Plant Physiol Biochem, 2008, 46(3):356-370.

[107] Weise NJ, Parmeggiani F, Ahmed ST, et al. The bacterial ammonia lyase encP: A tunable biocatalyst for the synthesis of unnatural amino acids [J]. J Am Chem Soc, 2015, 137(40):12977-12983.

[108] Russell DW, Conn EE. The cinnamic acid 4-hydroxylase of pea seedlings [J]. Arch Biochem Biophys, 1967, 122(1):256-258.

[109] Wohl J, Petersen M. Functional expression and characterization of cinnamic acid 4-hydroxylase from the hornwort *Anthoceros agrestis* in *Physcomitrella patens* [J]. Plant Cell Rep, 2020, 39(5):597-607.

[110] Liu T, Yao R, Zhao Y, et al. Cloning, functional characterization and site-directed mutagenesis of 4-coumarate: Coenzyme A ligase (4CL) involved in coumarin biosynthesis in *Peucedanum praeruptorum* Dunn [J]. Front Plant Sci, 2017(8):4.

[111] Vialart G, Hehn A, Olry A, et al. A 2-oxoglutarate-dependent dioxygenase from *Ruta graveolens* L. exhibits p-coumaroyl CoA 2′-hydroxylase activity (C2′H): a missing step in the synthesis of umbelliferone in plants [J]. Plant J, 2012, 70(3):460-470.

[112] Yao R, Zhao Y, Liu T, et al. Identification and functional characterization of a p-coumaroyl CoA 2′-hydroxylase involved in the biosynthesis of coumarin skeleton from *Peucedanum praeruptorum* Dunn [J]. Plant Mol Biol, 2017, 95(1-2):199-213.

[113] Hamerski D, Schmitt D, Matern U. Induction of two prenyltransferases for the accumulation of coumarin phytoalexins in elicitor-treated *Ammi majus* cell suspension cultures [J]. Phytochemistry, 1990, 29(4):1131-1135.

[114] Larbat R, Hehn A, Hans J, et al. Isolation and functional characterization of CYP71AJ4 encoding for the first P450 monooxygenase of angular furanocoumarin biosynthesis [J]. J Biol Chem, 2009, 284(8):4776-4785.

[115] Roselli S, Olry A, Vautrin S, et al. A bacterial artificial chromosome (BAC) genomic approach reveals partial clustering of the furanocoumarin pathway genes in parsnip [J]. Plant J, 2017, 89(6):1119-1132.

[116] Munakata R, Olry A, Karamat F, et al. Molecular evolution of parsnip (*Pastinaca sativa*) membrane-bound prenyltransferases for linear and/or angular furanocoumarin biosynthesis [J]. New Phytol, 2016, 211(1):332-344.

[117] Gold ND, Gowen CM, Lussier FX, et al. Metabolic engineering of a tyrosine-overproducing yeast platform using targeted metabolomics [J]. Microb Cell Fact, 2015, 14:73.

[118] Kim B, Binkley R, Kim HU, et al. Metabolic engineering of *Escherichia coli* for the enhanced production of L-

tyrosine [J]. Biotechnol Bioeng, 2018,115(10):2554-2564.

[119] Ro DK, Douglas CJ. Reconstitution of the entry point of plant phenylpropanoid metabolism in yeast (*Saccharomyces cerevisiae*): implications for control of metabolic flux into the phenylpropanoid pathway [J]. J Biol Chem, 2004,279(4):2600-2607.

[120] Rodriguez A, Kildegaard KR, Li M, et al. Establishment of a yeast platform strain for production of *p*-coumaric acid through metabolic engineering of aromatic amino acid biosynthesis [J]. Metab Eng, 2015(31):181-188.

[121] Liu Q, Yu T, Li X, et al. Rewiring carbon metabolism in yeast for high level production of aromatic chemicals [J]. Nat Commun, 2019,10(1):4976.

[122] Zhao Y, Jian X, Wu J, et al. Elucidation of the biosynthesis pathway and heterologous construction of a sustainable route for producing umbelliferone [J]. J Biol Eng, 2019(13):44.

[123] Villard C, Munakata R, Kitajima S, et al. A new P450 involved in the furanocoumarin pathway underlies a recent case of convergent evolution [J]. New Phytol, 2021,231(5):1923-1939.

[124] Jian X, Zhao Y, Wang Z, et al. Two CYP71AJ enzymes function as psoralen synthase and angelicin synthase in the biosynthesis of furanocoumarins in *Peucedanum praeruptorum* Dunn [J]. Plant Mol Biol, 2020,104(3):327-337.

[125] Karamat F, Olry A, Munakata R, et al. A coumarin-specific prenyltransferase catalyzes the crucial biosynthetic reaction for furanocoumarin formation in parsley [J]. Plant J, 2014,77(4):627-638.

[126] Munakata R, Kitajima S, Nuttens A, et al. Convergent evolution of the UbiA prenyltransferase family underlies the independent acquisition of furanocoumarins in plants [J]. New Phytol, 2020,225(5):2166-2182.

[127] Vranová E, Coman D, Gruissem W. Network analysis of the MVA and MEP pathways for isoprenoid synthesis [J]. Annu Rev Plant Biol, 2013(64):665-700.

[128] Zhang L, Xiao WH, Wang Y, et al. Chassis and key enzymes engineering for monoterpenes production [J]. Biotechnol Adv, 2017,35(8):1022-1031.

[129] Lv X, Xu H, Yu H. Significantly enhanced production of isoprene by ordered coexpression of genes dxs, dxr, and idi in *Escherichia coli* [J]. Appl Microbiol Biotechnol, 2013,97(6):2357-2365.

[130] Zou R, Zhou K, Stephanopoulos G, et al. Combinatorial engineering of 1-deoxy-D-xylulose 5-phosphate pathway using cross-lapping in vitro assembly (CLIVA) method [J]. PLoS One, 2013,8(11):e79557.

[131] Ohto C, Muramatsu M, Obata S, et al. Overexpression of the gene encoding HMG-CoA reductase in *Saccharomyces cerevisiae* for production of prenyl alcohols [J]. Appl Microbiol Biotechnol, 2009,82(5):837-845.

[132] Hu Y, Zhou YJ, Bao J, et al. Metabolic engineering of *Saccharomyces cerevisiae* for production of germacrene A, a precursor of beta-elemene [J]. J Ind Microbiol Biotechnol, 2017,44(7):1065-1072.

[133] Westfall PJ, Pitera DJ, Lenihan JR, et al. Production of amorphadiene in yeast, and its conversion to dihydroartemisinic acid, precursor to the antimalarial agent artemisinin [J]. Proc Natl Acad Sci USA, 2012,109(3):E111-E118.

[134] Lv X, Gu J, Wang F, et al. Combinatorial pathway optimization in *Escherichia coli* by directed co-evolution of rate-limiting enzymes and modular pathway engineering [J]. Biotechnol Bioeng, 2016,113(12):2661-2669.

[135] Lian J, Zhao H. Functional reconstitution of a pyruvate dehydrogenase in the cytosol of *Saccharomyces cerevisiae* through lipoylation machinery engineering [J]. ACS Synth Biol, 2016,5(7):689-697.

[136] Kozak BU, Van Rossum HM, Benjamin KR, et al. Replacement of the *Saccharomyces cerevisiae* acetyl-CoA synthetases by alternative pathways for cytosolic acetyl-CoA synthesis [J]. Metab Eng, 2014(21):46-59.

[137] Hammer SK, Avalos JL. Harnessing yeast organelles for metabolic engineering [J]. Nat Chem Biol, 2017,13(8):823-832.

[138] Lv X, Wang F, Zhou P, et al. Dual regulation of cytoplasmic and mitochondrial acetyl-CoA utilization for improved isoprene production in *Saccharomyces cerevisiae* [J]. Nat Commun, 2016(7):12851.

[139] Zhang Y, Wang J, Cao X, et al. High-level production of linalool by engineered *Saccharomyces cerevisiae* harboring dual mevalonate pathways in mitochondria and cytoplasm [J]. Enzyme Microb Technol, 2020(134):109462.

[140] Yamada R, Wakita K, Ogino H. Global Metabolic engineering of glycolytic pathway via multicopy integration in *Saccharomyces cerevisiae* [J]. ACS Synth Biol, 2017,6(4):659-666.

第三章 补骨脂植株生长、药材储存及加工过程中化学成分的变化规律研究

产地、植株生长、采收、加工及药材存储过程是影响中药质量的关键因素。中药材品质是影响中药制剂质量的关键源头,要保证中药制剂的质量稳定可控,原药材的质量至关重要。中药材质量保障不单单是一个环节的提升,而是从种植、采收、加工、炮制、流通等环节全流程、全方位构建质量保障体系。因此,为提高补骨脂资源的有效利用,保障其临床用药的安全性和有效性,本章从植株生长、药材储存、加工炮制等方面探讨其对补骨脂药材质量的影响[1]。

第一节 补骨脂中香豆素、黄酮、单萜酚分析方法的构建

一、色谱条件的优化

(一) 流动相体系的优化

系统考察不同流动相体系(甲醇-水、甲醇-0.1%甲酸水、乙腈-0.1%甲酸水)对待测成分色谱峰分离的影响,如图3-1所示。补骨脂中主要含有黄酮、单萜酚、香豆素等富含酚羟基的成分,流动相中加酸后,可抑制补骨脂苷、异补骨脂苷等酸性成分的解离,改善峰型;有机相为甲醇时,基线平稳,分离度好,故选择甲醇-0.1%甲酸水体系作为流动相。

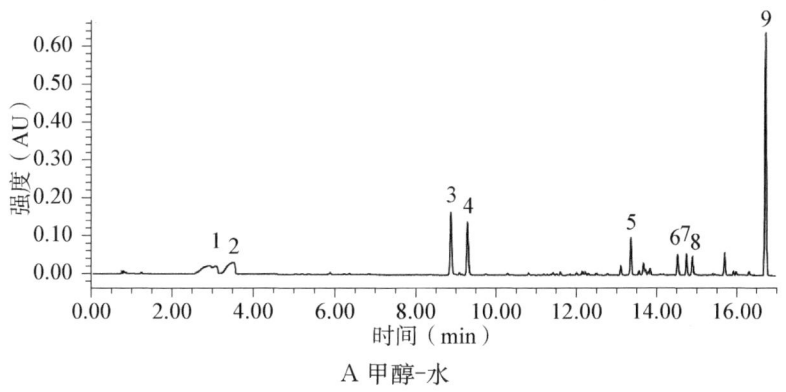

A 甲醇-水

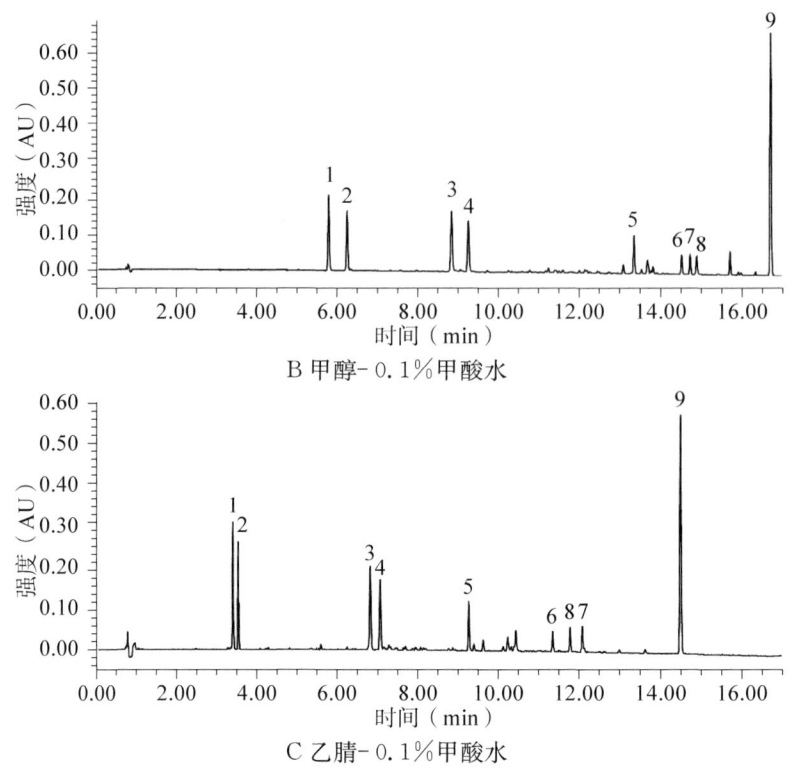

图 3-1　不同流动相体系对色谱峰分离的影响

1.补骨脂苷；2.异补骨脂苷；3.补骨脂素；4.异补骨脂素；5.新补骨脂异黄酮；6.补骨脂乙素；7.补骨脂定；8.补骨脂二氢黄酮甲醚；9.补骨脂酚

(二) 检测波长的选择

通过对供试品溶液中补骨脂苷、异补骨脂苷、补骨脂素、异补骨脂素、新补骨脂异黄酮、补骨脂乙素、补骨脂定、补骨脂二氢黄酮甲醚、补骨脂酚共 9 个指标成分进行全波长扫描（210～400 nm），得到各色谱峰的紫外吸收曲线，结果见表 3-1。补骨脂苷、异补骨脂苷、补骨脂素、异补骨脂素、新补骨脂异黄酮、补骨脂定在 242～248 nm 之间有最大吸收；补骨脂乙素、补骨脂二氢黄酮甲醚、补骨脂酚在 246 nm 处也有强吸收，故确定 246 nm 为检测波长。

表 3-1　指标成分的紫外吸收曲线(210～400 nm)

序号	成分	吸 收 曲 线
1	补骨脂苷	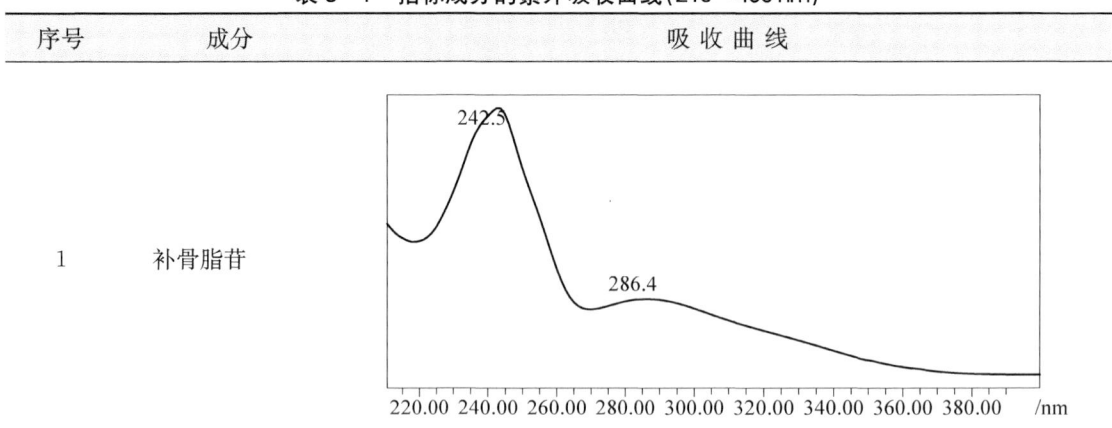

(续表)

序号	成分	吸收曲线
2	异补骨脂苷	
3	补骨脂素	
4	异补骨脂素	
5	新补骨脂异黄酮	

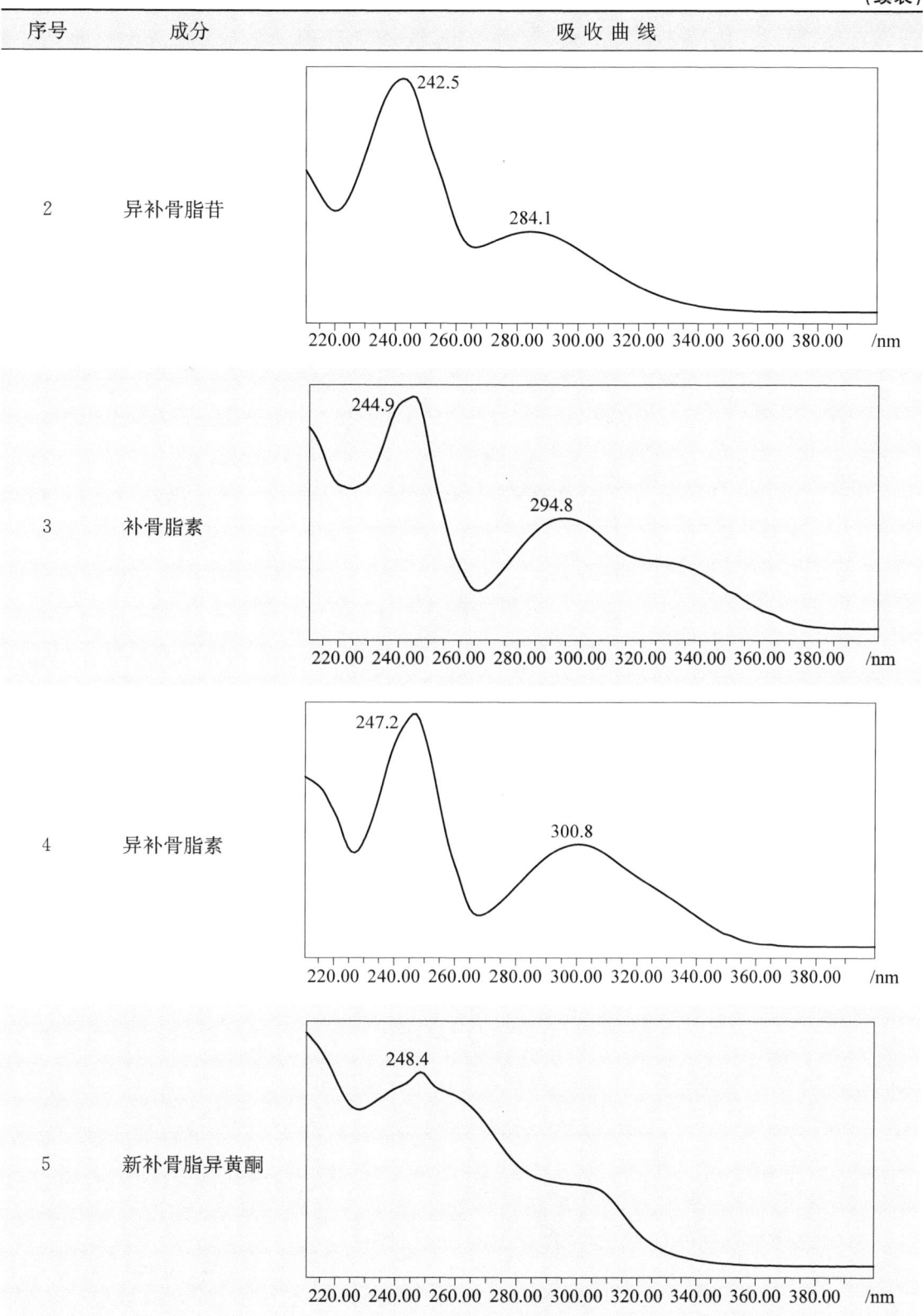

(续表)

序号	成分	吸收曲线
6	补骨脂乙素	
7	补骨脂定	
8	补骨脂二氢黄酮甲醚	
9	补骨脂酚	

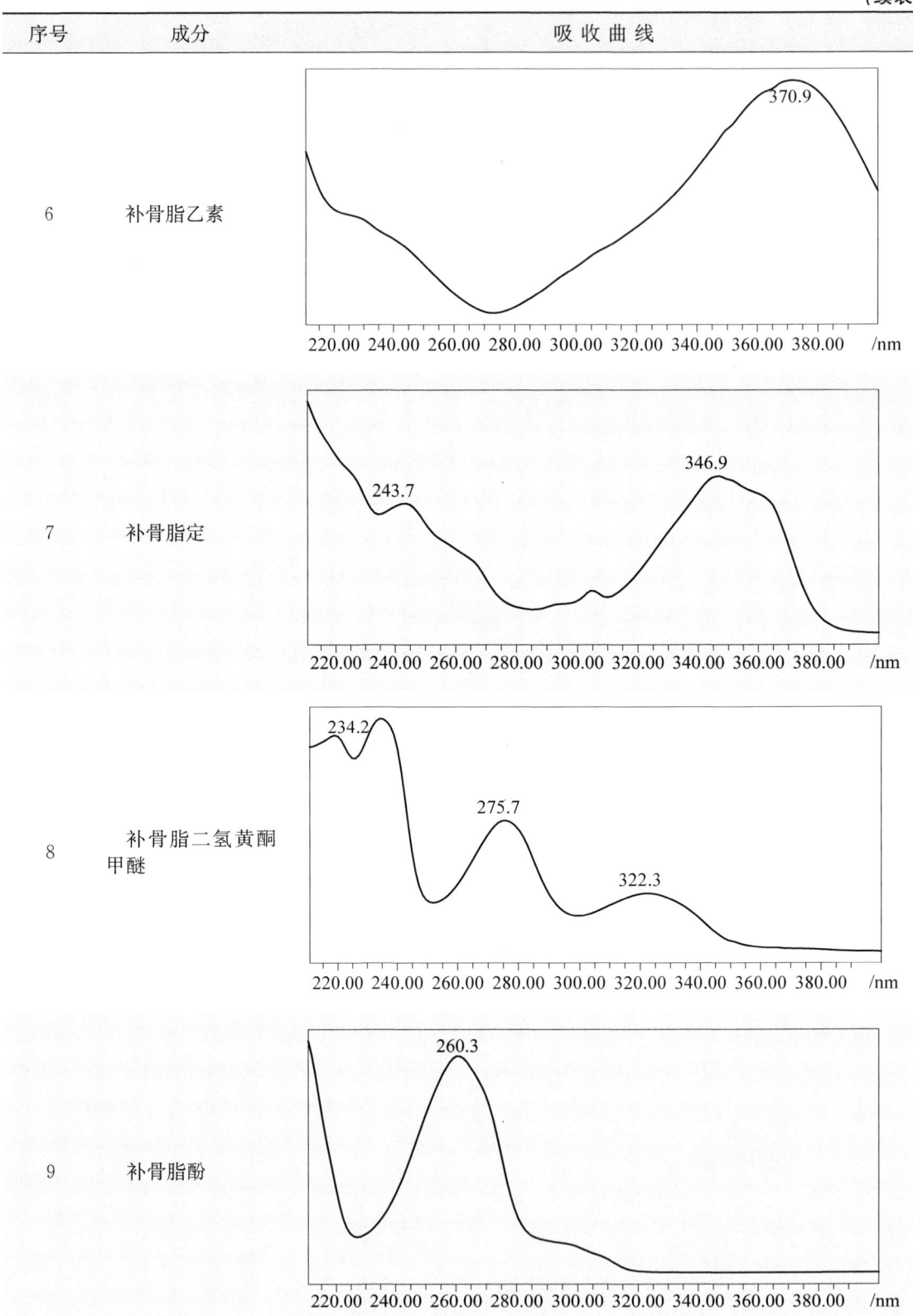

(三) 柱温的选择

系统考察不同柱温(40、50、60 ℃)对待测成分色谱峰分离的影响,如图3-2所示。当柱温为60 ℃时,各色谱峰分离度良好,故确定柱温为60 ℃。

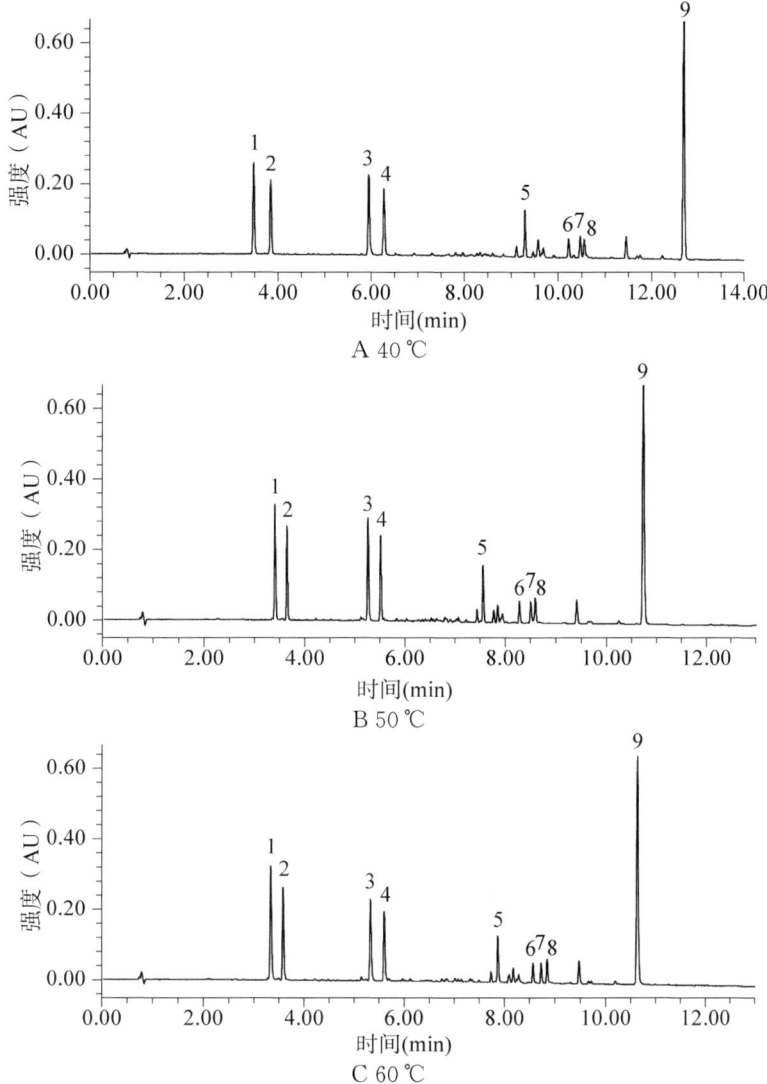

图3-2 不同柱温对色谱峰分离的影响

1.补骨脂苷;2.异补骨脂苷;3.补骨脂素;4.异补骨脂素;5.新补骨脂异黄酮;6.补骨脂乙素;7.补骨脂定;8.补骨脂二氢黄酮甲醚;9.补骨脂酚

二、供试品溶液制备方法的优化

(一) 提取方法的优选

取补骨脂药材粉末0.5 g,精密称定,置于100 mL量瓶中,分别采用室温超声、60 ℃超声提取20 min,取出,放冷,加甲醇至刻度,摇匀,取适量12 000 r/min离心10 min;精密移取上清液5 mL置于10 mL量瓶中,加水定容至刻度,得室温超声法和60 ℃超声法制备的供试品溶液。

参照2020版《中国药典》[2],取补骨脂药材粉末(过三号筛)0.5 g,精密称定,置索氏提取器中,加甲醇适量,加热回流提取 2 h,放冷,转移至 100 mL 量瓶中,加甲醇至刻度,摇匀,取适量 12 000 r/min 离心 10 min,精密移取上清液 5 mL 置于 10 mL 量瓶中,加水定容至刻度,得索氏提取法制备的供试品溶液。

按优化的色谱条件测定供试品溶液中各成分的峰面积,并计算其含量,结果见表 3-2。

表 3-2　补骨脂药材不同提取方法的优选结果($n=3$,mg/g)

成分	含量($\bar{x}\pm s$)		
	索式提取法	室温超声法	60 ℃超声法
补骨脂苷	15.66±0.30	15.06±0.32	16.53±0.08
异补骨脂苷	11.26±0.22	11.03±0.24	11.94±0.04
补骨脂素	4.58±0.11	4.62±0.03	4.74±0.03
异补骨脂素	3.75±0.09	3.77±0.03	3.87±0.01
新补骨脂异黄酮	3.28±0.07	3.34±0.03	3.42±0.02
补骨脂乙素	3.51±0.09	3.80±0.04	3.83±0.06
补骨脂定	2.03±0.04	2.10±0.02	2.12±0.00
补骨脂二氢黄酮甲醚	5.30±0.12	5.40±0.06	5.47±0.03
补骨脂酚	74.10±1.42	76.49±0.54	77.58±0.47

由表 3-2 可知,从补骨脂药材不同提取方法的效果分析,室温超声法提取效率较低,而索氏提取法与 60 ℃超声法的提取效果基本一致,因此,为简便操作,选择 60 ℃超声法作为补骨脂药材供试品溶液制备的最优提取方法。

(二) 提取溶剂的优选

取补骨脂药材粉末 0.5 g,精密称定,置于 100 mL 量瓶中,分别加适量 50%甲醇、75%甲醇、甲醇,60 ℃超声处理 20 min,取出,放冷,加甲醇至刻度,摇匀,取适量 12 000 r/min 离心 10 min;精密移取上清液 5 mL 置于 10 mL 量瓶中,分别用 50%甲醇、25%甲醇、水定容至刻度,即得不同溶剂提取的供试品溶液。按优化的色谱条件测定供试品溶液中各成分的峰面积,并计算其含量,结果见表 3-3。

表 3-3　补骨脂药材不同提取溶剂的优选结果($n=3$,mg/g)

成分	含量($\bar{x}\pm s$)		
	50%甲醇	75%甲醇	甲醇
补骨脂苷	4.84±0.02	12.38±0.15	16.46±0.05
异补骨脂苷	1.54±0.01	8.29±0.13	11.81±0.04
补骨脂素	8.76±0.05	6.07±0.04	4.75±0.04
异补骨脂素	7.32±0.12	4.96±0.06	3.81±0.04
新补骨脂异黄酮	2.98±0.02	3.31±0.02	3.48±0.03
补骨脂乙素	2.55±0.01	3.41±0.01	3.62±0.02
补骨脂定	1.20±0.00	1.99±0.01	2.15±0.01
补骨脂二氢黄酮甲醚	4.19±0.03	5.26±0.02	5.54±0.02
补骨脂酚	30.43±0.12	69.46±0.31	75.79±0.58

由表 3-3 可知,在不同溶剂提取考察中发现,采用含水溶剂提取时,β-葡萄糖苷酶在含水溶剂中将补骨脂苷和异补骨脂苷转化为补骨脂素和异补骨脂素,与前期研究结果基本一致[3],且补骨脂素和异补骨脂素为亲脂性成分,采用有机溶剂提取时提取效果更好。综上所述,从提取效果和真实反映药材中成分含量情况考虑,选择甲醇作为补骨脂供试品溶液制备的最优提取溶剂。

(三) 提取溶剂料液比的优选

取补骨脂药材粉末 0.5、0.2、0.2 g,精密称定,分别置于 100、50、25 mL 量瓶中,加适量甲醇,60 ℃超声处理 20 min,取出,放冷至室温,并定容至刻度,摇匀,取适量 12 000 r/min 离心 10 min,精密移取上清液 5 mL 置于 10 mL 量瓶中,加水定容至刻度,即得提取溶剂不同料液比提取的供试品溶液。按优化的色谱条件测定供试品溶液中各成分的峰面积,并计算其含量,结果见表 3-4。

表 3-4 补骨脂药材提取溶剂不同料液比的优选结果($n=3$,mg/g)

成分	含量($\bar{x}\pm s$)		
	1∶250	1∶200	1∶125
补骨脂苷	16.26±0.11	16.09±0.03	16.03±0.21
异补骨脂苷	11.67±0.08	11.58±0.04	11.52±0.14
补骨脂素	4.70±0.04	4.72±0.01	4.63±0.02
异补骨脂素	3.74±0.01	3.78±0.03	3.77±0.06
新补骨脂异黄酮	3.46±0.05	3.47±0.04	3.41±0.05
补骨脂乙素	3.59±0.05	3.61±0.03	3.52±0.09
补骨脂定	2.13±0.02	2.13±0.02	2.10±0.05
补骨脂二氢黄酮甲醚	5.56±0.03	5.52±0.03	5.34±0.08
补骨脂酚	74.33±0.93	75.43±0.13	73.77±2.51

由表 3-4 可知,在提取溶剂不同料液比考察中,以料液比为 1∶125 提取时,各成分提取效率相对较低,而料液比为 1∶250 和 1∶200 提取时各成分含量基本一致。综合考虑,选择 1∶250 作为补骨脂供试品溶液制备的最优提取料液比。

(四) 提取时间的优选

取补骨脂药材粉末 0.2 g,精密称定,置于 50 mL 量瓶中,加适量甲醇,分别 60 ℃超声处理 10、20、30 min,取出,放冷至室温,并定容至刻度,摇匀,精密移取上清液 5 mL 置于 10 mL 量瓶中,加水定容至刻度,即得不同提取时间制备的供试品溶液。按优化的色谱条件测定供试品溶液中各成分的峰面积,并计算其含量,结果见表 3-5。

表 3-5 补骨脂药材不同提取时间的优选结果($n=3$,mg/g)

成分	含量($\bar{x}\pm s$)		
	10 min	20 min	30 min
补骨脂苷	16.13±0.20	16.02±0.41	16.01±0.37
异补骨脂苷	11.62±0.21	11.55±0.14	11.52±0.20

(续表)

成分	含量($\bar{x}\pm s$)		
	10 min	20 min	30 min
补骨脂素	4.69±0.01	4.73±0.05	4.68±0.10
异补骨脂素	3.70±0.02	3.76±0.04	3.73±0.09
新补骨脂异黄酮	3.37±0.01	3.43±0.07	3.39±0.09
补骨脂乙素	3.51±0.01	3.61±0.06	3.54±0.11
补骨脂定	2.11±0.02	2.17±0.04	2.10±0.06
补骨脂二氢黄酮甲醚	5.49±0.02	5.57±0.07	5.49±0.14
补骨脂酚	74.09±0.45	75.24±0.84	74.01±1.73

由表3-5可知,在不同提取时间考察中,提取时间为10 min时,各成分提取效率相对较低,而提取时间为20 min和30 min时各成分含量基本一致。综合考虑,选择20 min作为补骨脂供试品溶液制备的最优提取时间。

综上所述,确定补骨脂的最佳提取条件:取补骨脂粉末0.2 g,精密称定,置于50 mL量瓶中,加适量甲醇,60 ℃超声处理20 min,取出,放冷,加甲醇至刻度,摇匀,取适量12 000 r/min离心10 min,精密移取上清液5 mL置于10 mL量瓶中,加水定容至刻度,即得供试品溶液。

三、方法学考察

方法学考察结果见表3-6,9个指标成分在各自的浓度范围内线性关系良好,相关系数$r^2>0.9996$,检测限的浓度范围为0.017~0.139 μg/mL,定量限的浓度范围为0.052~0.417 μg/mL,日内精密度RSD值均小于0.9%,日间精密度RSD值均小于2.0%,稳定性RSD值均小于0.5%,重复性RSD值均小于1.0%,加样回收率在95.43%~104.1%,RSD值均小于1.4%,因此,构建的补骨脂中香豆素、黄酮、单萜酚多成分定量方法合理可行。

表3-6 补骨脂中9个指标成分含量测定的方法学研究结果

成分	回归方程	r^2	线性范围(μg/mL)	检测限(μg/mL)	定量限(μg/mL)	精密度(RSD,%) 日内	精密度(RSD,%) 日间	稳定性(RSD, n=8, %)	重复性(RSD, n=6, %)	加样回收试验 加样回收率(%)	加样回收试验 RSD(%)
补骨脂苷	y=20461x+9049.5	0.9999	2.3090~147.70	0.086	0.257	0.1	1.9	0.1	1.0	97.7	1.4
异补骨脂苷	y=21910x+3338.5	0.9999	0.9519~60.92	0.035	0.106	0.1	1.8	0.1	1.0	97.2	1.3
补骨脂素	y=54970x+2512.3	>0.9999	0.5562~35.60	0.021	0.062	0.1	1.9	0.1	0.9	100.7	1.3

(续表)

成分	回归方程	r^2	线性范围 ($\mu g/mL$)	检测限 ($\mu g/mL$)	定量限 ($\mu g/mL$)	精密度 (RSD, %) 日内	精密度 (RSD, %) 日间	稳定性 (RSD, $n=8$, %)	重复性 (RSD, $n=6$, %)	加样回收试验 加样回收率(%)	加样回收试验 RSD (%)
异补骨脂素	$y=54400x+3084.1$	>0.9999	0.5420~34.69	0.020	0.060	0.9	1.5	0.1	0.4	101.8	1.3
新补骨脂异黄酮	$y=34873x+1591.1$	>0.9999	0.4655~29.79	0.017	0.052	0.3	1.2	0.2	0.3	101.7	1.1
补骨脂乙素	$y=14296x-1405.1$	>0.9999	0.5431~34.76	0.060	0.181	0.3	1.2	0.1	0.5	100.6	1.3
补骨脂定	$y=27317x-1734.9$	>0.9999	0.3144~20.12	0.035	0.105	0.2	2.0	0.1	0.2	100.3	1.8
补骨脂二氢黄酮甲醚	$y=11374x+6262.8$	>0.9999	0.7680~49.15	0.128	0.256	0.2	1.9	0.5	0.6	103.0	1.4
补骨脂酚	$y=9802.3x+19680$	0.9996	11.2600~720.90	0.139	0.417	0.1	0.9	0.1	0.6	101.0	1.1

第二节 补骨脂植株生长过程中化学成分的积累特征研究

目前,由于药材资源的大量消耗,中药野生资源大幅减少,药材野生资源已远远不能满足市场需求,现多为人工栽培。因此,加强对原药材的质量管控,对保证中药产品质量尤为重要。

药用植物生长过程中,利用初生代谢产物在体内活性转化酶的作用下生成次生代谢产物,如黄酮、香豆素、木质素、生物碱等,能够保护植物免受天敌、病原微生物、恶劣环境等的影响[4]。随着药用植物的生长,次生代谢产物逐渐积累,导致不同采收时间的药材中成分含量存在差异。对于果实和种子类药物,其生长发育和成分积累受采收时间影响较大,因此,研究药用植物中次生代谢产物积累规律对确定最佳采收时间具有重要意义[5]。有学者研究发现10月初采收的广金钱草中的多糖、总黄酮、夏佛塔苷含量均高于其他月份,提出广金钱草的最佳采收时间应为10月初[6]。因此,本节探讨补骨脂植株生长过程中化学成分的积累特征,通过对补骨脂植株不同部位的活性成分进行动态监测,为确定最佳采收期和最佳药用部位奠定了基础,进一步为补骨脂药材的质量控制和质量保障提供参考。

一、补骨脂植株不同部位中的成分分布规律研究

于2020年9月15日采集补骨脂全株,根据茎、叶、花、果实的生长状况将其分为不同等

级规格。将茎裁剪为约 10 cm 的段,根据其直径划分为 5 个规格:<1 mm(0.83±0.06 mm)、1~3 mm(2.64±0.02 mm)、3~7 mm(5.46±0.65 mm)、7~10 mm(8.67±0.59 mm)、>10 mm(10.91±0.47 mm)。叶按照宽度分为 4 个规格:2~3 cm(2.54±0.30 cm)、3~4 cm(3.41±0.24 cm)、4~5 cm(4.31±0.26 cm)、5~6 cm(5.53±0.30 cm)。花根据其开放状态分为 3 个规格:花蕾、盛花、末花。果实根据其成熟程度分为 2 个规格:嫩果、成熟果实。采集样品冷冻干燥,粉碎,过 30 目筛,备用。

以同一来源的补骨脂植株茎(1~3 mm)、叶(3~4 cm)、花(盛花)、果实(成熟果实)为研究对象,测定各成分含量,系统开展不同部位成分分布规律研究,结果见表 3-7 和图 3-3。

表 3-7 补骨脂植株不同部位成分含量测定结果($n=3$,mg/g)

成分	含量($\bar{x}\pm s$)			
	茎	叶	花	果实
补骨脂苷	3.13±0.05	1.86±0.02	6.86±0.17	12.19±0.02
异补骨脂苷	1.88±0.03	0.72±0.01	6.57±0.19	10.60±0.02
补骨脂素	1.41±0.02	0.22±0.01	1.75±0.02	1.21±0.02
异补骨脂素	1.14±0.01	0.14±0.00	2.48±0.03	1.21±0.01
新补骨脂异黄酮	—	—	—	3.01±0.04
补骨脂乙素	—	—	—	2.71±0.03
补骨脂定	—	—	—	1.84±0.00
补骨脂二氢黄酮甲醚	—	—	—	4.57±0.05
补骨脂酚	0.54±0.01	32.64±0.30	71.56±1.39	42.36±0.38

"—",低于检测限

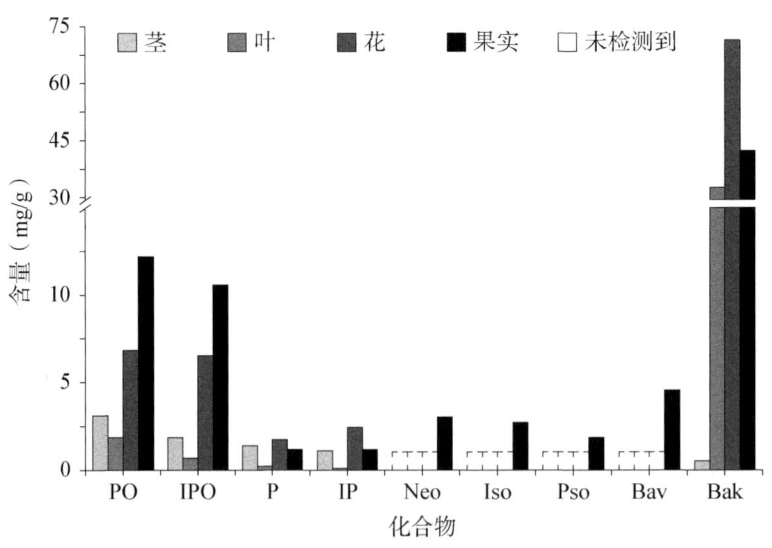

图 3-3 补骨脂植株不同部位中成分含量分布

PO:补骨脂苷;IPO:异补骨脂苷;P:补骨脂素;IP:异补骨脂素;Neo:新补骨脂异黄酮;Iso:补骨脂乙素;Pso:补骨脂定;Bav:补骨脂二氢黄酮甲醚;Bak:补骨脂酚

结果表明,补骨脂植株的茎、叶、花、果实中均含香豆素类(补骨脂苷、异补骨脂苷、补骨脂素、异补骨脂素)和单萜酚类(补骨脂酚)化合物,黄酮类化合物(新补骨脂异黄酮、补骨脂乙素、补骨脂二氢黄酮甲醚)只在果实中出现,不同部位间成分含量均具有显著性差异($P<0.05$)。补骨脂酚是补骨脂植株中含量最高的成分,含量由高到低依次为花、果实、叶、茎。补骨脂苷和异补骨脂苷含量以花和果实中较高,茎和叶中较少。补骨脂素和异补骨脂素也以花和果实中较高,其次是茎,叶中含量极低。

二、补骨脂植株同一部位不同规格样品中的成分变化规律研究

(一) 不同规格补骨脂茎中成分变化规律研究

以同一来源的补骨脂茎为研究对象,测定各成分含量,系统开展不同规格茎中的成分变化规律研究,结果见表3-8和图3-4。

表3-8 不同规格补骨脂茎中成分含量测定结果($n=3$,mg/g)

成分	含量($\bar{x}\pm s$)				
	<1 mm	1~3 mm	3~7 mm	7~10 mm	>10 mm
补骨脂苷	4.88±0.05	3.13±0.05	1.34±0.03	1.69±0.02	1.19±0.01
异补骨脂苷	3.10±0.03	1.88±0.03	0.79±0.02	1.03±0.01	0.73±0.00
补骨脂素	1.27±0.01	1.41±0.02	0.43±0.01	0.31±0.01	0.19±0.00
异补骨脂素	1.00±0.01	1.14±0.01	0.37±0.01	0.27±0.01	0.17±0.00
补骨脂酚	3.26±0.03	0.54±0.01	0.15±0.00	0.07±0.00	0.07±0.00

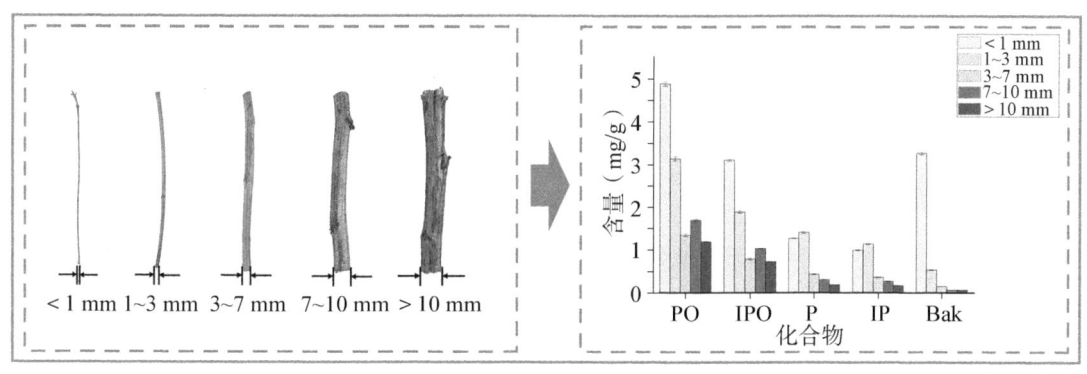

图3-4 不同规格补骨脂茎中成分含量变化规律
PO:补骨脂苷;IPO:异补骨脂苷;P:补骨脂素;IP:异补骨脂素;Bak:补骨脂酚

结果表明,在同一来源不同规格的补骨脂茎中,各成分含量均存在显著差异($P<0.05$)。幼茎(<1 mm)中各成分含量最高,越接近植株基部,茎的直径越大,茎发育越成熟,各成分含量下降趋势明显,推测补骨脂香豆素和单萜酚类成分主要分布于茎的表层,随着茎越成熟,表层相较于维管柱的质量占比越小,各成分含量越低。

(二) 不同规格补骨脂叶中成分变化规律研究

以同一来源的补骨脂叶为研究对象,测定各成分含量,系统开展不同规格叶中的成分变化规律研究,结果见表3-9和图3-5。

表3-9 不同规格补骨脂叶中成分含量测定结果($n=3$, mg/g)

成分	含量($\bar{x}\pm s$)			
	2~3 mm	3~4 mm	4~5 mm	5~6 mm
补骨脂苷	3.44±0.03	1.86±0.02	1.16±0.01	0.53±0.01
异补骨脂苷	1.60±0.01	0.72±0.01	0.36±0.00	0.19±0.00
补骨脂素	0.40±0.00	0.22±0.01	0.28±0.00	0.14±0.00
异补骨脂素	0.27±0.00	0.14±0.00	0.14±0.00	0.09±0.00
补骨脂酚	37.57±0.45	32.64±0.30	29.01±0.15	26.93±0.16

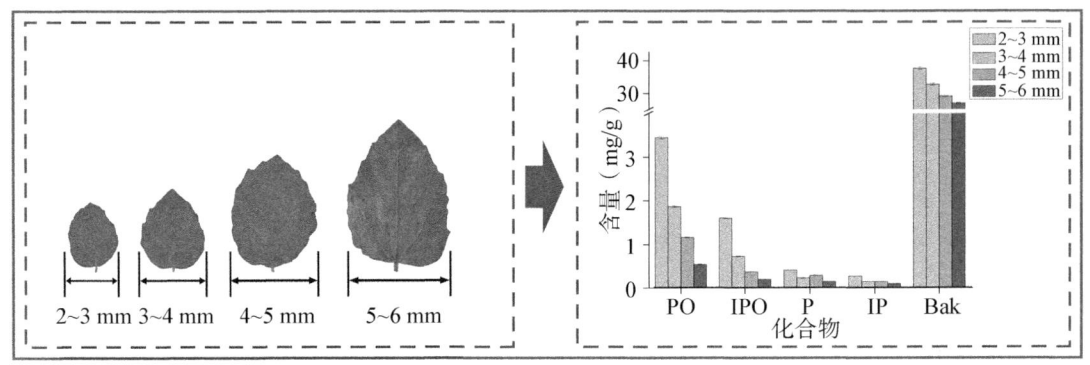

图3-5 不同规格的叶中成分含量变化规律

PO:补骨脂苷;IPO:异补骨脂苷;P:补骨脂素;IP:异补骨脂素;Bak:补骨脂酚

结果表明,叶和茎中成分的变化具有相似的规律,各成分含量在幼叶(2~3 cm)中最高,随着叶的发育,叶片宽度越大(表面积越大),叶片发育越成熟,各成分含量下降趋势明显。

(三) 不同开放状态补骨脂花中成分变化规律研究

以同一来源的补骨脂花为研究对象,测定各成分含量,系统开展不同开放状态的花中成分变化规律研究,结果见表3-10和图3-6。

表3-10 不同开放状态补骨脂花中成分含量测定结果($n=3$, mg/g)

成分	含量($\bar{x}\pm s$)		
	花蕾	盛花	末花
补骨脂苷	4.65±0.14	6.86±0.17	13.30±0.21
异补骨脂苷	4.90±0.15	6.56±0.19	11.90±0.15
补骨脂素	2.45±0.05	1.75±0.02	1.17±0.01
异补骨脂素	4.65±0.09	2.47±0.03	1.59±0.01
新补骨脂异黄酮	—	—	0.31±0.00
补骨脂乙素	—	—	0.52±0.01
补骨脂定	—	—	—
补骨脂二氢黄酮甲醚	—	—	1.28±0.03
补骨脂酚	104.70±1.40	71.56±1.39	115.20±1.35

"—",低于检测限

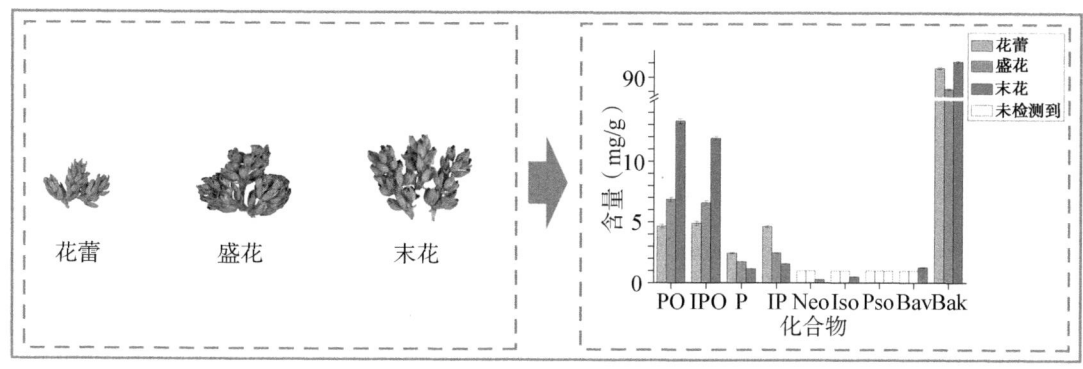

图3-6 不同开放状态花中成分含量变化规律

PO:补骨脂苷;IPO:异补骨脂苷;P:补骨脂素;IP:异补骨脂素;Neo:新补骨脂异黄酮;Iso:补骨脂乙素;Pso:补骨脂定;Bav:补骨脂二氢黄酮甲醚;Bak:补骨脂酚。

根据补骨脂花的开放程度可以将花的样品分为:花蕾、盛花、末花。含量测定结果表明,对于香豆素类成分,从花蕾到末花,补骨脂苷和异补骨脂苷含量逐渐升高,补骨脂素和异补骨脂素含量逐渐降低,花中均未检测到补骨脂定;单萜酚类成分(补骨脂酚)含量在末花中含量最高,其次是花蕾、盛花;黄酮类成分在花蕾和盛花中均未检测到,仅在末花中检测到黄酮类成分。

(四)不同成熟状态补骨脂果实中成分变化规律研究

以同一来源的补骨脂果实为研究对象,测定各成分含量,系统开展不同成熟状态补骨脂果实的成分变化规律研究,结果见表3-11和图3-7。

表3-11 不同成熟状态的补骨脂果实中成分含量测定结果($n=3$,mg/g)

成分	含量($\bar{x}\pm s$)	
	嫩果	成熟果实
补骨脂苷	12.31±0.06	12.19±0.02
异补骨脂苷	9.75±0.05	10.60±0.02
补骨脂素	1.25±0.01	1.21±0.02
异补骨脂素	1.45±0.01	1.21±0.01
新补骨脂异黄酮	3.65±0.04	3.01±0.04
补骨脂乙素	5.26±0.05	2.71±0.03
补骨脂定	0.22±0.00	1.84±0.03
补骨脂二氢黄酮甲醚	6.21±0.05	4.57±0.05
补骨脂酚	92.34±0.56	42.36±0.38

结果表明,嫩果中黄酮类(新补骨脂异黄酮、补骨脂乙素、补骨脂二氢黄酮甲醚)和单萜酚类(补骨脂酚)成分含量明显高于成熟果实;香豆素类成分含量呈现两种不同的变化规律:嫩果中的补骨脂定含量明显低于成熟果实,仅是成熟果实的0.12倍;补骨脂苷、异补骨脂苷、补骨脂素、异补骨脂素在嫩果和成熟果实中含量基本一致。

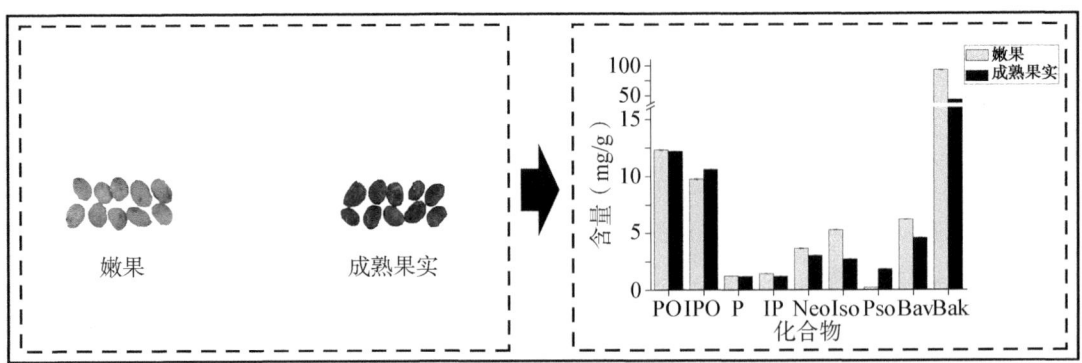

图 3-7 不同成熟状态的补骨脂果实中成分含量变化规律

PO:补骨脂苷;IPO:异补骨脂苷;P:补骨脂素;IP:异补骨脂素;Neo:新补骨脂异黄酮;Iso:补骨脂乙素;Pso:补骨脂定;Bav:补骨脂二氢黄酮甲醚;Bak:补骨脂酚

三、不同采集时间补骨脂的成分积累规律研究

分别于 2020 年 7—10 月的不同时间(7 月 15 日、8 月 15 日、8 月 30 日、9 月 15 日、9 月 30 日、10 月 15 日)采集补骨脂样本,时间依次记为 t1~t6(首次采样时,随机选择生长状况良好的补骨脂植株做好标记,以备后续于固定植株采样)。

(一) 不同采集时间补骨脂花中成分积累规律研究

以同一来源的补骨脂花为研究对象,系统开展不同采集时间补骨脂花中成分积累规律研究。取不同时间采集的补骨脂花,测定样品含水量及冻干后样品中各成分含量,结果见表 3-12。不同采集时间补骨脂花的外观、含水量、成分含量变化趋势如图 3-8 所示。

表 3-12 不同采集时间补骨脂花中成分含量测定结果($n=3$,mg/g)

成分	含量($\overline{x}\pm s$)			
	t1	t2	t3	t4
补骨脂苷	1.90±0.61	5.47±0.25	5.47±1.38	6.16±1.04
异补骨脂苷	1.39±0.44	3.02±0.20	11.08±1.78	5.03±1.04
补骨脂素	1.96±0.05	2.42±0.25	0.94±0.61	0.68±0.27
异补骨脂素	2.06±0.28	3.14±0.06	1.23±0.79	0.84±0.32
新补骨脂异黄酮	—	—	—	0.18±0.07
补骨脂乙素	—	—	—	0.30±0.11
补骨脂定	—	—	—	—
补骨脂二氢黄酮甲醚	—	—	—	0.66±0.18
补骨脂酚	83.38±8.25	88.49±5.18	107.80±3.51	64.65±2.92

"—",低于检测限

不同时间采集的花形态及其水分变化如图 3-8A、图 3-8B 所示。补骨脂花的整个生长期中,根据不同时期花的开放状态,大致将花的生长过程分为三个时期:t1~t2 为始花期,该阶段花蕾较多;t3 前后为盛花期,该阶段多数花为盛开的花;t4 前后为末花期,该阶段多数花开始坐果。整个生长过程中花的含水量基本不变[(77.9±1.10)%]。

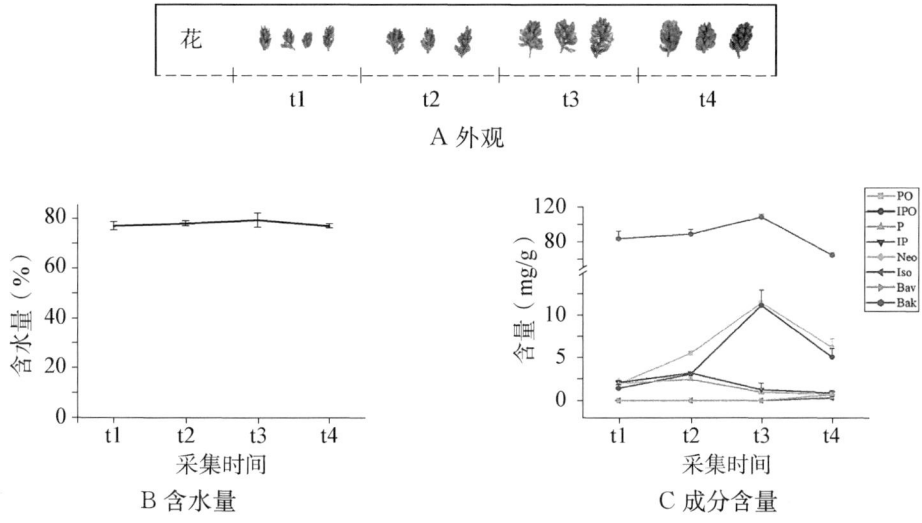

图3-8 不同采集时间补骨脂花形态、水分、指标成分含量的变化趋势

PO:补骨脂苷;IPO:异补骨脂苷;P:补骨脂素;IP:异补骨脂素;Neo:新补骨脂异黄酮;Iso:补骨脂乙素;Pso:补骨脂定;Bav:补骨脂二氢黄酮甲醚;Bak:补骨脂酚

补骨脂花中各成分含量动态变化如图3-8C所示,从始花期至盛花期(t1~t3),检测到的成分主要有补骨脂苷、异补骨脂苷、补骨脂素、异补骨脂素、补骨脂酚,该阶段补骨脂苷、异补骨脂苷、补骨脂酚含量不断升高,补骨脂素、异补骨脂素含量在始花期缓慢升高,盛花期缓慢下降;末花期(t4)时,各成分含量逐渐下降,黄酮类成分(新补骨脂异黄酮、补骨脂乙素、补骨脂二氢黄酮甲醚)开始出现;整个生长过程中均未检测到补骨脂定。

(二) 不同采集时间补骨脂果实中成分积累规律研究

以同一来源的补骨脂果实为研究对象,系统开展不同采集时间补骨脂果实的成分积累规律研究。取不同时间采集的补骨脂果实,测定样品含水量及冻干后样品中各成分含量,结果见表3-13。不同采集时间补骨脂果实的外观、含水量、成分含量变化趋势如图3-9所示。

表3-13 不同采集时间补骨脂果实中成分含量测定结果($n=3$,mg/g)

成分	含量($\bar{x}\pm s$)					
	t1	t2	t3	t4	t5	t6
补骨脂苷	4.51±1.76	11.93±2.44	17.34±4.47	20.91±1.26	8.78±1.71	9.99±0.75
异补骨脂苷	3.04±1.06	7.84±1.73	12.02±3.26	15.34±1.42	6.69±1.48	8.18±0.52
补骨脂素	4.04±0.52	6.00±1.17	3.85±1.12	2.64±0.57	1.72±0.68	0.63±0.12
异补骨脂素	3.07±0.60	4.75±0.80	3.45±0.83	2.43±0.51	1.60±0.49	0.59±0.09
新补骨脂异黄酮	2.76±0.50	4.47±0.08	3.90±0.11	5.68±0.47	2.34±0.27	1.86±0.10
补骨脂乙素	3.24±0.61	4.38±0.41	4.48±0.97	7.00±0.97	3.65±0.04	3.43±0.21
补骨脂定	1.10±0.51	3.17±0.41	2.44±0.27	2.16±0.21	1.38±0.26	1.46±0.08
补骨脂二氢黄酮甲醚	5.47±0.38	7.06±0.17	6.68±0.55	9.11±0.46	4.48±0.19	4.12±0.14
补骨脂酚	95.14±8.25	89.41±6.57	96.03±6.00	120.60±9.11	51.06±2.62	46.08±2.15

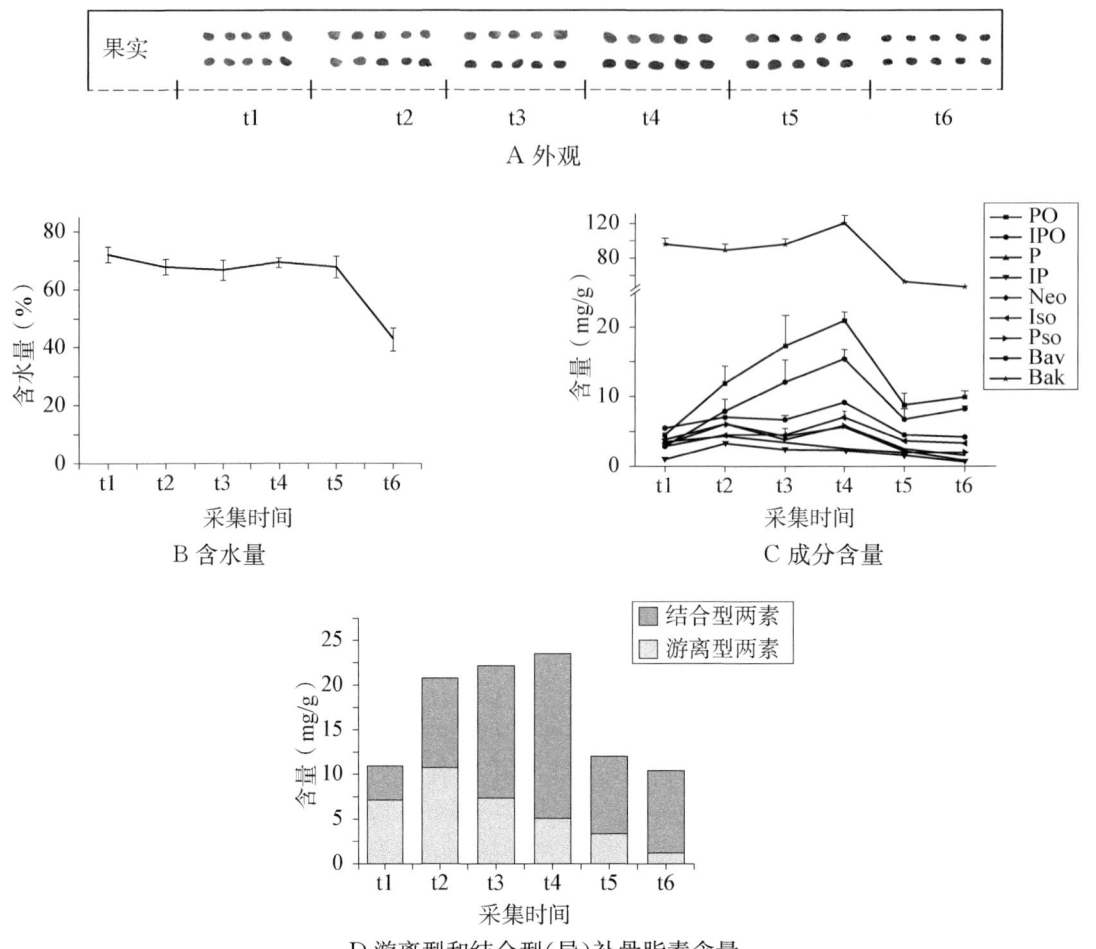

图 3-9 不同采集时间补骨脂果实的外观、含水量及成分含量变化

PO:补骨脂苷;IPO:异补骨脂苷;P:补骨脂素;IP:异补骨脂素;Neo:新补骨脂异黄酮;Iso:补骨脂乙素;Pso:补骨脂定;Bav:补骨脂二氢黄酮甲醚;Bak:补骨脂酚

不同时间采集的果实样品及其水分变化如图 3-9A、图 3-9B 所示。补骨脂果实在 t1~t5 生长期内,果实逐渐膨大,水分由(72.1±2.73)%逐渐降至(67.6±3.79)%;t5~t6 生长期内,果实逐渐成熟,体积缩小,水分迅速降至(42.7±3.92)%。

果实中各成分含量动态变化过程如图 3-9C 所示。根据主要成分含量变化规律,果实的生长发育期可以分为三个阶段:t1~t4 为果实生长期,各成分含量逐渐升高,并于 t4 时达到峰值;t4~t5 为果实生长停滞期,各成分含量迅速降低;t5~t6 为果实成熟期,果实基本停止生长,各成分含量相对稳定。黄酮与单萜酚类成分含量变化均符合上述规律。值得注意的是,香豆素类不同成分呈现了不同的变化特点:补骨脂苷和异补骨脂苷含量在 t1~t4 期内不断升高,t4~t5 期内逐渐降低,t5~t6 期内小幅升高;补骨脂素、异补骨脂素、补骨脂定含量在 t1~t2 期内逐渐升高,t2~t6 期内含量逐渐降低。

根据课题组前期研究结果,(异)补骨脂苷在 β-葡萄糖苷酶的作用下可转化为(异)补骨脂素。因此,根据式(3-1)和式(3-2),以结合型(异)补骨脂素总量和游离型(异)补骨脂素总量分别代表(异)补骨脂苷总量和(异)补骨脂素总量,分析果实生长过程中(异)补骨脂苷和(异)补骨脂素的含量变化规律。

$$结合型(异)补骨脂素总量 = \frac{补骨脂苷含量 + 异补骨脂苷含量}{366} \times 186 \quad (3-1)$$

$$游离型(异)补骨脂素总量 = 补骨脂素含量 + 异补骨脂素含量 \quad (3-2)$$

由图3-9D所示,在整个生长周期内,游离型与结合型(异)补骨脂素总量的变化规律与黄酮、单萜酚类成分含量的变化规律一致,只是在不同生长期内(异)补骨脂素以结合型和游离型存在的比例不同。因此,推测在补骨脂果实的整个生长发育过程中,(异)补骨脂苷和(异)补骨脂素之间始终存在动态转化:t1～t2期内,(异)补骨脂苷和(异)补骨脂素含量均升高,推测该阶段以合成(异)补骨脂素为主,并伴随(异)补骨脂素在糖基转移酶的作用下合成(异)补骨脂苷;t2～t4期内,(异)补骨脂苷含量升高,(异)补骨脂素含量降低,推测该阶段(异)补骨脂素的消耗速度大于合成速度,(异)补骨脂素被大量用于(异)补骨脂苷的合成,结合型和游离型(异)补骨脂素总量增加;t5～t6期内,(异)补骨脂苷和(异)补骨脂素的总量基本不变,但(异)补骨脂苷含量略有升高,(异)补骨脂素含量略有下降,推测该阶段虽(异)补骨脂素的合成基本停止,但仍有少量(异)补骨脂素被用于(异)补骨脂苷的合成,结合型和游离型(异)补骨脂素总量较t2～t4期下降明显。

一般药用植物采收应在符合相关要求的前提下进行:一是外观符合药用要求,二是指标成分含量达到规定含量,同时还要兼顾产量[7]。2020年版《中国药典》以补骨脂素和异补骨脂素为其质控指标,规定二者总量不得少于0.70%[2]。补骨脂一般在秋季果实成熟时采收,表面呈黑色、黑褐色或灰褐色。根据本研究结果判断,10月果实成分积累趋于稳定,外观基本符合《中国药典》要求,且能保证产量,因此建议10月为补骨脂的最佳采收时间。此外,研究发现在整个生长过程中,仅生长初期(7—8月)的补骨脂果实中补骨脂素和异补骨脂素总量高于0.70%;随着果实逐渐成熟,补骨脂素和异补骨脂素总量表现出不断降低的趋势,10月果实成熟时补骨脂素和异补骨脂素总量低至0.12%。该结果提示当年采收的补骨脂药材可能无法达到《中国药典》标准。

第三节 补骨脂药材储存过程中化学成分的变化特征研究

药品有效期是指药品在规定的贮藏条件下质量能够符合规定要求的期限。国家食品药品监督管理局对所有化学药品和生物制品制定了明确的有效期,而对于中药材及其饮片的有效期尚未有明确规定。由于中药材及饮片市场规范化程度不一,对药材或饮片仓储时间的管理没有明确的要求,存储时间过长会影响其质量,甚至会导致安全性问题[8]。中药材来源广泛(植物、动物、矿物等),成分复杂,在储存过程中其内在质量会不断变化,比如淀粉含量高的药材易霉变、虫蛀;含挥发性成分的药材随着储存时间的延长,其挥发性成分会逐渐减少;油脂较多的药材易出现泛油,与空气、水分接触易氧化等[9,10]。因此,研究中药储存时间对其质量的影响,对保障临床用药的安全性、有效性具有重要意义。

中药材有效期研究是为明确中药材有效成分随时间和储存条件变化的规律,以获取中药材最佳、最长贮藏年限而开展的研究[11]。目前常用的研究方法有经典恒温法、变温加速法、稳定性试验法等。有学者对一些中药材的储存时间进行了研究,如杭白菊、夏枯草等的有效成分含量随存放时间的延长而逐渐降低[12,13];"六陈"类药材(橘皮、麻黄等)的"陈久者佳"虽具有一定的科学意义,但并非储存时间越久越好[14,15]。因此,本节介绍了采用加速稳定性试验法,探讨补骨脂药材储存过程中的成分转化特征,为补骨脂药材的质量控制和质量保障提供参考。

一、不同来源补骨脂药材成分分析研究

本研究收集了不同产地的补骨脂药材共40批,产地及来源信息见表3-14。各批补骨脂药材中指标成分含量以干燥品计,结果见表3-15。

表3-14 40批补骨脂药材产地及来源信息

编号	产地	来源	编号	产地	来源
B1	广西	江西康庆堂中药饮片有限公司	B21	云南	中国亳州中药材专业市场
B2	广西	江西康庆堂中药饮片有限公司	B22	缅甸	河南禹州中药材专业市场
B3	广西	江西康庆堂中药饮片有限公司	B23	缅甸	河南禹州中药材专业市场
B4	广西	河南禹州中药材专业市场	B24	缅甸	成都荷花池中药材专业市场
B5	广西	河南禹州中药材专业市场	B25	缅甸	成都荷花池中药材专业市场
B6	广西	成都荷花池中药材专业市场	B26	缅甸	成都荷花池中药材专业市场
B7	广西	成都荷花池中药材专业市场	B27	缅甸	成都荷花池中药材专业市场
B8	广西	安国数字中药都	B28	缅甸	中国亳州中药材专业市场
B9	广西	安国数字中药都	B29	缅甸	中国亳州中药材专业市场
B10	广西	安国数字中药都	B30	越南	安国数字中药都
B11	河北	乾州大药房	B31	越南	安国数字中药都
B12	河北	安国数字中药都	B32	越南	安国数字中药都
B13	河北	安国数字中药都	B33	河南	安国数字中药都
B14	湖南	安国数字中药都	B34	河南	安国数字中药都
B15	湖南	安国数字中药都	B35	河南	河南禹州中药材专业市场
B16	云南	安国数字中药都	B36	河南	安国数字中药都
B17	云南	成都荷花池中药材专业市场	B37	河南	安国数字中药都
B18	云南	成都荷花池中药材专业市场	B38	四川	成都荷花池中药材专业市场
B19	云南	成都荷花池中药材专业市场	B39	重庆	重庆市解放路中药材专业市场
B20	云南	成都荷花池中药材专业市场	B40	重庆	重庆市解放路中药材专业市场

表3-15 40批补骨脂药材中指标成分含量测定结果($n=2$,mg/g)

批次	含量								
	补骨脂苷	异补骨脂苷	补骨脂素	异补骨脂素	新补骨脂异黄酮	补骨脂乙素	补骨脂定	补骨脂二氢黄酮甲醚	补骨脂酚
B1	16.82	12.10	5.20	4.32	3.90	3.98	2.31	5.68	86.66
B2	18.49	13.27	5.09	4.22	3.98	4.11	2.36	5.87	86.05

（续表）

批次	含量								
	补骨脂苷	异补骨脂苷	补骨脂素	异补骨脂素	新补骨脂异黄酮	补骨脂乙素	补骨脂定	补骨脂二氢黄酮甲醚	补骨脂酚
B3	17.55	12.75	4.93	4.07	4.05	4.49	2.40	6.14	89.05
B4	29.57	23.88	4.18	3.71	4.64	4.35	3.69	8.42	97.69
B5	33.52	29.35	0.79	0.53	3.87	5.36	3.64	8.92	101.50
B6	8.04	5.96	7.61	7.51	2.89	2.16	1.86	6.36	94.87
B7	29.98	20.51	2.21	1.68	5.31	5.22	2.62	6.96	100.40
B8	28.49	21.76	1.92	1.50	5.42	6.79	3.43	8.74	129.30
B9	27.10	20.21	1.21	0.89	4.92	6.79	2.75	8.56	113.50
B10	28.67	21.81	2.36	1.97	3.73	4.59	2.37	6.63	85.56
B11	17.24	12.38	4.78	4.14	4.48	3.77	3.22	6.64	89.07
B12	0.19	0.11	14.80	15.38	0.28	0.52	0.10	0.30	16.78
B13	24.82	19.30	4.47	4.07	3.86	4.02	2.63	6.36	88.14
B14	12.19	9.63	7.74	6.97	2.36	2.68	2.16	4.40	65.03
B15	19.32	13.48	4.75	3.69	3.43	3.67	2.56	5.76	79.79
B16	27.71	23.45	3.52	3.22	3.51	4.06	2.46	7.88	94.48
B17	23.67	19.35	4.59	4.50	3.57	3.67	2.56	6.93	82.45
B18	29.05	22.63	1.71	1.49	3.95	3.63	3.21	6.96	88.16
B19	21.60	15.50	4.97	4.29	3.67	4.18	2.54	6.46	86.98
B20	26.10	19.81	2.26	1.90	4.58	4.83	3.03	7.98	98.75
B21	20.94	16.24	5.13	4.61	3.92	4.32	2.64	6.64	79.41
B22	25.75	18.01	2.42	2.20	4.90	5.97	2.60	7.53	101.60
B23	31.21	25.67	0.79	0.66	3.82	5.60	3.35	10.17	101.80
B24	22.00	16.86	4.85	4.20	3.85	4.09	2.63	7.11	93.62
B25	6.28	4.04	7.62	7.13	2.64	1.31	3.04	5.08	60.94
B26	13.86	9.35	6.33	5.11	4.16	3.49	1.82	6.26	114.70
B27	21.27	15.46	4.10	3.59	3.45	3.89	2.86	6.94	79.10
B28	28.18	20.08	3.47	2.73	4.74	4.97	2.90	8.24	107.10
B29	22.34	17.06	4.88	4.35	3.84	3.82	2.74	7.07	82.36
B30	7.54	4.99	7.34	7.20	2.89	1.56	3.00	5.69	67.45
B31	17.97	13.19	4.40	3.75	3.56	4.00	2.01	7.16	94.70
B32	28.39	21.57	2.21	1.73	5.44	6.50	3.38	9.00	119.30
B33	20.24	14.78	3.71	3.16	3.32	3.94	2.48	6.74	68.73
B34	11.03	7.63	5.82	5.68	3.19	2.04	3.23	5.98	71.88
B35	34.17	26.32	1.36	1.00	4.32	5.53	3.84	10.36	101.20
B36	13.05	9.30	5.71	5.16	3.67	2.58	3.14	6.21	78.64
B37	11.65	8.18	5.95	5.35	3.71	2.55	3.23	6.21	77.55
B38	22.38	17.40	3.82	3.36	3.52	3.88	2.47	7.01	84.24
B39	21.26	17.03	4.25	3.99	3.71	3.79	2.64	6.95	87.94
B40	28.37	22.34	4.66	3.83	3.90	3.88	2.66	7.10	82.56

根据测定结果发现,批次 B12 的补骨脂样品中,除补骨脂素和异补骨脂素含量很高外,其余成分含量都很低,为异常批次。剔除该批次后,39 批补骨脂样品中补骨脂苷含量变化范围为 6.28~34.17 mg/g(RSD,34.0%),异补骨脂苷含量变化范围为 4.04~29.35 mg/g(RSD,37.6%),补骨脂素含量变化范围为 0.79~7.74 mg/g(RSD,45.1%),异补骨脂素含量变化范围为 0.53~7.51 mg/g(RSD,49.5%),新补骨脂异黄酮含量变化范围为 2.36~5.44 mg/g(RSD,18.1%),补骨脂乙素含量变化范围为 1.31~6.79 mg/g(RSD,31.4%),补骨脂定含量变化范围为 1.82~3.84 mg/g(RSD,17.5%),补骨脂二氢黄酮甲醚含量变化范围为 4.40~10.36 mg/g(RSD,18.1%),补骨脂酚含量变化范围为 60.94~129.30 mg/g(RSD,16.5%),所有成分中以补骨脂苷、异补骨脂苷、补骨脂素、异补骨脂素含量波动最大。

由于《中国药典》规定(异)补骨脂素的总量不得低于 0.70%[2],且补骨脂中的(异)补骨脂苷和(异)补骨脂素在一定条件下可发生转化[3]。因此,根据"第二节"中式(3-1)和式(3-2),以结合型(异)补骨脂素总量与游离型(异)补骨脂素总量分别代表(异)补骨脂苷总量与(异)补骨脂素总量,对 40 批药材中结合型与游离型(异)补骨脂素总量进行分析,如图 3-10A 所示。发现结合型(异)补骨脂素总量范围为 0.15~31.95 mg/g(RSD,39.3%),游离型

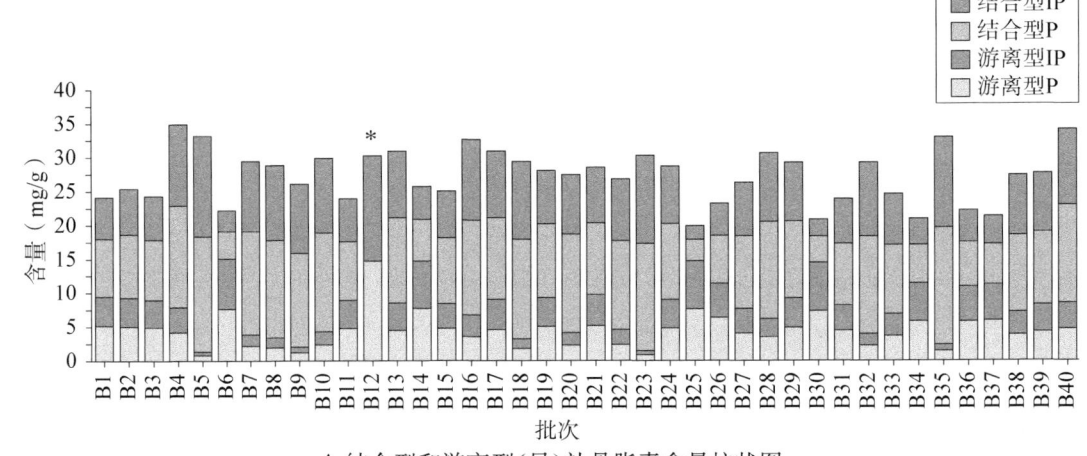

A 结合型和游离型(异)补骨脂素含量柱状图

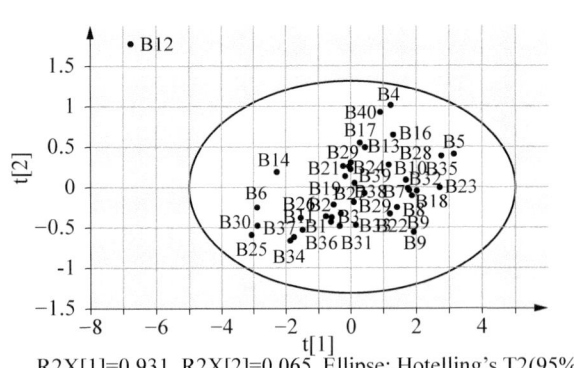

B 结合型和游离型(异)补骨脂素含量分布 PCA 分析图

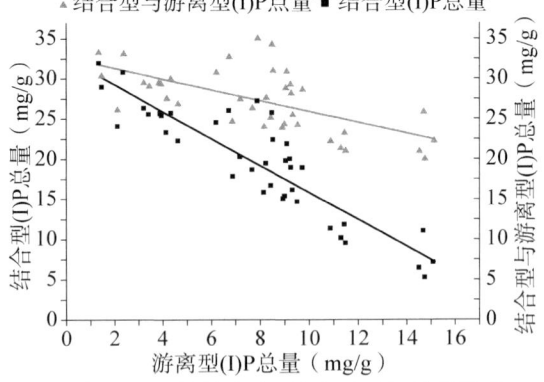

C 游离型(异)补骨脂素、结合型(异)补骨脂素、游离型和结合型(异)补骨脂素总量散点图

图 3-10 40 批补骨脂药材中结合型和游离型(异)补骨脂素含量分析结果

P:补骨脂素;IP:异补骨脂素

（异）补骨脂素总量范围为 1.32～30.18 mg/g（RSD，60.3%），波动幅度较大，而结合型与游离型（异）补骨脂素总量范围为 20.00～35.05 mg/g（RSD，14.3%），波动幅度较小。

有趣的是，批次 B12 中游离型（异）补骨脂素总量虽符合 2020 版《中国药典》规定，且结合型和游离型（异）补骨脂素总量处于正常范围，但结合型（异）补骨脂素总量极低。通过调查发现，该批药材储存时间长达十年，药材中的（异）补骨脂苷几乎全部转化为（异）补骨脂素。经市场调查发现，商家一般会将当年采收的补骨脂药材存放一定时间才进行进一步的炮制加工。

以结合型（异）补骨脂素与游离型（异）补骨脂素分别代表（异）补骨脂苷与（异）补骨脂素，评价（异）补骨脂苷与（异）补骨脂素含量之间的相关性。由图 3-10B 可知，通过 PCA 分析发现批次 B12 明显区别于其他批次，为异常批次，该结果与前述含量测定结果一致。因此，我们对另外 39 批样品中的游离型（异）补骨脂素、结合型（异）补骨脂素、游离型与结合型（异）补骨脂素总量进行 Pearson 相关性分析，结果见表 3-16 和图 3-10C。

表 3-16　游离型（异）补骨脂素、结合型（异）补骨脂素、游离型和结合型（异）补骨脂素总量间的相关性分析（$n=39$）

		游离型	结合型	游离型＋结合型
Pearson 相关性	游离型	1.00	−0.90	−0.63
	结合型	−0.90	1.00	0.91
	游离型＋结合型	0.63	0.91	1.00
Sig.（双侧）	游离型	—	0.00	0.00
	结合型	0.00	—	0.00
	游离型＋结合型	0.00	0.00	—

由表 3-16 结果显示，三者之间均具有较强的相关性，游离型（异）补骨脂素总量与结合型（异）补骨脂素总量（$r=-0.896, P<0.001$）、游离型和结合型（异）补骨脂素总量（$r=-0.629, P<0.001$）均呈负相关，即结合型（异）补骨脂素总量、游离型和结合型（异）补骨脂素总量总体呈现随游离型（异）补骨脂素总量升高而降低的趋势。因此我们推测，随着储存时间的延长，补骨脂中的（异）补骨脂苷缓慢转化成（异）补骨脂素，导致（异）补骨脂苷含量下降，（异）补骨脂素含量上升，而（异）补骨脂素又缓慢降解为其他成分，导致（异）补骨脂苷和（异）补骨脂素总量降低，如图 3-11 所示。

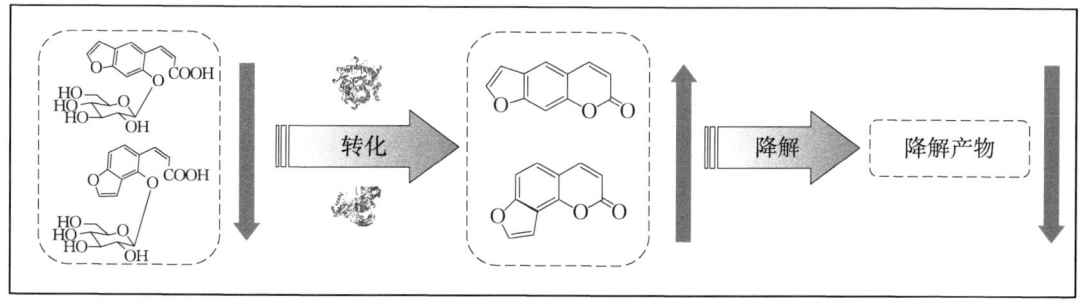

图 3-11　（异）补骨脂苷成分转化示意

二、补骨脂药材储存时间与质量的关联性

为进一步分析储存时间与药材质量的关联性,揭示储存时间对药材质量的影响,通过开展加速试验,模拟样品存放过程中的成分变化。将补骨脂药材置于恒温恒湿箱[(40±2)℃,RH(75±5)%]中,分别于1、2、3、6月取样,测定各成分含量,结果见表3-17和图3-12。

表3-17 补骨脂药材加速试验样品的指标成分含量测定结果($n=3$,mg/g)

成分	含量($\bar{x}\pm s$)				
	0月	1月	2月	3月	6月
补骨脂苷	31.77±0.25	28.78±0.47	27.00±0.05	25.51±0.10	23.87±0.13
异补骨脂苷	27.55±0.21	24.62±0.41	23.26±0.04	22.12±0.10	20.47±0.11
补骨脂素	0.78±0.00	1.90±0.03	3.30±0.02	3.31±0.02	4.80±0.05
异补骨脂素	0.52±0.00	1.61±0.02	2.72±0.02	2.79±0.03	3.89±0.03
新补骨脂异黄酮	3.40±0.03	2.83±0.02	2.44±0.01	2.33±0.02	1.91±0.03
补骨脂乙素	4.57±0.07	3.56±0.01	2.77±0.01	2.86±0.03	2.13±0.03
补骨脂定	3.33±0.04	3.01±0.02	2.93±0.02	2.88±0.01	3.12±0.02
补骨脂二氢黄酮甲醚	8.66±0.12	7.59±0.07	6.94±0.04	6.47±0.06	5.56±0.07
补骨脂酚	95.98±1.08	80.23±0.68	72.45±0.40	69.22±0.71	66.62±0.98

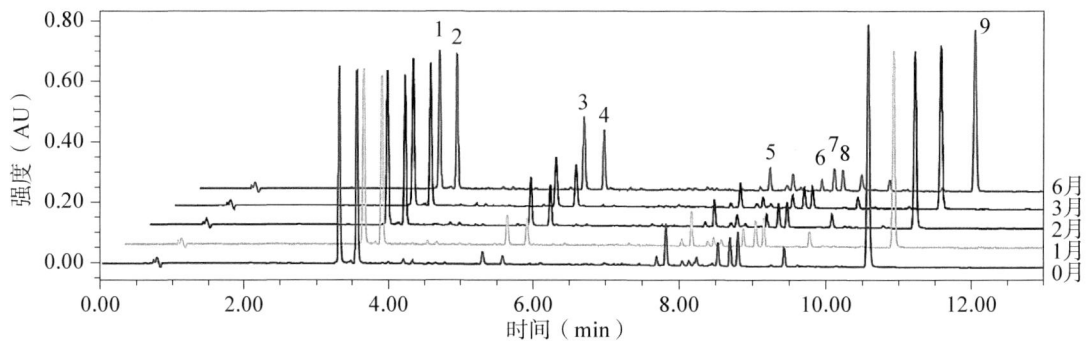

图3-12 补骨脂药材加速试验样品UPLC色谱图

1:补骨脂苷;2:异补骨脂苷;3:补骨脂素;4:异补骨脂素;5:新补骨脂异黄酮;6:补骨脂乙素;7:补骨脂定;8:补骨脂二氢黄酮甲醚;9:补骨脂酚

由表3-17可知,补骨脂药材在(40±2)℃,RH(75±5)%条件下放置6个月后,与0月含量测定结果相比,补骨脂素、异补骨脂素含量分别升高了513.9%、648.0%,补骨脂苷、异补骨脂苷含量分别降低了24.9%、25.7%,但是游离型和结合型(异)补骨脂素总量基本稳定;新补骨脂异黄酮、补骨脂乙素、补骨脂定、补骨脂二氢黄酮甲醚、补骨脂酚含量也发生明显变化,其含量相对于0月含量测定结果分别降低了43.8%、53.5%、6.2%、35.7%、30.6%。由此可见,随着储存时间的延长,(异)补骨脂苷在β-葡萄糖苷酶的作用下转化为(异)补骨脂素,其余成分也发生一定程度的降解。

第四节 补骨脂药材加工过程中化学成分的转化特征

中药炮制是指药物在应用或制成各种剂型前,根据中医药理论和自身性质,为适应临床或制剂需求而对药材进行的必要的加工处理,是我国独有的中药制药技术[16]。传统的加工炮制方法包括拣、洗、切片、发汗、干燥、炒制等,其中干燥是影响中药产品质量的重要环节[17]。干燥是中草药加工中一个必不可少的过程,中草药经过干燥能够一定程度上减少药效成分损失及腐败变质,干燥的好坏也将直接影响中药的质量[18]。传统的干燥方法有晒干、阴干和烘干等,晒干和阴干易使药材受环境污染,降低产品品质,而烘干具有温度可控、不受天气影响、加工效率高等优点,因而适用于大多数药材的干燥[19]。由于中药材的性质不同,烘干的温度也各不相同,如低温干燥有利于冬虫夏草中蛋白类成分的保留,50 ℃烘干较晒干和阴干更有利于丹参中酚酸类成分的保留[20,21]。此外,在药材干燥加工过程中,酶是引起药材化学成分变化的重要原因,温度是影响酶活性的重要因素之一[22]。由此可见,加工过程中温度控制是非常重要的。因此,本节系统介绍了补骨脂药材加工过程中温度对酶活性和成分稳定性的影响,为寻找最佳的干燥工艺提供理论依据。

一、不同加工温度对补骨脂药材中酶活性的影响

根据课题组前期研究,采用甲醇提取补骨脂药材和补骨脂炮制品时,两者供试品溶液中(异)补骨脂苷和(异)补骨脂素含量基本一致;用50%甲醇提取时,炮制品供试品溶液中(异)补骨脂苷和(异)补骨脂素含量与甲醇提取时含量基本一致,而药材供试品溶液中的(异)补骨脂苷在β-葡萄糖苷酶的作用下大量转化为(异)补骨脂素,其结果与甲醇提取结果比较,(异)补骨脂苷含量明显降低,(异)补骨脂素含量明显升高。

为了揭示温度对补骨脂药材中酶活性以及(异)补骨脂苷和(异)补骨脂素含量的影响,将补骨脂药材置于鼓风干燥箱内,分别于不同温度(40、60、90、100、110、120、130、150、180、190、200、210 ℃)下烘烤2 h后取样,粉碎,分别以50%甲醇和甲醇为提取溶剂制备供试品溶液,测定各成分含量,以甲醇为提取溶剂的样品含量测定结果作为药材中成分含量的基准值,将50%甲醇为提取溶剂的样品含量测定结果与基准值进行比较评价药材中的酶活性,具体结果见表3-18和图3-13。

表3-18 不同温度处理的补骨脂药材中结合型与游离型(异)补骨脂素测定结果($n=3$,mg/g)

温度(℃)	含量(50%甲醇,$\bar{x}\pm s$)		含量(甲醇,$\bar{x}\pm s$)		
	结合型(I)P	游离型(I)P	结合型(I)P	游离型(I)P	结合型+游离型(I)P
40	3.07±0.23	18.47±0.69	23.82±0.08	3.49±0.04	27.31±0.08
60	4.90±0.68	16.91±0.22	23.59±0.10	3.53±0.07	27.11±0.16
90	6.77±0.18	15.42±0.51	23.56±0.21	3.58±0.09	27.14±0.16
100	10.43±1.06	12.73±0.55	22.65±0.07	3.64±0.05	26.30±0.04
110	21.55±0.62	4.26±0.34	22.27±0.58	3.65±0.15	25.92±0.47

(续表)

温度 (℃)	含量(50%甲醇, $\bar{x}\pm s$)		含量(甲醇, $\bar{x}\pm s$)		
	结合型(I)P	游离型(I)P	结合型(I)P	游离型(I)P	结合型+游离型(I)P
120	22.28±0.06	3.74±0.07	22.40±0.13	3.77±0.09	26.17±0.06
130	20.17±0.31	4.08±0.07	20.66±0.31	4.30±0.05	24.96±0.26
150	13.62±0.63	7.83±0.26	13.23±0.53	8.25±0.35	21.48±0.19
180	1.74±0.26	14.40±0.27	1.64±0.24	15.30±0.18	16.94±0.10
190	1.56±0.31	14.94±0.53	1.51±0.32	15.83±0.44	17.35±0.12
200	0.45±0.19	15.46±0.12	0.42±0.18	16.24±0.11	16.66±0.12
210	—	14.87±0.64	—	15.80±0.72	15.80±0.72

"—",低于检测限

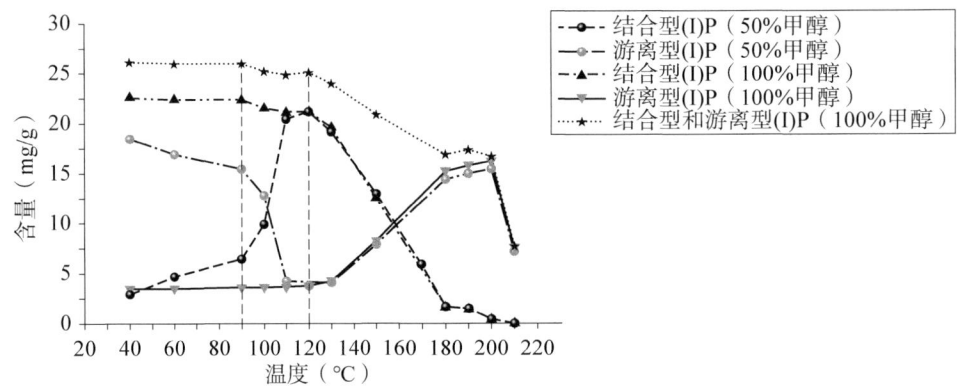

图 3-13 不同溶剂提取补骨脂药材(不同温度烘烤)中结合型与游离型(异)补骨脂素含量变化趋势

由表 3-18 和图 3-13 结果显示,当烘烤温度低于 90℃时,50%甲醇提取的不同温度处理的样品中游离型(异)补骨脂素总量逐渐降低,结合型两素含量逐渐升高,而结合型与游离型(异)补骨脂素总量基本不变,说明该温度范围内成分基本稳定,酶具有转化活性,且随着温度升高酶活性逐渐降低;90~120℃时,随着温度升高,50%甲醇提取的不同温度烘烤的样品中游离型(异)补骨脂素总量降低,结合型(异)补骨脂素总量迅速升高,而结合型与游离型(异)补骨脂素总量略有降低,说明该范围内成分开始降解,酶活性迅速降低;温度高于 120℃时,结合型与游离型(异)补骨脂素总量迅速降低,50%甲醇和甲醇提取的不同温度烘烤的样品中相应成分含量基本一致,该温度范围内成分迅速降解,酶完全失活,120℃是酶失活的临界点。

二、不同加工温度对补骨脂药材成分稳定性的影响

以甲醇提取的不同温度处理的补骨脂样品中各成分含量测定结果为基础,系统分析温度对成分稳定性的影响,以结合型和游离型(异)补骨脂素分别代表(异)补骨脂苷和(异)补骨脂素,绘制折线图,结果见表 3-19、图 3-14A、图 3-14B。

表3-19　不同温度处理的补骨脂药材中游离型与结合型(异)补骨脂素含量测定结果($n=3$, mg/g)

温度(℃)	含量($\bar{x}\pm s$)			
	结合型补骨脂素	结合型异补骨脂素	游离型补骨脂素	游离型异补骨脂素
40	13.57±0.06	10.25±0.02	1.94±0.02	1.55±0.02
60	13.47±0.06	10.12±0.03	1.97±0.04	1.56±0.03
90	13.45±0.11	10.11±0.10	1.98±0.05	1.60±0.04
100	12.94±0.04	9.71±0.04	1.99±0.02	1.65±0.03
110	12.77±0.31	9.50±0.27	1.96±0.08	1.69±0.07
120	13.01±0.06	9.39±0.07	1.91±0.01	1.86±0.06
130	12.29±0.12	8.38±0.19	2.03±0.03	2.28±0.08
150	9.53±0.23	3.69±0.31	2.84±0.12	5.49±0.23
180	1.64±0.24	—	7.29±0.18	8.02±0.02
190	1.51±0.32	—	7.66±0.33	8.18±0.12
200	0.42±0.18	—	8.31±0.15	7.94±0.07
210	—	—	8.42±0.35	7.38±0.37

"—",低于检测限

表3-20　不同温度处理的补骨脂药材中5个成分的含量测定结果($n=3$, mg/g)

温度(℃)	含量($\bar{x}\pm s$)				
	新补骨脂异黄酮	补骨脂乙素	补骨脂定	补骨脂二氢黄酮甲醚	补骨脂酚
40	4.47±0.04	5.31±0.04	2.95±0.03	7.76±0.06	105.90±0.79
60	4.55±0.05	5.39±0.06	2.95±0.05	7.86±0.06	108.40±1.06
90	4.68±0.06	5.49±0.15	3.04±0.03	7.84±0.15	108.80±1.36
100	4.56±0.09	5.42±0.11	3.02±0.08	7.83±0.12	110.20±0.97
110	4.54±0.03	5.29±0.05	3.02±0.07	7.59±0.05	110.00±0.74
120	4.46±0.02	4.85±0.05	3.03±0.01	6.69±0.02	106.60±1.19
130	4.66±0.06	4.44±0.09	3.23±0.09	6.26±0.06	112.50±1.47
150	4.26±0.04	2.53±0.07	3.15±0.03	5.38±0.07	100.40±1.48
180	2.95±0.10	1.86±0.03	2.76±0.01	4.60±0.13	79.89±2.55
190	3.18±0.22	2.03±0.11	2.91±0.11	4.88±0.18	88.87±4.01
200	2.59±0.18	1.80±0.11	2.61±0.09	4.22±0.22	69.56±7.35
210	1.93±0.03	1.19±0.04	1.66±0.04	3.44±0.08	53.74±1.08

由表3-19、图3-14A、图3-14B结果显示,温度低于90℃时,结合型与游离型(异)补骨脂素含量均基本不变,说明该温度范围内各成分基本稳定。90~120℃时,游离型补骨脂素含量基本稳定,结合型补骨脂素含量开始下降;结合型异补骨脂素向游离型异补骨脂素转化,导致结合型异补骨脂素含量下降,游离型异补骨脂素升高,两者变化程度基本一致。120~180℃时,游离型补骨脂素和异补骨脂素含量明显升高,结合型补骨脂素和异补骨脂素含量明显下降,且游离型与结合型补骨脂素总量、游离型与结合型异补骨脂素总量明显下降,说明该温度范围内结合型补骨脂素、异补骨脂素的降解程度大于游离型补骨脂素、异补

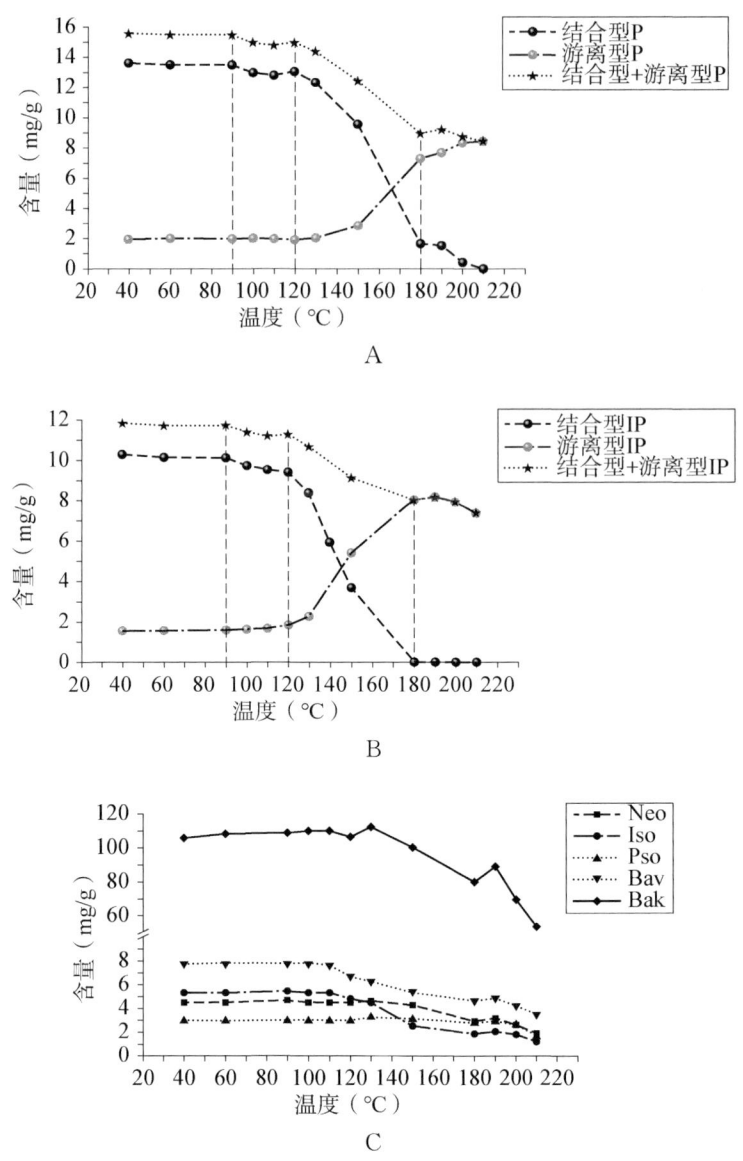

图 3-14 不同温度处理的补骨脂药材中成分含量变化

P:补骨脂素;IP:异补骨脂素;Neo:新补骨脂异黄酮;Iso:补骨脂乙素;Pso:补骨脂定;Bav:补骨脂二氢黄酮甲醚;Bak:补骨脂酚

骨脂素的生成程度,推测部分结合型(异)补骨脂素或游离型(异)补骨脂素被破坏;180～210℃时,结合型补骨脂素转化程度基本与游离型补骨脂素生成程度相同,未检测到结合型异补骨脂素,游离型异补骨脂素基本稳定;210℃时未检测到结合型补骨脂素,游离型异补骨脂素略有降解。

由上可得出四个成分相对稳定性顺序:补骨脂素＞异补骨脂素＞补骨脂苷＞异补骨脂苷。根据前期不同来源补骨脂药材中主要成分含量测定结果发现:补骨脂素含量大于异补骨脂素含量,补骨脂苷含量大于异补骨脂苷含量,推测补骨脂化学成分生物合成符合"生物合成反应朝着生成更稳定成分的方向进行"的规律。

不同温度处理的补骨脂药材中新补骨脂异黄酮、补骨脂乙素、补骨脂定、补骨脂二氢黄酮甲醚、补骨脂酚的含量变化结果如表 3-20 和图 3-14C 所示。黄酮类成分在温度低于 120 ℃时基本稳定,高于 120 ℃时补骨脂乙素和补骨脂二氢黄酮甲醚开始降解,高于 150 ℃时新补骨脂异黄酮开始降解;补骨脂酚在温度低于 130 ℃时基本稳定;补骨脂定在温度低于 180 ℃时基本稳定。

· 参考文献 ·

[1] Wang D, Guo J, Chai X, et al. Dynamic variations of bioactive compounds driven by enzymes in *Psoralea corylifolia* L. from growth to storage and processing [J]. Arab J Chem, 2022,15(1):103461.
[2] 国家药典委员会. 中华人民共和国药典[M]. 北京:中国医药科技出版社,2020:195.
[3] Yang J, Yang J, Du J, et al. General survey of Fructus Psoraleae from the different origins and chemical identification of the roasted from raw Fructus Psoraleae [J]. J Food Drug Anal, 2018,26(2):807-814.
[4] 蒋待泉,王红阳,康传志,等. 复合胁迫对药用植物次生代谢的影响及机制[J]. 中国中药杂志,2020,45(9):2009-2016.
[5] 华国栋,郝庆秀,格小光,等. 中药材质量变异概述[J]. 中国现代中药,2014,16(6):510-515.
[6] 陈端妮,唐晓敏,张春荣,等. 不同采收时间广金钱草药材产量和质量研究[J]. 中国现代中药,2018,20(4):450-452.
[7] 安开龙,李德坤,周大铮,等. 五味子果实生长发育及化学成分动态变化研究[J]. 江苏农业科学,2015,43(1):234-239.
[8] 邓丽,方建国,贾少谦. 论中药材和饮片有效期的制定[J]. 中国药物经济学,2011(6):41-45.
[9] 杨磊,朱青,曹臣. 中药材储藏过程中的质量变化及其影响因素[J]. 湖南中医杂志,2012,28(6):95-97.
[10] 夏裕发. 中药材有效期及其主要影响因素研究概况[J]. 亚太传统医药,2021,17(9):205-208.
[11] 高建明. 中药材及饮片的有效期管理方法与模式探讨[J]. 中国中医药科技,2016,23(6):631-632.
[12] 陈伟光,盛静. 不同存储时间和存储方法对杭白菊总黄酮含量的影响[J]. 时珍国医国药,2006,17(8):1483-1484.
[13] 陈宇航,郭巧生,刘丽,等. 贮藏年限及药材分级对夏枯草药材品质的影响[J]. 中国中药杂志,2012,37(7):882-886.
[14] 孟祥松,胡云飞,钱心悦,等."陈久"类药材的种类及其历史源流[J]. 中国现代应用药学,2021,38(18):2317-2322.
[15] 薛澄,张潇予,李瑞,等. 中药陈化"陈久者佳"的科学内涵[J]. 中草药,2020,51(22):5864-5867.
[16] 孙嘉辰,李霞,王莹,等. 中药加工炮制过程中质量标志物的研究进展[J]. 中草药,2020,51(10):2593-2602.
[17] 巨浩羽,赵士豪,赵海燕,等. 中草药干燥加工现状及发展趋势[J]. 南京中医药大学学报,2021,37(5):786-796.
[18] 桑迎迎,周国燕,王爱民,等. 中药材干燥技术研究进展[J]. 中成药,2010,32(12):2140-2144.
[19] 赵润怀,段金廒,高振江,等. 中药材产地加工过程传统与现代干燥技术方法的分析评价[J]. 中国现代中医药,2013,15(12):1026-1035.
[20] 钱正明,樊娇娇,李春红,等. 不同干燥条件对冬虫夏草蛋白质成分的影响[J]. 中国中药杂志,2019,44(10):1983-1988.
[21] 周涛,罗春梅,张松林,等. 丹参干燥过程中化学成分变化规律研究[J]. 中国中药杂志,2019,44(21):4634-4640.
[22] 段金廒,宿树兰,严辉,等. 药材初加工"发汗"过程及其酶促反应与化学转化机制探讨[J]. 中草药,2013,44(10):1219-1225.

第四章 市售补骨脂质量分析研究

第一节 基于补骨脂苷、异补骨脂苷、补骨脂素、异补骨脂素的市售补骨脂的质量分析研究

中药材及饮片一直处于中药产业链的源头,其质量的优劣直接影响中医药的临床疗效。加强中药材及饮片的质量监管,保证其质量稳定、可控,一直是中药产业监管的重点和难点。《中医药"一带一路"发展规划》的发布对中医药发展带来了机遇和挑战,优质的中药材资源是中医药走向世界的关键一环[1,2]。

补骨脂除东北及西北地区外,全国各地均有栽培,其中四川、河南等地为主要产地[3]。补骨脂是壮骨关节丸、荷丹片、补白颗粒等数十种中成药的主要原料,也被广泛应用于保健品及兽药中[4]。药材的产地、采收、加工、储存等都会对其质量产生影响,且研究发现不同产地的补骨脂药材中的成分含量存在较大差异[5-7]。因此,阐明市售不同产地补骨脂的质量特征对于保障药材质量以及临床疗效具有重要意义[8]。

一、供试品溶液制备方法的优化

取补骨脂药材,粉碎,备用。

取补骨脂药材适量,铺于白瓷盘中,厚2～4 mm,置于烘箱中,150 ℃烘2.5 h,取出,放凉,粉碎,备用,定义为模拟炒制补骨脂。

取补骨脂药材,粉碎,取适量,铺于白瓷盘中,厚2～4 mm,置于烘箱中,150 ℃烘2.5 h,取出,放凉,备用,定义为模拟炒制补骨脂粉。

本实验从提取方式(超声提取法、回流提取法、60 ℃超声提取法、索氏提取法)、提取溶剂(水、25%甲醇、50%甲醇、75%甲醇、甲醇)、提取时间(20、30、40 min)、料液比(1∶100、1∶200、1∶400)系统考察影响补骨脂苷(PO)、异补骨脂苷(IPO)、补骨脂素(P)、异补骨脂素(IP)提取效率的因素。采用超高效液相色谱法测定供试品溶液中4个指标成分的浓度。

如表4-1～表4-3和图4-1所示,以索氏提取法(2020版《中国药典》补骨脂项下收录的补骨脂含量测定方法)提取的补骨脂样品的含量测定结果为参照,系统研究不同提取方式和提取溶剂对补骨脂药材、模拟炒制补骨脂、模拟炒制补骨脂粉中补骨脂苷、异补骨脂苷、补骨脂素、异补骨脂素提取效率的影响。

表4-1 不同提取方法对补骨脂药材中指标成分提取效率的影响($n=2$, mmol/g)

提取方法		含量						
		PO	IPO	P	IP	PO+IPO	P+IP	总量
索氏提取		0.0697	0.0536	0.0111	0.0082	0.1233	0.0193	0.1426
60℃超声提取法	水	0.0012	0.0016	0.0642	0.0512	0.0028	0.1154	0.1181
	25%甲醇	0.0015	0.0017	0.0691	0.0556	0.0031	0.1247	0.1278
	50%甲醇	0.0104	0.0030	0.0640	0.0571	0.0134	0.1211	0.1345
	75%甲醇	0.0377	0.0270	0.0395	0.0348	0.0648	0.0743	0.1391
	甲醇	0.0690	0.0548	0.0103	0.0090	0.1238	0.0193	0.1431
超声提取法	水	—	0.0012	0.0625	0.0544	0.0012	0.1169	0.1181
	25%甲醇	—	0.0012	0.0643	0.0578	0.0012	0.1221	0.1233
	50%甲醇	0.0024	0.0014	0.0592	0.0531	0.0038	0.1123	0.1161
	75%甲醇	0.0446	0.0313	0.0300	0.0277	0.0759	0.0577	0.1336
	甲醇	0.0689	0.0540	0.0109	0.0080	0.1228	0.0190	0.1418
热回流提取法	水	0.0122	0.0041	0.0487	0.0453	0.0162	0.0940	0.1103
	25%甲醇	0.0016	0.0021	0.0601	0.0513	0.0037	0.1114	0.1151
	50%甲醇	0.0165	0.0065	0.0536	0.0524	0.0230	0.1060	0.1290
	75%甲醇	0.0649	0.0492	0.0177	0.0150	0.1141	0.0327	0.1468
	甲醇	0.0696	0.0540	0.0113	0.0082	0.1236	0.0195	0.1431
	B-50%*	0.0722	0.0567	0.0102	0.0077	0.1289	0.0179	0.1468

*B-50%,50%甲醇沸腾后投入粉末(补骨脂药材);"—",未检测到

表4-2 不同提取方法对模拟炒制补骨脂中指标成分提取效率的影响($n=2$, mmol/g)

提取方法		含量						
		PO	IPO	P	IP	PO+IPO	P+IP	总量
索氏提取		0.0398	0.0090	0.0191	0.0429	0.0488	0.0619	0.1107
60℃超声提取法	水	0.0413	0.0107	0.0137	0.0302	0.0520	0.0438	0.0958
	25%甲醇	0.0415	0.0108	0.0158	0.0349	0.0524	0.0508	0.1031
	50%甲醇	0.0413	0.0107	0.0174	0.0382	0.0521	0.0555	0.1076
	75%甲醇	0.0417	0.0110	0.0182	0.0397	0.0527	0.0579	0.1105
	甲醇	0.0409	0.0106	0.0184	0.0404	0.0515	0.0589	0.1104
超声提取法	水	0.0437	0.0098	0.0161	0.0351	0.0535	0.0511	0.1047
	25%甲醇	0.0430	0.0097	0.0178	0.0389	0.0528	0.0567	0.1095
	50%甲醇	0.0429	0.0098	0.0172	0.0382	0.0526	0.0553	0.1079
	75%甲醇	0.0428	0.0098	0.0187	0.0416	0.0526	0.0603	0.1129
	甲醇	0.0338	0.0077	0.0180	0.0395	0.0415	0.0575	0.0990
热回流提取法	水	0.0441	0.0103	0.0156	0.0345	0.0544	0.0501	0.1045
	25%甲醇	0.0433	0.0101	0.0170	0.0378	0.0535	0.0549	0.1083
	50%甲醇	0.0432	0.0102	0.0170	0.0383	0.0534	0.0553	0.1088
	75%甲醇	0.0431	0.0102	0.0183	0.0411	0.0534	0.0594	0.1128
	甲醇	0.0416	0.0096	0.0195	0.0431	0.0512	0.0626	0.1138
	B-50%*	0.0437	0.0103	0.0161	0.0520	0.0541	0.0680	0.1221

*B-50%,50%甲醇沸腾后投入粉末(模拟炒制补骨脂)

表4-3 不同提取方法对模拟炒制补骨脂粉中指标成分提取效率的影响($n=2$,mmol/g)

提取方法		含量						
		PO	IPO	P	IP	PO+IPO	P+IP	总量
索氏提取		0.054 4	0.026 7	0.012 7	0.024 5	0.081 1	0.037 2	0.118 3
60℃超声提取法	水	0.054 1	0.027 2	0.007 9	0.017 3	0.081 2	0.025 2	0.106 4
	25%甲醇	0.054 8	0.027 4	0.009 4	0.020 4	0.082 2	0.029 7	0.111 9
	50%甲醇	0.055 1	0.027 6	0.010 5	0.022 5	0.082 8	0.033 0	0.115 7
	75%甲醇	0.055 7	0.027 8	0.010 8	0.023 3	0.083 5	0.034 1	0.117 6
	甲醇	0.055 3	0.027 7	0.011 1	0.024 0	0.083 0	0.035 2	0.118 2
超声提取法	水	0.051 5	0.019 6	0.007 1	0.017 3	0.071 1	0.024 4	0.095 5
	25%甲醇	0.050 8	0.019 6	0.007 9	0.019 6	0.070 4	0.027 5	0.097 9
	50%甲醇	0.050 1	0.019 5	0.007 8	0.019 7	0.069 5	0.027 4	0.097 0
	75%甲醇	0.051 2	0.019 7	0.008 7	0.022 1	0.070 9	0.030 8	0.101 7
	甲醇	0.032 0	0.012 3	0.007 1	0.017 3	0.044 4	0.024 4	0.068 8
热回流提取法	水	0.056 3	0.027 7	0.009 4	0.017 2	0.084 0	0.026 6	0.110 6
	25%甲醇	0.055 5	0.027 3	0.010 6	0.019 8	0.082 9	0.030 4	0.113 3
	50%甲醇	0.055 2	0.027 1	0.010 6	0.020 4	0.082 3	0.031 1	0.113 4
	75%甲醇	0.055 5	0.027 3	0.011 7	0.022 6	0.082 7	0.034 3	0.117 0
	甲醇	0.055 5	0.027 8	0.012 5	0.024 3	0.083 3	0.036 8	0.120 1
	B-50%*	0.056 2	0.027 7	0.010 1	0.028 6	0.083 9	0.038 7	0.122 6

*B-50%,50%甲醇沸腾后投入粉末(模拟炒制补骨脂)

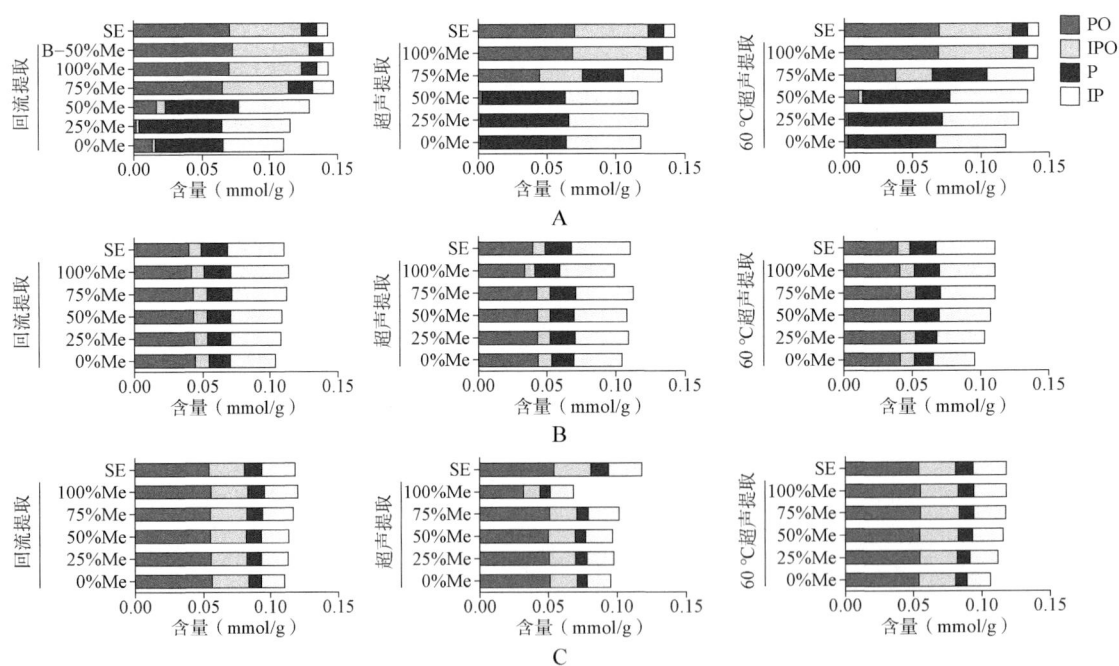

图4-1 不同提取方法提取的补骨脂药材(A)、模拟炒制补骨脂(B)、模拟炒制补骨脂粉末(C)中补骨脂苷(PO)、异补骨脂苷(IPO)、补骨脂素(P)、异补骨脂素(IP)的含量测定结果

SE:索氏提取法;B-50%ME:50%甲醇沸腾后沸下补骨脂样品粉末

结果可知,除甲醇超声法提取的模拟炒制补骨脂和模拟炒制补骨脂粉供试品溶液中(异)补骨脂苷含量明显低于索氏提取法的含量外,甲醇60 ℃超声法、甲醇回流法制备补骨脂供试品溶液中(异)补骨脂苷、(异)补骨脂素的测定结果与索氏提取法的结果基本一致。说明超声提取法不适合于模拟炒制补骨脂、模拟炒制补骨脂粉中(异)补骨脂苷、(异)补骨脂素的提取。在补骨脂药材、模拟炒制补骨脂、模拟炒制补骨脂粉提取过程中发现补骨脂药材提取过程中(异)补骨脂苷转化为(异)补骨脂素,可能是由于补骨脂药材中含有β-葡萄糖苷酶,(异)补骨脂苷在其作用下转化成(异)补骨脂素。为了使补骨脂中指标成分达到最佳提取效果,选择甲醇60 ℃超声法提取。

为了更加直观展示各提取方法的优缺点,采用"蛛网模式"[10,11]综合分析不同提取方法制备供试品溶液的实验效率和指标成分提取效率,主要考虑指标成分的提取率、前期准备时间、提取时间三个关键因素。将补骨脂药材和模拟炒制补骨脂中补骨脂苷、异补骨脂苷、补骨脂素、异补骨脂素的含量分别标记为C_{k-i}和C'_{k-i};提取时间分别标记为t_k和t'_k;前期准备时间分别标记为s_k和s'_k;

其中,k代表不同的提取方法,包括60 ℃超声提取法(Ⅰ)、超声提取法(Ⅱ)、回流提取法(Ⅲ)、索氏提取法(Ⅳ);i代表补骨脂苷、异补骨脂苷、补骨脂素、异补骨脂素。

为了消除不同指标成分含量取值范围差异对统计结果的影响,对不同指标成分的含量测定结果进行归一化处理。将补骨脂药材和模拟炒制补骨脂中补骨脂苷、异补骨脂苷、补骨脂素、异补骨脂素的最高含量分别标记为$C_{k-i}(\max)$和$C'_{k-i}(\max)$,以补骨脂苷为例,补骨脂药材中补骨脂苷含量最大值是甲醇索氏提取法,标记为$C_{Ⅳ-PO}(\max)$,即0.069 7 mmol/g;模拟炒制补骨脂中补骨脂苷含量最大值是甲醇回流提取法,标记为$C'_{Ⅲ-PO}(\max)$,即0.041 6 mmol/g。提取时间倒数的最大值分别标记为$\frac{1}{t_k}(\max)$和$\frac{1}{t'_k}(\max)$,其中补骨脂药材和模拟炒制补骨脂不同方式提取时60 ℃超声提取、超声提取、回流提取的提取时间(0.5 h)一致,即提取时间倒数的最大值为2;前期准备时间倒数的最大值分别标记为$\frac{1}{s_k}(\max)$和$\frac{1}{s'_k}(\max)$,其中补骨脂药材和模拟炒制补骨脂不同方式提取时60 ℃超声提取、超声提取的前期准备时间(0.2 h)一致,即前期准备时间倒数的最大值为5。将不同指标的数值分别除以该指标的最大值,得到(异)补骨脂苷、(异)补骨脂素含量的归一化结果分别为R_{k-i}和R'_{k-i};提取时间归一化结果分别为T_k和T'_k;前期准备时间的归一化结果分别为DT_k和DT'_k。计算公式如下所示:

$$R_{k-i}=C_{k-i}/C_{k-i}(\max) \quad R'_{k-i}=C'_{k-i}/C'_{k-i}(\max) \quad (4-1)$$

$$T_k=\frac{1}{t_k}\bigg/\frac{1}{t_k}(\max) \quad T'_k=\frac{1}{t'_k}\bigg/\frac{1}{t'_k}(\max) \quad (4-2)$$

$$DT_k=\frac{1}{s_k}\bigg/\frac{1}{s_k}(\max) \quad DT'_k=\frac{1}{s'_k}\bigg/\frac{1}{s'_k}(\max) \quad (4-3)$$

通过计算蛛网模式图的回归面积,综合评价不同提取方法提取补骨脂中(异)补骨脂苷、(异)补骨脂素提取效率和实验效率。以60 ℃超声提取补骨脂中指标成分为例,补骨脂药材(P_n)六个维度分别标记为$R_{Ⅰ-PO}$、$R_{Ⅰ-IPO}$、$R_{Ⅰ-P}$、$R_{Ⅰ-IP}$、$T_Ⅰ$、$DT_Ⅰ$,模拟炒制补骨脂(P'_n)六个

维度分别标记为 $R'_{I\text{-}PO}$、$R'_{I\text{-}IPO}$、$R'_{I\text{-}P}$、$R'_{I\text{-}IP}$、T'_I、DT'_I，蛛网图阴影部分的面积标记为 A（补骨脂药材）和 A'（模拟炒制补骨脂），α 为补骨脂药材中相邻两个维度的夹角，α' 为模拟炒制补骨脂中相邻两个维度的夹角，按式(4-4)、式(4-5)计算得到补骨脂药材蛛网图阴影部分的面积为 2.51，模拟炒制补骨脂蛛网图阴影部分的面积 2.48。

$$A = \frac{1}{2} \times \sin\alpha \left(\sum_{i=1}^{n-1} p_i \times p_{i+1} + p_n \times p_1 \right) \tag{4-4}$$

$$A' = \frac{1}{2} \times \sin\alpha' \left(\sum_{i=1}^{n-1} p'_i \times p'_{i+1} + p'_n \times p'_1 \right) \tag{4-5}$$

补骨脂药材的超声提取法、回流提取法、索氏提取法蛛网图阴影部分面积分别为 2.46、1.99、1.46；模拟炒制补骨脂的超声提取法、回流提取法、索氏提取法蛛网图阴影部分面积分别为 2.09、2.00、1.37。数据计算结果见表 4-4 和表 4-5。通过比较蛛网图（图 4-2）阴影面积，面积越大，提取效率越高，所以选择甲醇 60 ℃超声提取，与柱状图直观分析方法结果一致。

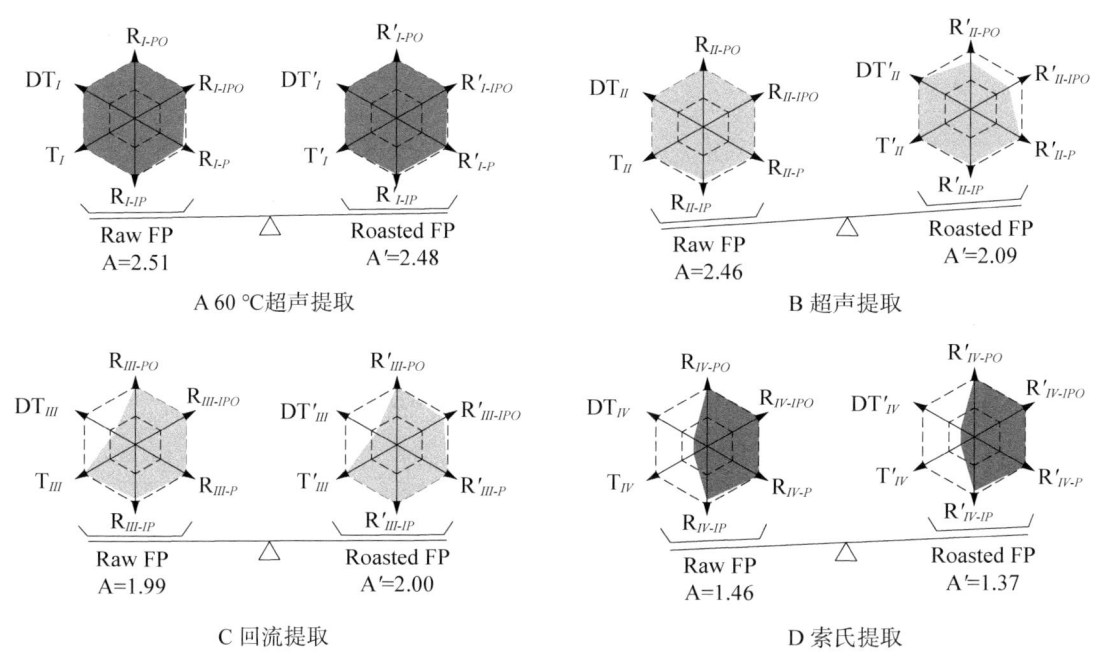

图 4-2　不同提取方法的蛛网图

采用 60 ℃超声法，以甲醇为提取溶剂进一步系统优化料液比和提取时间对补骨脂指标成分提取效率的影响，结果见表 4-6。

结果表明，超声提取时间、提取溶剂用量基本不影响补骨脂中补骨脂苷、异补骨脂苷、补骨脂素、异补骨脂素的提取效率，各成分的含量与《中国药典》中提取的补骨脂指标成分含量基本一致。因此，确定供试品溶液制备方法为：取补骨脂粉末 0.5 g，精密称定，置 100 mL 量瓶中，加入适量甲醇，密塞，60 ℃超声处理 30 min，放冷，甲醇定容至刻度，摇匀，14 000 r/min 离心 10 min；取上清液 5 mL 置 10 mL 量瓶，30%甲醇定容至刻度，摇匀，即得。

表 4-4 不同提取方式提取的补骨脂中成分含量测定结果（n=2）

提取方式	补骨脂药材 含量(mmol/g)				t	$\dfrac{1}{t}$	s	$\dfrac{1}{s}$	模拟炒制补骨脂 含量(mmol/g)				t'	$\dfrac{1}{t'}$	s'	$\dfrac{1}{s'}$
	C_{PO}	C_{IPO}	C_{IP}	C_P					C'_{PO}	C'_{IPO}	C'_{IP}	C'_P				
60 ℃超声提取法	0.0690	0.0548	0.0103	0.0090	0.50	2.00	0.20	5.00	0.0409	0.0106	0.0184	0.0404	0.50	2.00	0.20	5.00
超声提取法	0.0689	0.0540	0.0109	0.0080	0.50	2.00	0.20	5.00	0.0338	0.0077	0.0180	0.0395	0.50	2.00	0.20	5.00
回流提取法	0.0696	0.0540	0.0113	0.0082	0.50	2.00	0.50	2.00	0.0416	0.0096	0.0195	0.0431	0.50	2.00	0.50	2.00
索氏提取法	0.0697	0.0536	0.0111	0.0082	2.00	0.50	0.80	1.25	0.0398	0.0090	0.0191	0.0429	2.00	0.50	0.80	1.25

表 4-5 不同提取方式提取的补骨脂中成分含量和提取时间归一化结果（n=2）

提取方式	补骨脂药材								模拟炒制补骨脂							
	R_{PO}	R_{IPO}	R_P	R_{IP}	T	$\dfrac{1}{T}$	DT	A	R'_{PO}	R'_{IPO}	R'_P	R'_{IP}	T'	$\dfrac{1}{T'}$	DT'	A'
60 ℃超声提取法	0.9891	1.0000	0.9134	1.0000	1.00	1.00	1.00	2.51	0.9826	1.0000	0.9463	0.9376	1.00	1.00	1.00	2.48
超声提取法	0.9878	0.9850	0.9687	0.8928	1.00	1.00	0.40	2.46	0.8114	0.7260	0.9247	0.9164	1.00	1.00	0.40	2.09
回流提取法	0.9979	0.9855	1.0000	0.9134	1.00	1.00	0.40	1.99	1.0000	0.9043	1.0000	1.0000	1.00	1.00	0.40	2.00
索氏提取法	1.0000	0.9778	0.9794	0.9111	0.25	0.25	0.25	1.46	0.9560	0.8478	0.9785	0.9939	0.25	0.25	0.25	1.37

表 4-6　不同料液比和提取时间对补骨脂指标成分提取效率的影响（$n=2$,mmol/g）

影响因素		指标成分含量			
		补骨脂苷	异补骨脂苷	补骨脂素	异补骨脂素
超声时间	20 min	0.063 0	0.049 7	0.005 8	0.004 3
	30 min	0.065 6	0.051 6	0.005 8	0.004 3
	40 min	0.069 9	0.054 1	0.005 6	0.004 2
料液比	1∶100	0.062 6	0.049 4	0.005 5	0.004 5
	1∶200	0.062 9	0.049 9	0.005 8	0.004 2
	1∶400	0.064 3	0.050 9	0.006 2	0.003 6

二、方法学考察

方法学考察结果见表 4-7，补骨脂苷、异补骨脂苷、补骨脂素、异补骨脂素在各自的浓度范围内线性关系良好，相关系数 $r^2>0.999\ 9$；检测限的浓度范围为 $0.08\sim0.10\ \mu g/mL$，定量限的浓度范围为 $0.25\sim0.30\ \mu g/mL$；精密度、重复性、稳定性的 RSD 均小于 3.0%；加样回收率在 $98.30\%\sim101.40\%$，RSD 均小于 2.98%。结果表明：该方法精密度、重复性、稳定性、加样回收率、线性关系良好，均符合含量测定方法学研究的要求，可用于补骨脂样品的含量测定。

表 4-7　补骨脂指标成分含量测定的方法学研究结果

成分	回归方程	r^2	线性范围 ($\mu g/mL$)	检测限 ($\mu g/mL$)	定量限 ($\mu g/mL$)	精密度 (RSD,%)		稳定性 (RSD, $n=7$,%)	重复性 (RSD, $n=6$,%)	加样回收率试验	
						日内	日间			加样回收率(%)	RSD (%)
补骨脂苷	$y=22\ 738x-2\ 214.5$	0.999 9	1.20~38.30	0.09	0.28	0.34	1.70	0.68	2.02	101.40	2.98
异补骨脂苷	$y=24\ 019x+2\ 270.4$	0.999 9	1.29~41.20	0.10	0.30	0.35	1.56	0.72	2.04	99.45	2.94
补骨脂素	$y=50\ 460x-26\ 097$	0.999 9	3.17~101.40	0.10	0.29	0.42	2.63	0.55	0.63	98.30	2.64
异补骨脂素	$y=46\ 600x-21\ 376$	0.999 9	3.13~100.20	0.08	0.25	0.30	3.00	0.58	0.63	98.39	2.98

三、多批次补骨脂样品主要成分含量测定

96 批补骨脂购自河北安国、河南禹州、山东甄城舜王城、安徽亳州、江西樟树、广州清平中药材交易市场，样品编号 B-1~B-96，补骨脂样品详细采集信息见表 4-8。各批补骨脂样品中指标成分含量均以干燥品计，结果见表 4-9。

表 4-8 96 批补骨脂样品的详细信息

编号	补骨脂	来源	编号	补骨脂	来源	编号	补骨脂	来源
B-1	药材	河北	B-33	药材	云南	B-65	药材	河南
B-2	药材	广西	B-34	药材	云南	B-66	药材	江西
B-3	药材	广西	B-35	药材	云南	B-67	药材	山东
B-4	药材	广西	B-36	药材	广州	B-68	盐制品	江西
B-5	药材	广西	B-37	药材	江西	B-69	药材	安徽
B-6	药材	进口	B-38	药材	山东	B-70	药材	山东
B-7	药材	进口	B-39	药材	安徽	B-71	药材	安徽
B-8	药材	云南	B-40	药材	安徽	B-72	药材	安徽
B-9	药材	河南	B-41	药材	河南	B-73	盐制品	河南
B-10	药材	河北	B-42	药材	安徽	B-74	药材	河南
B-11	药材	天津	B-43	药材	广州	B-75	药材	河南
B-12	盐制品	山东	B-44	药材	安徽	B-76	药材	江西
B-13	药材	缅甸	B-45	药材	广州	B-77	药材	山东
B-14	盐制品	甘肃	B-46	药材	河南	B-78	药材	安徽
B-15	盐制品	山东	B-47	药材	广州	B-79	盐制品	河南
B-16	药材	河北	B-48	药材	安徽	B-80	药材	江西
B-17	盐制品	福建	B-49	药材	安徽	B-81	药材	安徽
B-18	药材	福建	B-50	药材	山东	B-82	药材	安徽
B-19	盐制品	河北	B-51	药材	江西	B-83	药材	河南
B-20	盐制品	河北	B-52	药材	广州	B-84	药材	山东
B-21	药材	福建	B-53	药材	河南	B-85	药材	山东
B-22	药材	吉林	B-54	药材	安徽	B-86	药材	山东
B-23	盐制品	浙江	B-55	药材	河南	B-87	药材	山东
B-24	药材	浙江	B-56	药材	山东	B-88	药材	山东
B-25	药材	浙江	B-57	药材	山东	B-89	药材	山东
B-26	盐制品	浙江	B-58	药材	江西	B-90	盐制品	江西
B-27	盐制品	安徽	B-59	药材	河南	B-91	药材	河南
B-28	药材	湖北	B-60	药材	江西	B-92	药材	安徽
B-29	药材	浙江	B-61	药材	安徽	B-93	盐制品	广州
B-30	盐制品	浙江	B-62	药材	安徽	B-94	药材	广州
B-31	药材	浙江	B-63	药材	安徽	B-95	药材	广州
B-32	药材	云南	B-64	盐制品	广州	B-96	药材	河北

表 4-9 96 批补骨脂中指标成分含量测定结果($n=2$, mmol/g)

编号	含量								
	PO	IPO	P	IP	PO+IPO	P+IP	Ps	IPs	总量
B-1	0.03	0.02	0.04	0.04	0.05	0.08	0.07	0.07	0.13
B-2	0.06	0.04	0.02	0.02	0.10	0.04	0.08	0.06	0.14
B-3	0.07	0.06	0.01	0.01	0.13	0.02	0.09	0.07	0.16

（续表）

编号	含量								
	PO	IPO	P	IP	PO+IPO	P+IP	Ps	IPs	总量
B-4	0.08	0.06	0.01	0.01	0.14	0.03	0.09	0.07	0.16
B-5	0.06	0.05	0.02	0.02	0.10	0.04	0.08	0.07	0.14
B-6	0.07	0.05	0.01	0.01	0.12	0.03	0.08	0.06	0.15
B-7	0.07	0.05	0.01	0.01	0.13	0.02	0.09	0.07	0.15
B-8	0.06	0.04	0.02	0.02	0.10	0.04	0.08	0.06	0.14
B-9	0.04	0.03	0.04	0.04	0.07	0.08	0.08	0.07	0.14
B-10	0.01	0.00	0.06	0.06	0.01	0.12	0.07	0.06	0.13
B-11	0.05	0.04	0.02	0.02	0.09	0.04	0.07	0.06	0.13
B-12	0.04	0.03	0.03	0.03	0.07	0.06	0.07	0.06	0.13
B-13	0.05	0.04	0.03	0.03	0.08	0.06	0.08	0.07	0.14
B-14	0.05	0.04	0.02	0.02	0.09	0.04	0.08	0.05	0.13
B-15	0.07	0.06	0.01	0.01	0.13	0.02	0.08	0.06	0.14
B-16	0.07	0.05	0.01	0.01	0.12	0.02	0.08	0.06	0.14
B-17	0.06	0.04	0.02	0.02	0.10	0.03	0.07	0.06	0.13
B-18	0.04	0.03	0.03	0.03	0.06	0.07	0.07	0.06	0.13
B-19	0.04	0.04	0.03	0.03	0.08	0.06	0.07	0.07	0.14
B-20	0.07	0.06	0.02	0.02	0.13	0.04	0.09	0.08	0.16
B-21	0.04	0.03	0.03	0.03	0.07	0.05	0.07	0.06	0.12
B-22	0.07	0.06	0.01	0.01	0.13	0.02	0.08	0.07	0.15
B-23	0.04	0.02	0.04	0.03	0.06	0.07	0.07	0.06	0.13
B-24	0.05	0.04	0.03	0.02	0.09	0.05	0.08	0.06	0.14
B-25	0.05	0.04	0.02	0.02	0.09	0.05	0.08	0.06	0.14
B-26	0.07	0.06	0.01	0.01	0.13	0.02	0.08	0.07	0.15
B-27	0.06	0.04	0.03	0.02	0.10	0.05	0.08	0.07	0.15
B-28	0.07	0.05	0.01	0.01	0.12	0.01	0.08	0.05	0.13
B-29	0.05	0.04	0.02	0.02	0.09	0.05	0.07	0.06	0.13
B-30	0.04	0.02	0.04	0.03	0.06	0.07	0.07	0.06	0.13
B-31	0.07	0.06	0.02	0.02	0.12	0.04	0.09	0.08	0.16
B-32	0.07	0.05	0.01	0.01	0.12	0.03	0.08	0.07	0.15
B-33	0.07	0.05	0.01	0.01	0.12	0.02	0.08	0.06	0.14
B-34	0.08	0.07	0.01	0.01	0.15	0.02	0.09	0.08	0.17
B-35	0.07	0.05	0.01	0.01	0.11	0.03	0.08	0.06	0.14
B-36	0.07	0.05	0.02	0.02	0.11	0.03	0.08	0.06	0.15
B-37	0.03	0.03	0.03	0.02	0.06	0.05	0.06	0.05	0.11
B-38	0.07	0.05	0.01	0.01	0.12	0.02	0.08	0.06	0.14
B-39	0.05	0.04	0.02	0.02	0.09	0.04	0.07	0.06	0.13
B-40	0.06	0.05	0.01	0.01	0.12	0.02	0.07	0.06	0.14
B-41	0.03	0.02	0.05	0.04	0.05	0.10	0.08	0.07	0.15

（续表）

编号	含量								
	PO	IPO	P	IP	PO+IPO	P+IP	Ps	IPs	总量
B-42	0.06	0.05	0.01	0.01	0.11	0.02	0.07	0.06	0.14
B-43	0.07	0.06	0.01	0.01	0.12	0.02	0.08	0.06	0.14
B-44	0.06	0.05	0.01	0.01	0.10	0.03	0.07	0.06	0.13
B-45	0.04	0.03	0.04	0.04	0.07	0.08	0.07	0.07	0.14
B-46	0.05	0.03	0.02	0.01	0.08	0.03	0.07	0.05	0.11
B-47	0.07	0.05	0.02	0.02	0.12	0.03	0.08	0.07	0.15
B-48	0.07	0.05	0.01	0.01	0.12	0.02	0.08	0.06	0.15
B-49	0.05	0.04	0.02	0.02	0.09	0.03	0.07	0.06	0.13
B-50	0.06	0.05	0.02	0.02	0.11	0.04	0.08	0.06	0.14
B-51	0.04	0.03	0.04	0.03	0.08	0.06	0.08	0.06	0.14
B-52	0.05	0.04	0.03	0.02	0.09	0.05	0.08	0.07	0.14
B-53	0.06	0.05	0.02	0.02	0.11	0.03	0.08	0.06	0.14
B-54	0.07	0.06	0.01	0.01	0.13	0.01	0.08	0.06	0.14
B-55	0.06	0.04	0.01	0.01	0.10	0.02	0.07	0.05	0.12
B-56	0.07	0.05	0.01	0.01	0.12	0.02	0.08	0.06	0.14
B-57	0.04	0.03	0.04	0.04	0.07	0.07	0.08	0.07	0.14
B-58	0.06	0.04	0.02	0.02	0.10	0.04	0.08	0.06	0.14
B-59	0.05	0.04	0.02	0.02	0.09	0.03	0.07	0.06	0.13
B-60	0.05	0.04	0.02	0.02	0.09	0.05	0.08	0.06	0.14
B-61	0.06	0.05	0.01	0.01	0.12	0.01	0.07	0.06	0.13
B-62	0.06	0.04	0.02	0.01	0.10	0.03	0.07	0.05	0.13
B-63	0.04	0.03	0.04	0.04	0.07	0.07	0.07	0.07	0.14
B-64	0.06	0.04	0.02	0.02	0.10	0.04	0.08	0.06	0.13
B-65	0.06	0.05	0.01	0.01	0.12	0.02	0.08	0.06	0.14
B-66	0.04	0.03	0.04	0.03	0.07	0.07	0.07	0.06	0.13
B-67	0.06	0.05	0.02	0.02	0.10	0.04	0.08	0.06	0.14
B-68	0.04	0.03	0.04	0.03	0.07	0.07	0.08	0.06	0.14
B-69	0.07	0.05	0.01	0.01	0.12	0.02	0.08	0.06	0.14
B-70	0.07	0.05	0.01	0.01	0.12	0.01	0.07	0.06	0.13
B-71	0.04	0.03	0.03	0.03	0.07	0.06	0.07	0.06	0.13
B-72	0.05	0.04	0.02	0.02	0.09	0.04	0.08	0.06	0.13
B-73	0.06	0.04	0.02	0.02	0.10	0.04	0.08	0.06	0.14
B-74	0.07	0.05	0.01	0.01	0.13	0.01	0.08	0.06	0.14
B-75	0.07	0.05	0.01	0.01	0.12	0.02	0.09	0.06	0.15
B-76	0.04	0.03	0.04	0.03	0.07	0.06	0.08	0.06	0.14
B-77	0.06	0.04	0.02	0.02	0.10	0.03	0.07	0.06	0.13
B-78	0.05	0.04	0.03	0.02	0.09	0.05	0.08	0.06	0.14
B-79	0.07	0.06	0.01	0.01	0.13	0.02	0.08	0.07	0.14

(续表)

编号	含量								
	PO	IPO	P	IP	PO+IPO	P+IP	Ps	IPs	总量
B-80	0.07	0.06	0.01	0.01	0.13	0.02	0.08	0.07	0.15
B-81	0.07	0.05	0.01	0.01	0.12	0.02	0.08	0.06	0.14
B-82	0.07	0.05	0.01	0.01	0.11	0.02	0.08	0.05	0.13
B-83	0.06	0.05	0.02	0.02	0.11	0.04	0.08	0.07	0.15
B-84	0.07	0.06	0.02	0.02	0.14	0.04	0.09	0.08	0.16
B-85	0.07	0.06	0.01	0.01	0.13	0.03	0.08	0.07	0.15
B-86	0.07	0.06	0.02	0.01	0.13	0.03	0.08	0.08	0.16
B-87	0.06	0.05	0.02	0.01	0.11	0.03	0.08	0.06	0.13
B-88	0.06	0.05	0.02	0.02	0.11	0.03	0.08	0.06	0.14
B-89	0.05	0.04	0.02	0.02	0.08	0.04	0.07	0.05	0.12
B-90	0.06	0.04	0.02	0.02	0.10	0.05	0.08	0.07	0.15
B-91	0.05	0.04	0.03	0.02	0.09	0.05	0.08	0.06	0.14
B-92	0.05	0.04	0.02	0.02	0.08	0.05	0.08	0.06	0.14
B-93	0.07	0.05	0.02	0.02	0.12	0.03	0.09	0.06	0.15
B-94	0.04	0.03	0.04	0.03	0.06	0.07	0.08	0.06	0.14
B-95	0.06	0.05	0.02	0.02	0.10	0.03	0.07	0.06	0.14
B-96	0.03	0.02	0.03	0.03	0.05	0.06	0.06	0.05	0.11

从表 4-9 中可知，补骨脂苷含量变化范围 0.01～0.08 mmol/g(RSD，24.35%)，异补骨脂苷含量变化范围 0.01～0.07 mmol/g(RSD，26.13%)，补骨脂素含量变化范围 0.01～0.06 mmol/g(RSD，51.42%)，异补骨脂素含量变化范围 0.01～0.06 mmol/g(RSD，53.50%)，指标成分含量最大值与最小值比值在 10.17～16.75。补骨脂苷和异补骨脂苷总量变化范围是 0.01～0.15 mmol/g(RSD，24.99%)，补骨脂素和异补骨脂素总量变化范围是 0.01～0.12 mmol/g(RSD，51.96%)，补骨脂苷和异补骨脂苷总量的最大值与最小值比值为 16.22，补骨脂素和异补骨脂素总量的最大值与最小值比值为 10.91。补骨脂苷、补骨脂素的总量(Ps)变化范围是 0.06～0.09 mmol/g(RSD，7.40%)，异补骨脂苷、异补骨脂素的总量(IPs)变化范围是 0.04～0.08 mmol/g(RSD，9.46%)，补骨脂苷和补骨脂素总量的最大值与最小值比值为 1.47，异补骨脂苷和异补骨脂素总量的最大值与最小值比值为 1.76。(异)补骨脂苷和(异)补骨脂素总量(Ps+IPs)变化范围是 0.11～0.17 mmol/g(RSD，7.69%)，(异)补骨脂苷、(异)补骨脂素总量最大值与最小值比值为 1.55。为了更加直观地分析补骨脂中补骨脂素、异补骨脂素、补骨脂苷、异补骨脂苷含量的变化情况，以含量为纵坐标，以成分为横坐标绘制箱图；以含量为纵坐标，以批次为横坐标绘制散点图，如图 4-3 所示。从图 4-3A 中可知，补骨脂素、异补骨脂素、补骨脂苷、异补骨脂苷含量分布分散；补骨脂苷和补骨脂素总量(Ps)、异补骨脂苷和异补骨脂素总量(IPs)分布集中，说明(异)补骨脂苷与(异)补骨脂素可能存在相互转化关系，总量保持基本稳定。从图 4-3B 中可知，补骨脂素和异补骨脂素总量分布比较分散；补骨脂素、异补骨脂素、补骨脂苷、异补骨脂苷总量分布

较集中,与图 4-3A 分析结果基本一致。

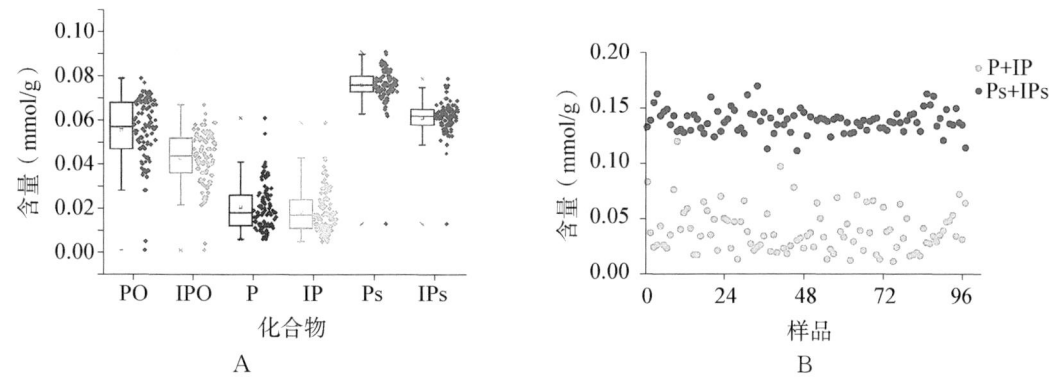

图 4-3 (异)补骨脂苷与(异)补骨脂素含量的箱图(A)和散点图(B)
Ps:补骨脂苷和补骨脂素总量;IPs:异补骨脂苷和异补骨脂素总量;Ps+IPs:(异)补骨脂苷和(异)补骨脂素总量

进一步对 96 批次补骨脂中补骨脂素和异补骨脂素总量的分布规律进行研究,发现含量在 0.010~0.024 mmol/g 占 25.00%,0.024~0.038 mmol/g 占 31.25%,0.038~0.052 mmol/g 占 20.83%,0.052~0.066 mmol/g 占 11.46%,0.066~0.080 mmol/g 占 8.33%,0.080~0.122 mmol/g 占 3.12%,见图 4-4。

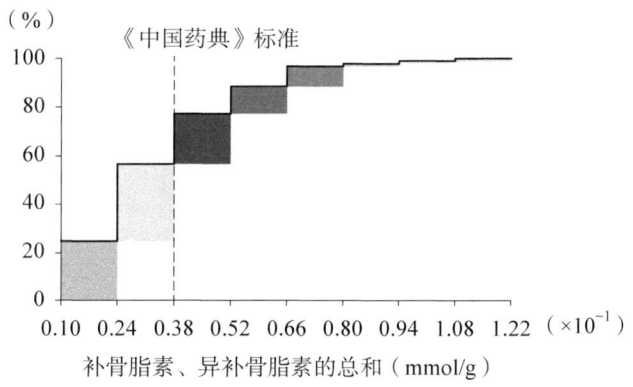

图 4-4 96 批补骨脂中补骨脂素、异补骨脂素总含量分布

补骨脂素和异补骨脂素是《中国药典》规定的补骨脂指标成分,2020 版《中国药典》规定补骨脂中补骨脂素和异补骨脂素含量之和不得少于 0.70%(0.038 mmol/g)。根据研究结果,96 批补骨脂样品中 42 批样品符合《中国药典》规定,合格率 43.75%。

实验过程中,发现一批购自山东甄城舜王城药材市场补骨脂(产地:贵州;编号为 LY,为 96 批次补骨脂样品以外采集的样品)中补骨脂苷和异补骨脂苷含量分别为 0.001、0.001 mmol/g,明显低于上述 96 批补骨脂饮片中的补骨脂苷和异补骨脂苷的含量;但是补骨脂素和异补骨脂素含量分别为 0.028、0.023 mmol/g,补骨脂素和异补骨脂素总量符合《中国药典》标准,为合格药材。课题组推测该批补骨脂样品可能是重新流入市场的补骨脂水提后药渣,虽然指标成分含量符合 2020 版《中国药典》补骨脂含量测定项下的规定,但是从补骨脂苷和异补骨脂苷的检测结果来看,该批样品中补骨脂苷和异补骨脂苷的含量极低,为异常样品。

模拟了补骨脂饮片水提过程:取样品1kg(B-1),加水10L,加热回流2h,取药渣,晾干。取补骨脂饮片、药渣,粉碎,测定各成分含量,结果如图4-5所示。补骨脂饮片中补骨脂苷、异补骨脂苷、补骨脂素、异补骨脂素含量分别为0.028、0.023、0.041、0.042 mmol/g,补骨脂素和异补骨脂素总含量符合2020版《中国药典》标准;药渣中补骨脂苷、异补骨脂苷、补骨脂素、异补骨脂素含量分别为0.001、0.001、0.031、0.033 mmol/g,补骨脂素和异补骨脂素总含量符合2020版《中国药典》标准,但补骨脂苷和异补骨脂苷含量极低。

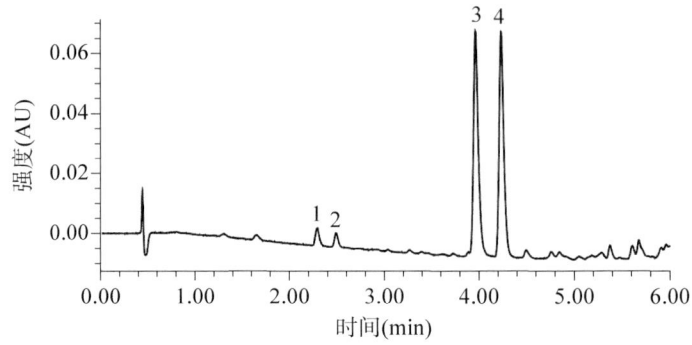

A 市售异常的补骨脂LY供试品溶液

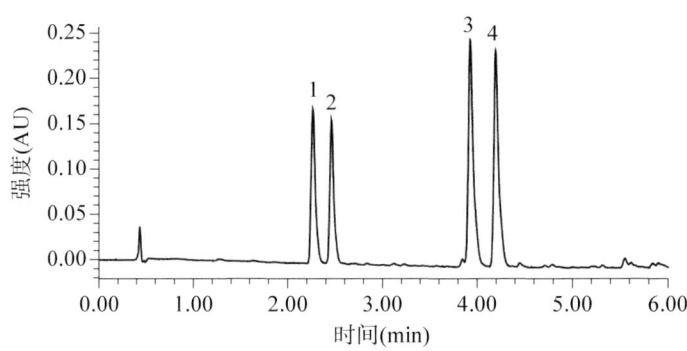

B 补骨脂样品(B-1)供试品溶液

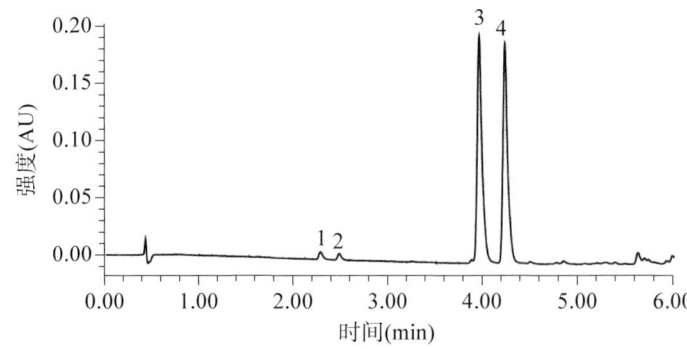

C 水提后补骨脂药渣样品(B-1)供试品溶液

图4-5 补骨脂供试品溶液的UPLC结果

1:补骨脂苷;2:异补骨脂苷;3:补骨脂素;4:异补骨脂素

该研究获得的补骨脂药渣测定结果与上述异常样品含量测定结果基本一致,证实了前期的推测,也说明了补骨脂质量标准中增加补骨脂苷和异补骨脂苷两个检测指标的必要性。

第二节 补骨脂抗氧化活性整合指纹图谱研究

中药指纹图谱作为一种有效的化学成分表征方法,能全面、综合地反映中药所含成分种类及化学成分含量特征信息,能较好地反映中药的质量。中药活性整合指纹图谱是一种能够同时表征中药化学成分和活性信息的指纹图谱技术。在化学指纹图谱的基础上建立成分与活性之间的关联性,能更好地表征中药化学成分发挥活性作用的贡献率[12];中药化学指纹信息与活性信息相结合,实现了集中药化学和活性研究于一体,使中药指纹图谱技术更加科学,适用范围更广。近年来,中药活性整合指纹图谱技术在中医药研究中得到快速的发展和广泛的应用,可用于快速地筛选中药活性成分、评价有效成分的活性贡献率等。

有学者采用氧化稳定性指数法表征补骨脂的抗氧化活性,证明补骨脂具有较强的抗氧化活性[13,14]。为了进一步探究其抗氧化活性的物质基础,筛选其抗氧化活性成分,本节主要介绍了基于在线 HPLC‑DAD‑DPPH 技术的补骨脂抗氧化活性指纹图谱的构建方法,实现了补骨脂中抗氧化成分的快速筛选,并应用于不同来源药材质量评价。

一、抗氧化剂清除 DPPH・的原理

二苯基苦味肼基自由基(DPPH・)是一种稳定的自由基,在 517 nm 波长处有最大吸收。DPPH・甲醇溶液呈紫色,加入抗氧化剂后,其可以与 DPPH 自由基反应,使 DPPH 自由基数量减少,溶液颜色变浅,在 517 nm 波长处吸收降低,其下降程度与抗氧化剂的浓度和抗氧化活性直接相关。

二、HPLC‑DAD‑DPPH・条件的优化

(一) 对照品溶液及供试品溶液制备

1. **对照品溶液的制备** 取槲皮素 5.0 mg,精密称定,至 5 mL 容量瓶中,以甲醇定容,配制成 1.0 mg/mL 的槲皮素对照品溶液。

2. **供试品溶液的制备** 取补骨脂 2.0 g,精密称定,置 10 mL 量瓶中,加入 70% 甲醇 ($v:v$) 适量,摇匀,称重,超声提取 40 min,放至室温,再称重,加 70% 甲醇 ($v:v$) 补足减失的重量,摇匀,14 000 r/min 离心 10 min,取上清液,以 0.45 μm 的微孔滤膜滤过,即得。

3. **DPPH・甲醇溶液的制备** 取 DPPH 自由基 25 mg,精密称定,置 500 mL 容量瓶中,用甲醇定容,0.45 μm 微孔滤膜过滤,避光放置。新鲜配制的 DPPH・甲醇溶液静置 1 h 后用于样品测定,并在 6 h 内使用完毕。

(二) 色谱条件

色谱柱为 Agilent zorbax C18(250 mm×4.6 mm,5.0 μm),流动相乙腈(A)-水(B),梯度洗脱程序,0～30 min,10%～50% A;30～45 min,50%～60% A;45～55 min,60%～70% A;55～60 min,70%～80% A;60～62 min,80% A 保持不变。进样量 10 μL;流速 1.0 mL/min;检测波长 246 nm[15]。

(三) HPLC-DAD-DPPH·条件的优化

基线噪声是影响 HPLC-DPPH·体系灵敏度的重要因素之一[16],通过减少基线噪声,可提高体系灵敏度。槲皮素具有强抗氧化活性[17],相关研究以槲皮素为阳性药物,以信噪比和峰面积为指标,系统考察了 DPPH·甲醇溶液的浓度及流速等对抗氧化活性检测系统的影响。在线活性检测仪器装置见图4-6。

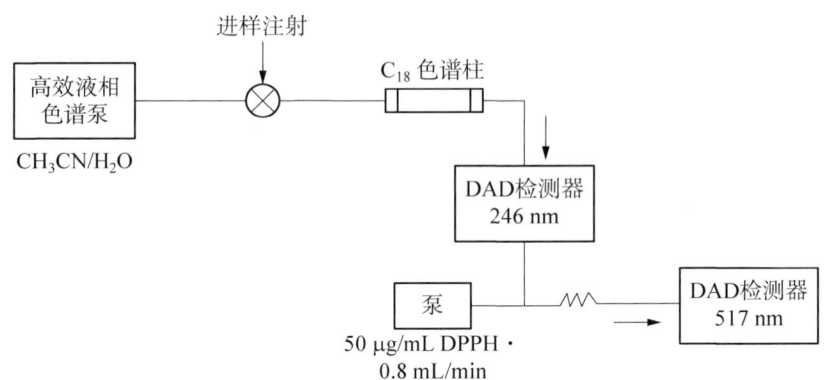

图4-6 HPLC-DAD-DPPH·在线活性检测仪器装置

1. DPPH·反应液浓度的筛选 DPPH·反应液浓度对抗氧化活性评价具有重要影响[18],是减少系统噪声、提高检测灵敏度的重要因素。分别考察不同浓度 DPPH·甲醇溶液(10、20、30、40、50 μg/mL)对槲皮素的信噪比和峰面积值的影响。研究发现,当 DPPH·溶液溶度为 50 μg/mL 时,槲皮素的信噪比和峰面积值最大,因此选择 50 μg/mL DPPH·甲醇溶液作为反应试剂,如图4-7所示。

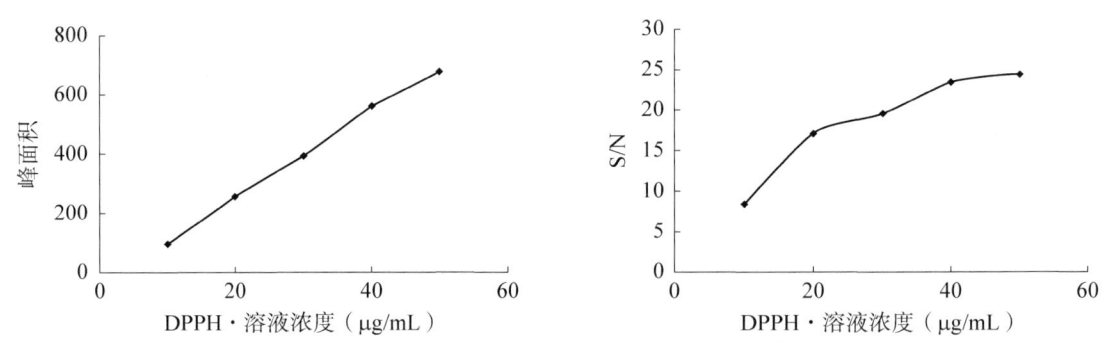

图4-7 不同浓度 DPPH·甲醇溶液对槲皮素活性峰面积和信噪比的影响

2. DPPH·反应液的流速 DPPH·反应液的流速会影响基线噪声和峰面积,随着流速的增加,基线噪声和活性峰面积会逐渐降低[18]。考察了 DPPH·反应液的不同流速(0.2、0.3、0.4、0.5、0.6、0.7、0.8、0.9、1.0 mL/min)对槲皮素的信噪比和活性峰面积值的影响。研究发现,随着流速的增加,信噪比会逐渐增强,但活性峰面积会逐渐减少,当流速为 0.8 mL/min 时,活性峰面积最大,信噪比相对较优,综合考虑溶剂使用效能,选择反应液 DPPH·反应液的流速为 0.8 mL/min,如图4-8所示。

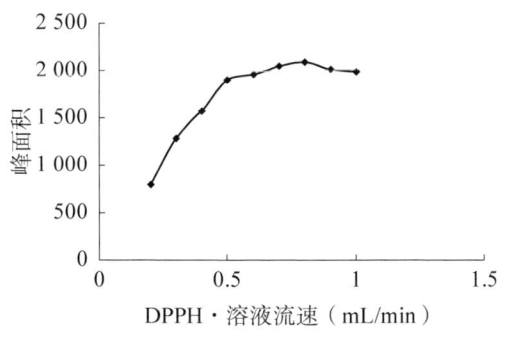 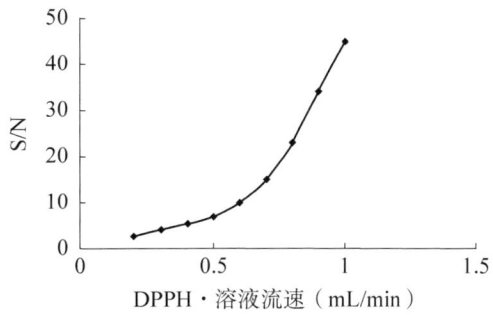

图 4-8　DPPH·反应液的不同流速对槲皮素活性峰面积和信噪比的影响

通过优化,最佳的在线活性检测条件:DPPH·甲醇溶液的流速为 0.8 mL/min,DPPH·反应液的浓度为 50 μg/mL,反应线圈长为 20 m,DPPH·的检测波长为 517 nm。

(三) 方法学验证

1. 精密度试验　取补骨脂供试品溶液,连续进样 5 次,以共有峰峰面积为指标,考察仪器精密度。结果表明,各峰的峰面积 RSD 均小于 3.0%,说明该方法精密度良好。

2. 重复性试验　取补骨脂样品,按照供试品溶液制备方法,平行制备供试品 6 份,以共有峰的峰面积值为指标,考察方法的重复性。结果表明,各峰的峰面积 RSD 均小于 3%,说明该方法的重复性良好。

3. 稳定性试验　取补骨脂供试品溶液,分别在 0、1、4、6、12、24 h 测定,考察样品的稳定性。结果表明,各峰的峰面积 RSD 均小于 3%,说明供试品溶液 24 h 内基本稳定。

三、补骨脂活性指纹图谱的建立和相似度评价

在上述优化的 HPLC-DAD-DPPH·方法的条件下,构建不同产地的 20 批补骨脂样品供试品溶液抗氧化活性指纹图谱,并对色谱峰进行归属,共标定了 14 个共有峰,如图 4-9 和图 4-10 所示。以夹角余弦和相关系数作为相似度评价方法,计算各样品的相似度,评价样品的质量一致性。20 批药材采用 HPLC-DAD-DPPH·方法测定后,以 14 个共有峰作为共有模式,以峰面积计算补骨脂样品活性指纹图谱与共有模式指纹图谱的相似度,结果表明 20 批不同产地补骨脂的活性整合指纹图谱基本一致,相似度达到 0.90 以上。

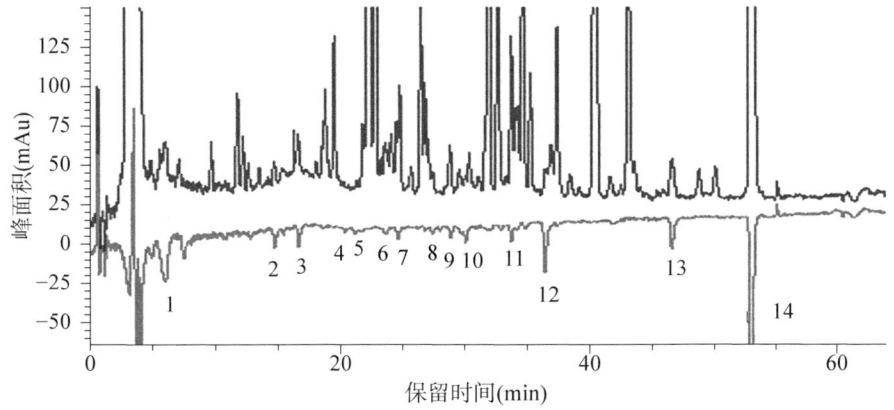

图 4-9　基于 HPLC-DAD-DPPH·法的补骨脂样品色谱图

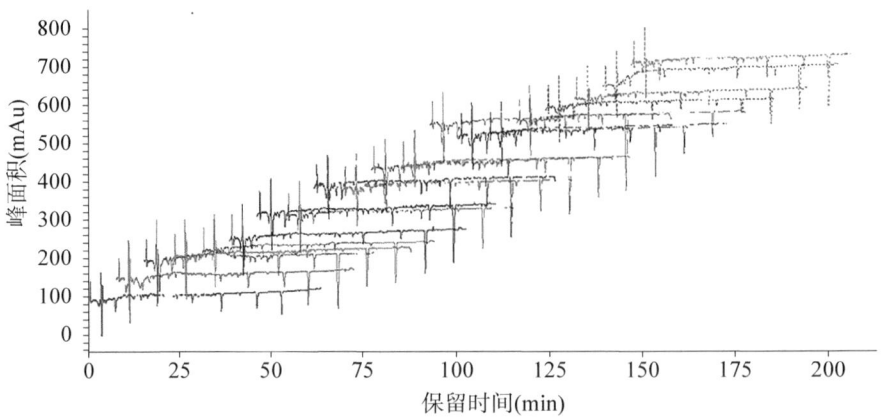

图 4-10 20 批不同产地补骨脂的 HPLC-DAD-DPPH·活性整合指纹图谱

四、补骨脂抗氧化活性的评价

选择槲皮素为阳性对照化合物，以 DPPH·清除活性(y)为纵坐标，浓度(x)为横坐标，绘制槲皮素的抗氧化活性曲线[$y = 8 \times 10^5 x^3 - 0.0758 x^2 + 32.161x + 54.938 (r^2 = 0.9997)$]，以此计算补骨脂中抗氧化活性成分的活性，进一步比较不同来源的补骨脂药材的抗氧化活性和主要抗氧化活性成分的贡献率。研究发现，20 批药材均显示了较强的抗氧化活性，其中 S6、S8、S10、S20 样品中的成分抗氧化作用更强，表明广西、山东、云南、山西产地的补骨脂药材抗氧化活性较强，尤其云南产补骨脂抗氧化活性最强(图 4-11)。通过对 20 批补骨脂药材抗氧化成分贡献率的比较研究(图 4-12)，以 20 批补骨脂成分抗氧化活性的平均贡献率大于 6% 的作为主要抗氧化活性成分，其中 peak1、peak11、peak13、peak14 为主要的抗氧化成分，并且抗氧化活性强弱为 peak14＞peak1＞peak11＞peak13，通过对照品比对，确定了 peak13 为补骨脂查耳酮，peak14 为补骨脂酚，即补骨脂酚为补骨脂药材中的最主要抗氧化成分。

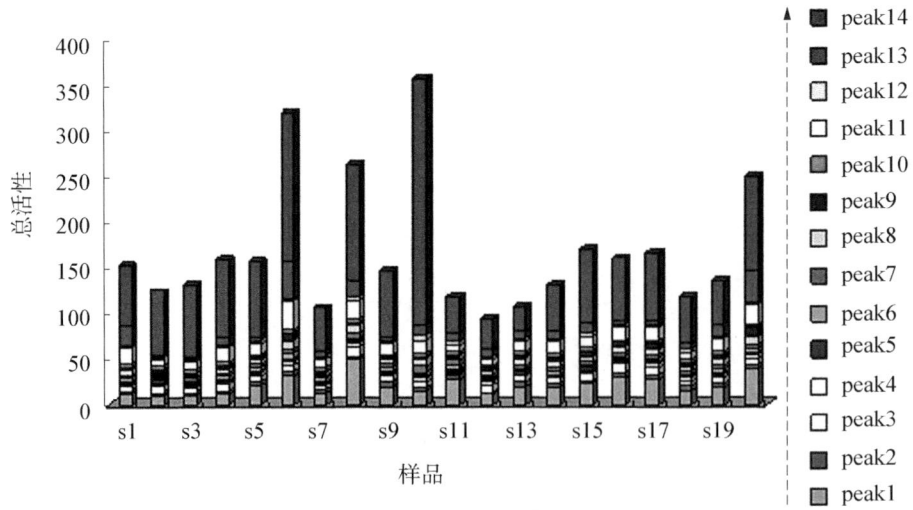

图 4-11 20 批补骨脂的总抗氧化活性比较分析

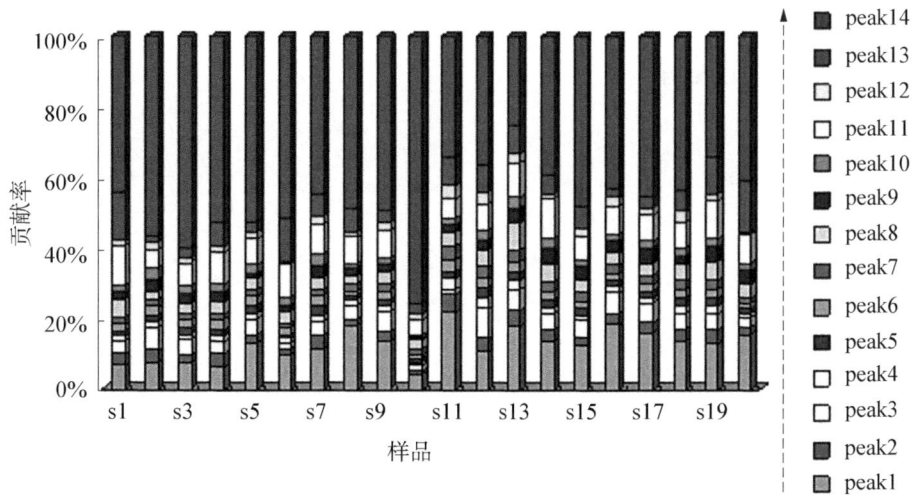

图 4-12　不同批次补骨脂中 14 个化合物的抗氧化活性比较分析

以槲皮素为阳性对照化合物,优化了基于色谱分离的在线抗氧化活性分析系统,建立了一种相对快速、简单的测定中药补骨脂复杂体系中抗氧化成分的 HPLC-DAD-DPPH·分析方法,为中药补骨脂抗氧化活性成分筛选提供了方法。通过研究,实现了 HPLC-DAD-DPPH·法在补骨脂质量评价中应用,评价了不同产地补骨脂药材抗氧化活性的差异,阐明了不同抗氧化成分在补骨脂药材抗氧化作用中的贡献率,为其全面有效地评价补骨脂药材的质量提供了一种新方法。同时,将中药化学指纹图谱与活性评价相结合,建立了中药补骨脂活性指纹图谱分析方法,为中药谱效关系研究提供研究手段[19]。

第三节　基于超声辅助基质固相分散萃取技术的补骨脂绿色质量评价的探索研究

补骨脂主要化学成分有补骨脂苷、异补骨脂苷、补骨脂素、异补骨脂素、补骨脂乙素、补骨脂定和补骨脂酚等[20](图 4-13)。研究发现这些活性化合物对电离辐射损伤具有保护作用[21],对 HT22 海马细胞和 BV-2 小胶质细胞[22]等具有神经保护和抗神经炎症作用。基于这些化合物的药理活性,补骨脂苷、异补骨脂苷、补骨脂素、异补骨脂素、补骨脂乙素、补骨脂定和补骨脂酚可作为评价补骨脂品质的重要质量标志物。

目前,对补骨脂中成分的定量分析方法有液相色谱法(LC)[23-25]、气相色谱法(GC)[26]、超高效液相色谱法(UHPLC)[27]和胶束电动毛细管色谱法[28]等。然而,这些分析方法的供试品制备提取过程耗时较长,且提取试剂大多为环境不友好的有机试剂,用量大。因此,开发一种高效、绿色的提取分析方法对补骨脂质量控制研究非常有必要。

基质固相分散提取(MSPD)是一种简单、高效的样品制备技术,它可同时实现样品均匀化和样品中化合物的提取[29]。然而常规的 MSPD 操作过程比较复杂,需要借助真空设备,并完成装柱、洗脱等程序。目前已有学者对常规 MSPD 进行了改进,如涡流辅助

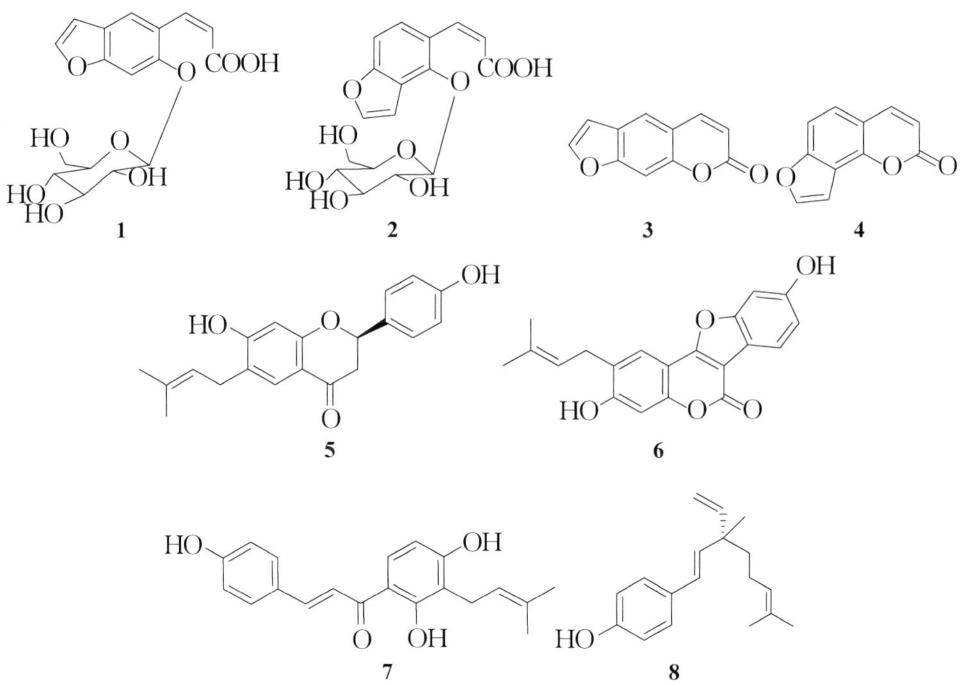

图 4-13 补骨脂中 8 个活性化合物的化学结构式

1:补骨脂苷;2:异补骨脂苷;3:补骨脂素;4:异补骨脂素;5:补骨脂二氢黄酮;6:补骨脂定;7:异补骨脂查耳酮;8:补骨脂酚

MSPD[30-32]。超声方法提取中药化学成分具有操作简单、快速、不需要复杂设备等优势。因此,本研究采用超声法实现了对 MSPD 方法的改进,并运用分子筛替代常规分散剂,建立一种超声辅助的 MSPD 微萃取技术应用于中药供试品溶液的制备。

通过单因素实验、响应面法结合中心复合实验设计,优化超声辅助 MSPD 微萃取过程中的影响因素(吸附剂种类、样品/吸附剂比例、提取溶剂种类、提取溶剂浓度和体积、研磨时间和提取时间),获得了最佳提取条件和提取效率,并用于补骨脂中多种活性成分的提取[33]。将超声辅助 MSPD 微萃取技术与 UHPLC 分析方法相结合,建立一种安全、高效、简便的中药质量评价方法,为环境友好的中药质量评价方法的构建奠定了基础。

一、色谱检测条件的建立

(一)检测条件

色谱柱:ACQUITY UHPLC BEH C18(2.1×100 mm, 1.7 μm);流动相:0.05%甲酸/水(A)-乙腈(B),梯度洗脱程序,0~2 min,92%~85% A;2~3 min,85%~70% A;3~5 min,70%~68% A;5~6 min,68%~62% A;6~10 min,62%~60% A;10~11 min,60%~48% A;11~13 min,48%~32% A;13~17 min,32%~15% A;17~18 min,保持 15% A;18~18.5 min,15%~92% A;流速为 0.5 mL/min;温度:60℃;进样量:2 μL;吸收波长为 246 nm;分析时间:13.5 min;平衡时间:5 min。色谱图如图 4-14 所示。

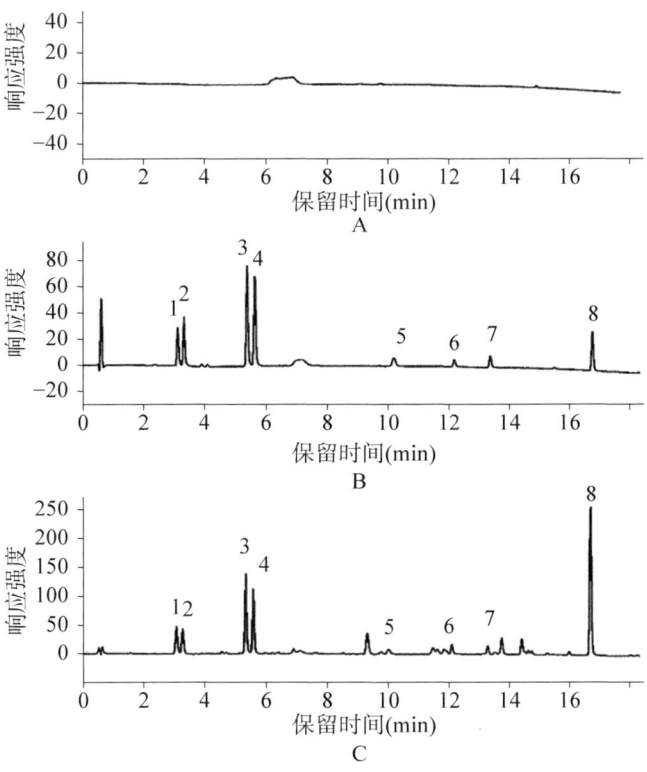

图4-14 空白溶剂(A)、补骨脂供试品溶液(B)和混合对照品溶液(C)色谱图

1:补骨脂苷;2:异补骨脂苷;3:补骨脂素;4:异补骨脂素;5:补骨脂二氢黄酮;6:补骨脂定;7:异补骨脂查耳酮;8:补骨脂酚

(二) 对照品储备液的配制

取对照品适量,精密称定,加入适量甲醇,超声溶解,得 1.0 mg/mL 补骨脂苷、4.0 mg/mL 异补骨脂苷、3.0 mg/mL 补骨脂素、3.0 mg/mL 异补骨脂素、1.0 mg/mL 补骨脂二氢黄酮、2.0 mg/mL 补骨脂定、1.0 mg/mL 异补骨脂查耳酮、3.0 mg/mL 补骨脂酚的对照品储备液,并置于 4 ℃ 冰箱中备用。

二、补骨脂供试品溶液的经典制备方法

(一) 超声提取法

取补骨脂粉末 0.10 g,精密称定,置于 50 mL 锥形瓶中,加入 10 mL 甲醇,称重,超声提取 30 min,放至室温,再称重,补足减失的重量;取适量 4 000 r/min 离心 10 min,取上清液 200 μL 稀释至 1 mL,即得。

(二) 加热回流提取法

参照《中国药典》方法,取补骨脂粉末 0.50 g,精密称定,置于 50 mL 圆底烧瓶中,加入 25 mL 甲醇,称重,加热回流 2 h,放至室温,称重,补足减失的重量,取适量 4 000 r/min 离心 10 min,即得。

三、基于超声辅助基质固相分散萃取技术的补骨脂供试品溶液制备方法的构建

(一) 基于超声辅助基质固相微萃取的补骨脂供试品制备条件优化

1. 单因素条件优化 超声辅助基质固相微萃取方法如图 4-15 所示。通过优化影响超

声辅助基质固相微萃取的提取因素,获得最佳提取效率,如吸附剂种类(Fe‑SBA‑15、SBA‑3、Al‑SBA‑15、SBA‑15‑4.2、Florisil PR、Alimina-B、Azo、C18)、提取试剂种类(乙腈、乙醇、甲醇、正丙醇、正丁醇)、样品与吸附剂比例(1∶0、1∶1、1∶2)、提取剂浓度(60%、75%、90%)和体积(0.25、0.5、1 mL)、研磨时间(1~3 min)和超声时间(1~4 min),所有试验均重复3次。

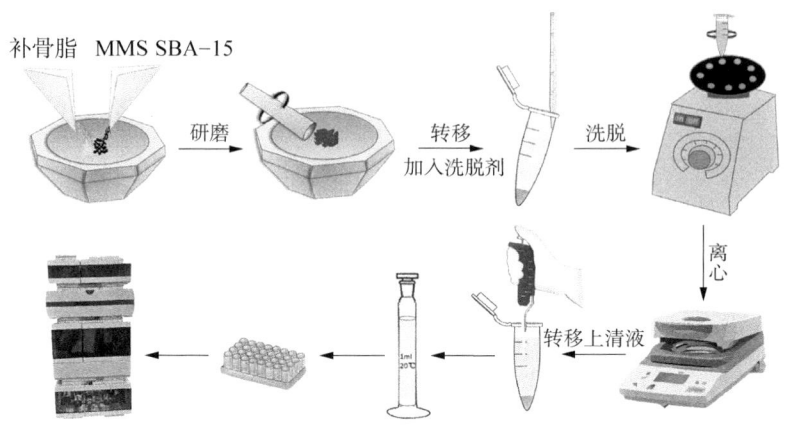

图 4‑15　基于超声辅助的基质固相微萃取流程

(1) 吸附剂种类对目标化合物提取效率的影响:由于不同吸附剂的吸附能力和选择性存在显著差异,因此吸附剂种类是影响目标成分提取效果的重要因素。由图 4‑16 所示,介孔分子筛 SBA‑15‑4.2 作为吸附剂比其他吸附剂的提取效率高。物理作用可以促进化合物在 SBA‑15‑4.2 上的吸附[34],SBA‑15‑4.2 晶体空腔内的极性和库仑场增强了对化合物的吸附能力。此外,介孔通道和硅羟基可通过 π‑π 相互作用发挥化合物的吸附作用。常规吸附剂(Florisil PR、Alimina‑B、Azo 和 C18)的提取效果不如介孔分子筛 SBA‑15‑4.2,这可能是因为吸附剂吸附能力过强,使洗脱溶剂无法充分洗脱分析物;吸附剂 SBA(Fe‑SBA‑15 和 Al‑SBA‑15)对分析物的吸附能力较弱,这是由于 Si 原子晶体学位置被铁或铝原子取代,使分析物与吸附之间的作用力变弱;SBA‑3 介孔孔径较小,吸附的目标化合物较少。因此,选择介孔分子筛 SBA‑15 作为最佳分散剂。

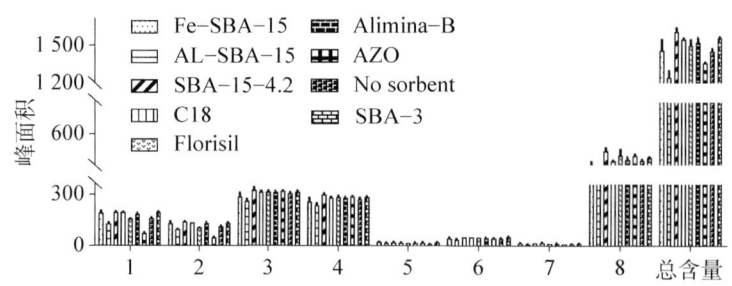

图 4‑16　不同吸附剂对补骨脂目标化合物提取效率的影响
1:补骨脂苷;2:异补骨脂苷;3:补骨脂素;4:异补骨脂素;5:补骨脂二氢黄酮;6:补骨脂定;7:异补骨脂查耳酮;8:补骨脂酚

(2) 样品与吸附剂的质量比：样品与吸附剂的质量比主要影响样品与吸附剂的接触面积和目标成分的洗脱过程。吸附剂的比表面积和孔隙容积随着在样品基质中加入吸附剂量增多而增大，使样品与吸附剂之间的相互作用更加充分。因此，目标化合物的提取效率随着样品与吸附剂的质量比从 2∶1 增加到 1∶1 而提高(图 4-17)；当样品与吸附剂的比例从 1∶1 增加到 1∶2 时，目标化合物的提取效率没有显著增加，甚至有降低的趋势，这可能由于加入过量的吸附剂使化合物洗脱难度增加。结果表明，当样品与吸附剂的质量比为 1∶1 时，可以达到最佳的提取效果。

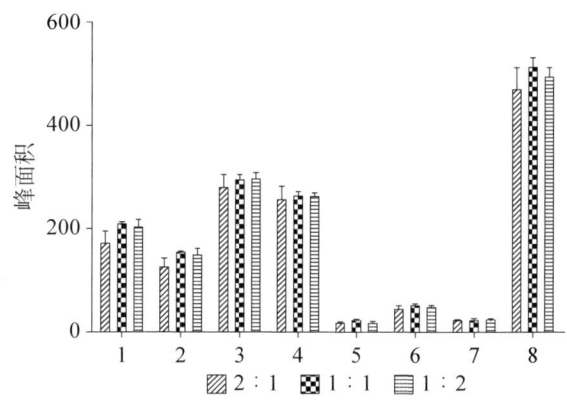

图 4-17　样品与吸附剂的质量比对补骨脂中目标化合物提取效率的影响

1：补骨脂苷；2：异补骨脂苷；3：补骨脂素；4：异补骨脂素；5：补骨脂二氢黄酮；6：补骨脂定；7：异补骨脂查耳酮；8：补骨脂酚

(3) 洗脱溶剂对目标化合物提取效率的影响：洗脱溶剂的种类在基质固相分散萃取过程中发挥至关重要的作用，对目标成分选择性洗脱和成分回收率均有影响。研究中，系统测试了乙腈、乙醇、甲醇、正丙醇、正丁醇等洗脱溶剂的洗脱效果。如图 4-18 所示，与其他溶剂相比，乙醇可作为从吸附剂中洗脱 6 个目标成分的最佳洗脱溶剂；乙腈作为洗脱剂对补骨脂酚的洗脱能力优于其他溶剂，但对于大多数目标成分来说，乙醇的洗脱效果更佳，且乙醇为一种更为环境友好的有机溶剂，可作为最佳洗脱溶剂。

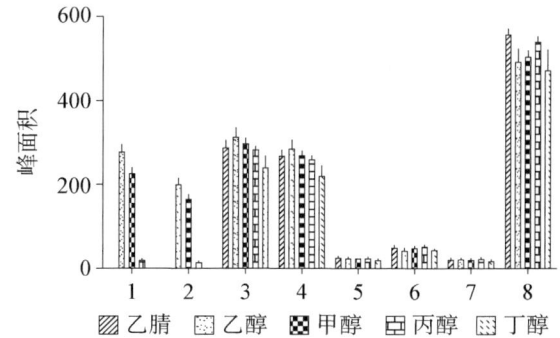

图 4-18　洗脱剂的种类对补骨脂中目标化合物提取效率的影响

1：补骨脂苷；2：异补骨脂苷；3：补骨脂素；4：异补骨脂素；5：补骨脂二氢黄酮；6：补骨脂定；7：异补骨脂查耳酮；8：补骨脂酚

考察了乙醇浓度对目标化合物提取效率的影响。当乙醇浓度从60%($v:v$)增加到75%($v:v$)时,目标化合物的峰面积明显增大;当乙醇浓度从75%($v:v$)提高到90%($v:v$)时,目标化合物的提取效率没有明显变化,甚至出现下降的趋势,如图4-19所示。因此,以75%乙醇($v:v$)作为洗脱溶剂的最佳浓度。

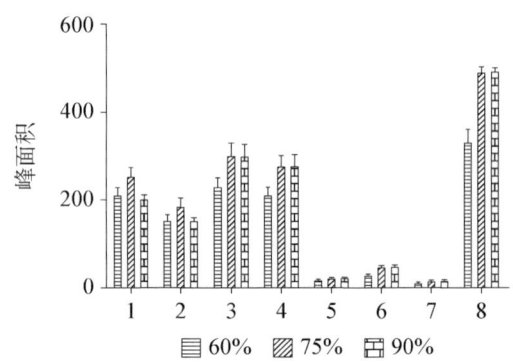

图4-19 洗脱剂的浓度对补骨脂中目标化合物提取效率的影响

1:补骨脂苷;2:异补骨脂苷;3:补骨脂素;4:异补骨脂素;5:补骨脂二氢黄酮;6:补骨脂定;7:异补骨脂查耳酮;8:补骨脂酚

洗脱溶剂的体积对固体基质中目标化合物的解吸具有重要影响。研究中系统考察了75%乙醇($v:v$)不同洗脱体积对目标化合物提取效率的影响。由图4-20可知,当乙醇体积从0.25 mL增加到0.5 mL时,化合物的提取量显著提高;随着洗脱体积进一步增加,目标化合物的提取量基本保持不变。结果表明,0.5 mL的75%($v:v$)乙醇能够有效洗脱固体基质中的目标化合物。

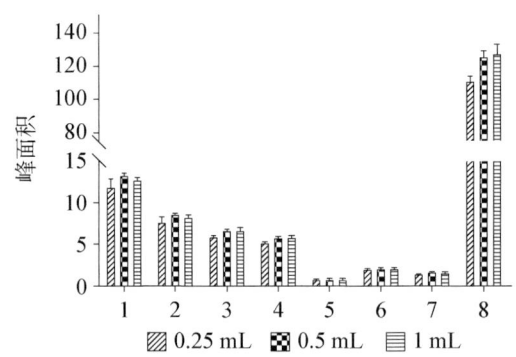

图4-20 洗脱剂的体积对补骨脂中目标化合物提取效率的影响

1:补骨脂苷;2:异补骨脂苷;3:补骨脂素;4:异补骨脂素;5:补骨脂二氢黄酮;6:补骨脂定;7:异补骨脂查耳酮;8:补骨脂酚

(4) 研磨时间对目标化合物提取效率的影响:研磨时间主要影响吸附剂与样品之间的相互作用,从而影响目标化合物的提取效率。为了促进样品与固体分散剂的充分混合从而保证目标化合物的充分吸附,在保持其他条件不变的前提下,考察了1~3 min研磨时间对目标化合物提取效率的影响。如图4-21所示,当研磨时间从1 min延长到2 min时,分析物的峰面积显著增加;随着研磨时间从 2 min 增加到 3 min,目标化合物的峰面积急剧减小,这可能是由于研磨时间过长导致目标化合物在介孔分子筛 SBA-15-4.2 上的吸附过强,增加了洗脱难度。因此,选择 2 min 为最佳研磨时间。

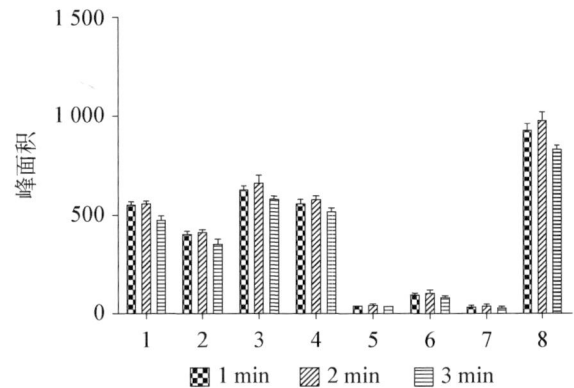

图 4-21　研磨时间对补骨脂中目标化合物提取效率的影响

1:补骨脂苷;2:异补骨脂苷;3:补骨脂素;4:异补骨脂素;5:补骨脂二氢黄酮;6:补骨脂定;7:异补骨脂查耳酮;8:补骨脂酚

(5) 超声时间对目标化合物提取效率的影响:延长超声时间可使目标化合物被充分洗脱。如图 4-22 所示,随着提取时间从 1 min 延长至 2 min,化合物的提取效率明显提高;随着提取时间的增加(2~4 min),目标化合物的提取效率没有明显变化。因此,选择超声 2 min 用于补骨脂中目标分析物的提取。

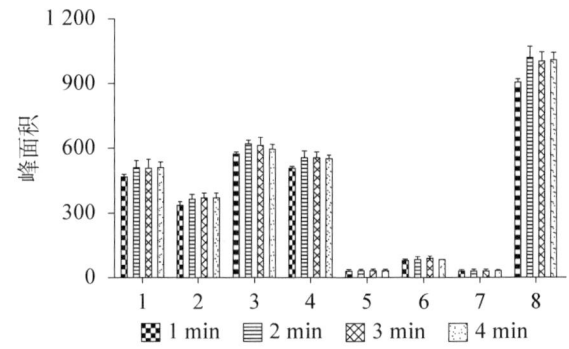

图 4-22　超声波时间对补骨脂中目标化合物提取效率的影响

1:补骨脂苷;2:异补骨脂苷;3:补骨脂素;4:异补骨脂素;5:补骨脂二氢黄酮;6:补骨脂定;7:异补骨脂查耳酮;8:补骨脂酚

2. 基于响应面法与中心组合试验设计的补骨脂供试品制备条件优化　采用响应面法结合中心组合试验设计(3 因素,3 水平),通过 20 个不同组合设计的试验(表 4-10),研究了提取溶剂浓度、体积和提取时间对目标化合物提取效果的影响。实验设计和统计分析采用 Design-Expert 8.0.6 版专业设计软件。采用以下模型预测变量与目标化合物总含量之间的关系:

表 4-10　中心组合设计

No.	A (提取溶剂浓度,%)	B (提取溶剂体积,mL)	C (提取时间,min)
1	60	0.25	3
2	90	0.75	3
3	75	0.50	2
4	60	0.75	3
5	60	0.25	1
6	75	0.50	2
7	90	0.25	3
8	90	0.75	1
9	90	0.25	1
10	75	0.92	2
11	100	0.50	2
12	75	0.50	2
13	75	0.50	2
14	75	0.08	2
15	75	0.50	2
16	75	0.50	4
17	75	0.50	2
18	50	0.50	2
19	60	0.75	1
20	75	0.50	2

$$Y = b_0 + b_1 X_1 + b_2 X_2 + b_3 X_3 + b_1^2 X_1^2 + b_2^2 X_2^2 + b_3^2 X_3^2 + b_1 b_2 X_1 X_2 + b_1 b_3 X_1 X_3 + b_2 b_3 X_2 X_3$$

其中 Y 为预测的因变量；X_1、X_2、X_3 为自变量，包括提取溶剂浓度、溶剂体积和提取时间。b_0 是固定实验中心点响应的常数；b_1、b_2 和 b_3 是线性效应项的回归系数；$b_1 b_2$、$b_1 b_3$ 和 $b_2 b_3$ 是交互效应项，b_1^2、b_2^2 和 b_3^2 分别是二次效应项。采用响应面分析和方差分析（ANOVA）开展统计学分析，采用响应面图评价因变量与自变量之间的关系。

响应面法结果显示：总分析物含量与自变量之间存在显著的回归关系（$P<0.05$）。如表 4-11 所示，当乙醇浓度为 75%（$v:v$）、溶剂体积为 0.5 mL、超声时间为 2 min 时，补骨脂中提取的目标化合物总含量最高；当乙醇浓度为 60%（$v:v$）、体积为 0.25 mL、超声时间为 1 min 时，补骨脂中提取的目标化合物总含量最低。由表 4-12 的预测模型及显著性结果分析表明，提取溶剂浓度、溶剂体积和超声时间对目标化合物提取效率有显著性影响（$P<0.05$）。如图 4-23 所示，当溶剂体积从 0.25 mL 增加到 0.50 mL 时，目标化合物总含量增加；当溶剂体积从 0.50 mL 增加到 0.75 mL（75%，$v:v$），提取时间为 2 min 时，目标化合物总

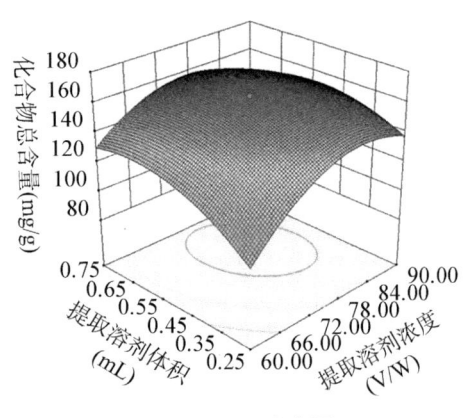

图 4-23　响应面

含量减少。根据响应面和自变量预测模型,以 77% 乙醇 $(v:v)$ 0.52 mL 提取 2 min 时可获得目标化合物的最佳提取率。总目标化合物 (Y_1) 的预测模型如下:

表 4-11 中心组合实验设计与结果

No.	A $(v:v,\%)$	B (mL)	C (min)	总含量 (mg/g)	预测值 (mg/g)
1	60	0.25	3	108.28±5.96	107.5
2	90	0.75	3	114.18±5.47	115.35
3	75	0.50	2	164.35±7.82	163.36
4	60	0.75	3	128.21±1.54	126.85
5	60	0.25	1	84.18±1.23	83.00
6	75	0.50	1	98.68±6.59	97.30
7	90	0.25	3	131.81±1.15	130.41
8	90	0.75	1	112.26±4.00	113.03
9	90	0.25	1	113.53±2.83	114.88
10	75	0.92	2	150.47±6.56	149.29
11	100	0.50	2	107.80±0.29	106.66
12	75	0.50	2	162.83±8.28	163.36
13	75	0.50	2	162.62±6.18	163.36
14	75	0.08	2	133.40±0.57	134.59
15	75	0.50	2	162.84±8.48	163.36
16	75	0.50	4	118.45±4.81	119.85
17	75	0.50	2	162.64±6.20	163.36
18	50	0.50	2	88.38±4.76	89.52
19	60	0.75	1	114.18±3.62	115.35
20	75	0.50	2	164.85±8.39	163.36

$$Y_1 = 163.64 + 12.05X_1 + 8.42X_2 + 11.84X_3 - 6.76X_1X_2 - 9.54X_1X_3 - 1.98X_2X_3 - 22.15X_1^2 - 14.38X_2^2 - 20.52X_3^2$$

由预测模型的方差分析表明,该模型具有较高的显著性(F 值 27.18,$P < 0.0001$),且相关系数良好($r^2 = 0.85$)。

表 4-12 方差分析

项目	平方和	df	均方差	F 值	P
Model	14 076.56	9	1 564.06	610.65	<0.0001*
X_1	584.86	1	584.86	228.34	<0.0001*
X_2	821.99	1	821.99	320.92	<0.0001*
X_3	83.73	1	83.73	32.69	0.0002*
X_1^2	7 673.81	1	7 673.81	2 996.03	<0.0001*
X_2^2	826.87	1	826.87	322.83	<0.0001*

(续表)

项目	平方和	df	均方差	F 值	P
X_3^2	5 406.92	1	5 406.92	2 110.99	<0.000 1*
X_1X_2	592.04	1	592.04	231.14	<0.000 1*
X_1X_3	40.20	1	40.20	15.70	0.002 7*
X_2X_3	87.32	1	87.32	34.09	0.000 2*
失拟项	20.80	5	4.16	4.32	0.067 0
R^2	0.998 2				
R^2 预测	0.996 5				
R^2 调整	0.987 8				

X_1: 提取溶剂浓度; X_2: 溶剂体积; X_3: 提取时间; * $P<0.05$ 显著性差异

因此,超声辅助基质固相萃取补骨脂目标化合物的提取条件为:取 20.0 mg 补骨脂粉末,精密称定,置于玛瑙研钵中,加入 20.0 mg 的吸附剂,用玛瑙研锤研磨 2 min,将混合固体粉末转置于 4 mL 的离心管中,加入 520 μL 75% 乙醇溶液 ($v:v$),超声提取 3 min,将离心管置于离心机,以 4 000 r/min 转速离心 10 min,取上清液 100 μL,稀释至 1 mL,即得。

3. 方法学验证

(1) 标准曲线及线性范围。采用甲醇稀释各化合物对照品储备液,制成含有 100 μg/mL 补骨脂苷、600 μg/mL 异补骨脂苷、450 μg/mL 补骨脂素、450 μg/mL 异补骨脂素、60 μg/mL 补骨脂二氢黄酮、160 μg/mL 补骨脂定、120 μg/mL 异补骨脂查耳酮、1 000 μg/mL 补骨脂酚的混合对照品溶液,并逐步稀释成 8 个不同浓度的混合对照品溶液,分别进样,以化合物峰面积为 y,以化合物浓度 (μg/mL) 为 x,绘制标准曲线,得回归方程如表 4-13 所示。另外,各化合物的 LOD 值在 0.008~0.050 μg/mL, LOQ 在 0.025~0.530 μg/mL,且此方法下 8 个目标化合物在测试浓度范围内的线性关系良好 ($r^2>0.999 9$)。

表 4-13 补骨脂中 8 种化合物的标准曲线、线性范围、检测限、定量限

化合物	回归方程	r^2	线性范围 (μg/mL)	定量限 (μg/mL)	检测限 (μg/mL)
补骨脂苷	$y=10.667 5x+1.055 3$	0.999 9	0.40~100	0.100 0	0.030 0
异补骨脂苷	$y=12.647 0x+1.198 6$	0.999 9	0.40~100	0.067 0	0.023 0
补骨脂素	$y=29.538 5x+1.453 1$	0.999 9	0.40~100	0.025 0	0.008 0
异补骨脂素	$y=28.325 1x+1.704 2$	0.999 9	0.40~100	0.025 0	0.008 0
补骨脂二氢黄酮	$y=9.386 0x+13.897 0$	0.999 9	0.16~40	0.160 0	0.050 0
补骨脂定	$y=12.946 9x+0.171 2$	0.999 9	0.08~20	0.075 0	0.025 0
异补骨脂查耳酮	$y=6.285 7x-0.105 2$	0.999 9	0.26~65	0.250 0	0.008 0
补骨脂酚	$y=2.107 6x+0.989 3$	0.999 9	2.40~600	0.530 0	0.300 0

(2) 精密度和稳定性试验。检测分析一日内重复进样和连续三日重复进样低、中、高浓度化合物峰面积的 RSD 值,评价 8 种化合物的日内精密度和日间精密度。如表 4-14 所示,

8 种化合物的日内精密度和日间精密度分别在 0.49%～4.42%和 0.00%～2.08%,说明该方法精密度良好。

室温条件下,测定 0、2、4、6、10、12、24 h 供试品溶液中各化合物峰面积 RSD 值,评价化合物的稳定性。如表 4-14 所示,目标化合物的稳定性试验的 RSD 值在 0.52%～4.45%,说明供试品溶液在室温下 24 h 内基本稳定。

(3) 专属性试验。为了评价该分析方法的专属性,分析了空白溶液和补骨脂提取液及混合对照品溶液的色谱图。图 4-24 表明,在目标分析物保留时间出峰处未检测到其他干扰物存在,并且超声辅助的基质固相微萃取结合 UHPLC-UV 法实现了化合物的良好分离。因此,该分析方法具有很好的专属性。

(4) 重复性试验。运用基于超声辅助的基质固相分散萃取方法平行提取补骨脂粉末样品 6 份,分别检测并计算补骨脂中 8 个目标化合物峰面积的 RSD 值。结果如表 4-14 所示,所有化合物的 RSD 值均小于 4.84%,说明该方法下重复性良好。

(5) 加样回收率试验。加样回收率是评价该方法准确性的一个基本参数。10.0 mg 空白补骨脂样品,加入 2.0 μg/μL 补骨脂苷、1.5 μg/μL 异补骨脂苷、1.1 μg/μL 补骨脂素、1.1 μg/μL 异补骨脂素、0.1 μg/μL 补骨脂二氢黄酮、0.4 μg/μL 补骨脂定、0.4 μg/μL 异补骨脂查耳酮、29.0 μg/μL 补骨脂酚对照品溶液适量,运用超声辅助的基质固相分散萃取方法对该加标样品中 8 种化合物进行提取分析。加样回收率计算公式为:加样回收率=(加标样品中目标化合物的测得量-样品中目标化合物的原始量)/加入目标化合物的量×100%。如表 4-14 所示,目标化合物的平均回收率均在 98.5%～104%,RSD 值低于 3.44%。因此,超声辅助的基质固相微萃取方法基本满足样品检测的要求。

表 4-14 日内精密度、日间精密度、重复性、稳定性、回收率、分析物峰面积相对标准偏差

化合物	日内精密度 (%, n=6)			日间精密度 (%, n=3)			稳定性 (%, n=7)			重复性 (%, n=6)	平均回收率 (%, n=6)	回收率相对标准偏差 (%)
	L	M	H	L	M	H	L	M	H			
补骨脂苷	1.34	0.60	0.98	0.28	0.47	0.29	1.45	0.71	0.95	1.96	97.40	1.19
异补骨脂苷	1.32	0.90	0.95	0.31	0.65	1.33	1.15	0.91	1.06	2.43	100.00	1.40
补骨脂素	2.02	2.03	1.11	0.34	0.94	0.24	2.26	1.81	1.14	3.40	98.50	2.91
异补骨脂素	1.77	1.31	1.66	0.57	0.65	0.73	1.60	1.29	2.24	3.59	101.00	2.85
补骨脂二氢黄酮	1.14	1.62	0.64	0.00	0.19	0.11	1.17	1.50	0.56	7.55	96.80	1.18
补骨脂定	4.26	1.55	1.41	2.08	0.78	0.61	4.00	1.62	1.42	4.84	97.70	3.73
异补骨脂查耳酮	4.42	0.51	2.13	0.30	0.59	0.22	4.45	0.52	2.12	4.52	104.00	3.12
补骨脂酚	3.12	0.49	1.46	0.46	0.26	0.78	3.24	0.55	1.78	3.32	101.00	3.44

L:低浓度质控样品;M:中浓度质控样品;H:高浓度质控样品

四、基于超声辅助基质固相分散萃取技术的补骨脂指标成分含量测定

中药供试品溶液制备方法中,回流法、超声提取时间较长,而且提取过程中消耗了大量

的样品和试剂;超声辅助基质固相分散萃取技术提取时间短,样品和试剂消耗量小,环保性好、安全性高。

采用超声辅助基质固相分散萃取方法,对7个产地不同批次的补骨脂中的目标化合物进行了检测分析。如表4-15所示,目标化合物的含量以平均值±SD($n=3$)表示。补骨脂中补骨脂苷、异补骨脂苷、补骨脂素、异补骨脂素、补骨脂二氢黄酮、补骨脂定、异补骨脂查耳酮、补骨脂酚的含量分别在 6.36±0.42～10.73±0.31 mg/g、4.48±0.24～8.11±0.28 mg/g、3.35±0.00～6.28±0.26 mg/g、3.12±0.0～5.61±0.23 mg/g、0.43±0.0～4.80±0.86 mg/g、1.20±0.07～2.11±0.03 mg/g、0.95±0.0～2.96±0.11 mg/g、67.55±0.31～206.96±1.70 mg/g。研究表明,补骨脂中补骨脂酚含量最高,异补骨脂查耳酮含量最低。

表4-15 7批补骨脂样品中化合物的含量(mg/g,平均值±SD, $n=3$)

样品序号	补骨脂苷	异补骨脂苷	补骨脂素	异补骨脂素	补骨脂二氢黄酮	补骨脂定	异补骨脂查耳酮	补骨脂酚
1[a]	10.73±0.31	6.46±0.17	4.76±0.21	4.42±0.23	0.62±0.03	1.70±0.10	1.29±0.06	100.23±4.01
1[b]	10.56±0.58	6.40±0.36	4.46±0.25	4.12±0.22	0.51±0.03	1.75±0.10	1.55±0.15	95.07±5.56
1[c]	8.27±0.01	4.93±0.03	5.19±0.05	4.79±0.02	0.58±0.04	1.82±0.00	1.48±0.01	121.49±0.34
2[a]	8.58±0.67	5.34±0.42	5.86±0.38	5.15±0.31	0.69±0.05	1.88±0.18	1.34±0.16	109.22±6.65
3[a]	8.55±0.38	5.22±0.25	3.35±0.00	3.12±0.00	0.43±0.00	1.20±0.07	0.95±0.00	67.55±0.31
4[a]	6.72±0.11	4.63±0.06	5.87±0.08	5.36±0.04	1.64±0.01	2.11±0.03	2.67±0.00	206.96±1.70
5[a]	11.86±0.28	8.11±0.25	5.06±0.11	4.26±0.08	4.80±0.86	1.82±0.00	1.66±0.06	99.39±0.63
6[a]	9.02±0.20	5.44±0.14	6.28±0.26	5.61±0.23	0.72±0.02	1.93±0.07	1.46±0.07	112.90±6.72
7[a]	6.36±0.42	4.48±0.24	5.84±0.56	5.04±0.49	1.50±0.15	2.02±0.08	2.96±0.11	151.12±11.76

[a] 采用超声辅助基质固相萃取提取法制备补骨脂供试品溶液
[b] 采用《中国药典》方法(2015版)制备补骨脂供试品溶液
[c] 采用超声提取法制备补骨脂供试品溶液

· 参考文献 ·

[1] 张萍,郭晓晗,荆文光,等.2020年全国中药材及中药饮片质量情况分析[J].中国现代中药,2021,23(10):1671-1678.
[2] 李灿,吴晨悦,吴静义,等.中药新药用中药材质量标准的引用及相关问题探讨[J].中国药事,2021,35(9):994-999.
[3] 鲁亚奇,张晓,王金金,等.补骨脂化学成分及药理作用研究进展[J].中国实验方剂学杂志,2019,25(3):180-189.
[4] 杨阔,高茸,马亚中.补骨脂素药理作用及肝毒性机制的研究进展[J].中草药,2021,52(1):289-298.
[5] 王娟,周植星,杨莉,等.补骨脂药材 UPLC 指纹图谱建立及12种主要成分含量测定[J].中草药,2021,52(2):552-557.
[6] 王玉勤,范国荣.基于指纹图谱结合多模式化学计量学方法评价补骨脂药材质量[J].中草药,2021,52(4):1143-1150.
[7] 谭鹏,许莉,牛明,等.一测多评法同时测定补骨脂中16种化学成分的含量[J].中草药,2019,50(16):3937-3946.
[8] 曾莉萍,张金莲,范晖,等.中药补骨脂商品药材的应用及市场概况[J].亚太传统医药,2014,10(9):40-41.
[9] Yang J, Yang J, Du J, et al. General survey of Fructus Psoraleae from the different origins and chemical identification of the roasted from raw Fructus Psoraleae [J]. J Food Drug Anal, 2018,26(2):807-814.

[10] 杨静,江振作,柴欣,等.中药注射液"Q-Markers"的辨析研究——丹红注射液研究实例[J].世界科学技术-中医药现代化,2016,18(12):2056-2061.
[11] 江振作,王跃飞.基于"药材基原-物质基础-质量标志物-质控方法"层级递进的中药质量标准模式研究[J].中草药,2016,47(23):4127-4133.
[12] 马文芳,常艳旭.活性整合指纹图谱技术在中药研究中的应用[J].中草药,2014,45(11):1637-1642.
[13] 郭江宁,翁新楚,吴侯,等.补骨脂对猪油抗氧化作用的研究[J].中国油脂,2004(3):40-41.
[14] Guo JN, Weng XC, Wu H, et al. Antioxidants from a Chinese medicinal herb-Psoralea corylifolia L [J]. Food Chem, 2005,91(2):287-292.
[15] Yan DM, Chang YX, Kang LY, et al. Quality evaluation and regional analysis of Psoraleae Fructus by HPLC-DAD-MS/MS plus chemometrics [J]. Chin Herb Med, 2010,2(3):216-223.
[16] Koar M, Dorman D, Baer K, et al. An improved HPLC post-column methodology for the identification of free radical scavenging phytochemicals in complex mixtures [J]. Chromatographia, 2004,60(11-12):635-638.
[17] Wu JH, Huang CY, Tung YT, et al. Online RP-HPLC-DPPH screening method for detection of radical-scavenging phytochemicals from flowers of Acacia confusa [J]. J Agri Food Chem, 2008,56(2):328-332.
[18] Raudonis R, Jakstas V, Burdulis D, et al. Investigation of contribution of individual constituents to antioxidant activity in herbal drugs using postcolumn HPLC method [J]. Medicina, 2009,45(5):382.
[19] 常艳旭,朱子微,李晋,等.补骨脂抗氧化活性指纹图谱研究[J].天津中医药,2011,28(2):158-160.
[20] Li CC, Wang TL, Zhang ZQ, et al. Phytochemical and pharmacological studies on the Genus Psoralea: A mini review [J]. Evid-based complement, 2016(10):8108643-8108659.
[21] Du J, Wang CH, Yang J, et al. Chemical constituents from the fruits of Psoralea corylifolia and their protective effects on ionising radiation injury [J]. Nat Prod Res, 2019,33(5):673-680.
[22] Yu K, Hye-Sun L, Jun L, et al. Quantitative analysis of Psoralea corylifolia Linne and its neuroprotective and anti-neuroinflammatory effects in HT22 hippocampal cells and BV-2 microglia [J]. Molecules, 2016,21(8):1076.
[23] Qiao CF, Han QB, Song JZ, et al. Quality assessment of fructus psoraleae [J]. Chem Pharm Bull, 2006,54(6):887-890.
[24] Lin C, Huang YL, Chen MY, et al. Analysis of bakuchiol, psoralen and angelicin in crude drugs and commercial concentrated products of Fructus Psoraleae [J]. J Food Drug Anal, 2007,15(4):433-437.
[25] Qiao CF, Han QB, Song JZ, et al. Chemical fingerprint and quantitative analysis of fructus psoraleae by high-performance liquid chromatography [J]. J Sep Sci, 2015,30(6):813-818.
[26] 陈志敏,胡昌江,熊瑞,等."二神丸"中补骨脂、肉豆蔻炮制前后对脾肾阳虚泄泻大鼠血清代谢组学的影响[J].中国中药杂志,2015,40(7):1400-1403.
[27] Wang YF, Wu B, Yang J, et al. A rapid method for the analysis of ten compounds in Psoralea corylifolia L. by UPLC [J]. Chromatographia, 2009,70(1):199-204.
[28] 叶静,肖美添,黄雅燕,等.胶束毛细管电泳测定补骨脂药材中补骨脂素和异补骨脂素的含量[J].药物分析杂志,2008,28(9):1531-1534.
[29] Ziaková A, Brandsteterová E, Blahová E. Matrix solid-phase dispersion for the liquid chromatographic determination of phenolic acids in Melissa officinalis [J]. J Chromatogr A, 2003,983(1-2):271-275.
[30] Caldas SS, Bolzan CM, Menezes E, et al. A vortex-assisted MSPD method for the extraction of pesticide residues from fish liver and crab hepatopancreas with determination by GC-MS [J]. Talanta, 2013,112(15):63-68.
[31] Du KZ, Li J, Tian F, et al. Non-ionic detergent Triton X-114 Based vortex-synchronized matrix solid-phase dispersion method for the simultaneous determination of six compounds with various polarities from Forsythiae Fructus by ultra high-performance liquid chromatography [J]. J Pharm and Biomed Anal, 2018(150):59-66.
[32] Du KZ, Li J, Bai Y, et al. A green ionic liquid-based vortex-forced MSPD method for the simultaneous determination of 5-HMF and iridoid glycosides from Fructus Corni by ultra-high performance liquid chromatography [J]. Food Chem, 2018(244):190-196.
[33] Du KZ, Li J, Gao XM, et al. Ultrasound-enhanced matrix solid-phase dispersion micro-extraction applying Mesoporous Molecular Sieve SBA-15 for the determination of multiple compounds in Fructus Psoraleae [J]. Sustain Chem Pharm, 2020(15):100198.
[34] Tao J, Rappe AM. Physical adsorption: theory of van der Waals interactions between particles and clean surfaces [J]. Phys Rev Lett, 2014,112(10):106101.

第五章 补骨脂水提液主要成分体内外生物转化研究

补骨脂在我国应用历史悠久,在疾病治疗和健康保健方面疗效确切。但随着补骨脂临床应用的不断扩大,其导致的肝毒性问题也引起了医学工作者的广泛关注。通过对补骨脂水提液中的主要成分的分析发现,主要含有补骨脂苷和异补骨脂苷,及少量的补骨脂素和异补骨脂素,且(异)补骨脂苷在肠道菌群作用下发生脱糖基反应转化为(异)补骨脂素,导致体内产生大量的补骨脂素和异补骨脂素,长期服用使补骨脂素和异补骨脂素在体内的蓄积增加,引起肝脏毒性风险。通过建立一种快速、灵敏的 UPLC-MS/MS 检测方法,实现大鼠血浆中补骨脂苷、异补骨脂苷、补骨脂素、异补骨脂素的同时测定,并对灌胃补骨脂水提液及苯并呋喃苷部位后补骨脂苷、异补骨脂苷、补骨脂素、异补骨脂素体内过程进行了分析;以补骨脂苷和异补骨脂苷为研究对象,研究不同 pH 值缓冲溶液、人工模拟胃液、人工模拟肠液、肠道菌群共孵育条件下补骨脂苷、异补骨脂苷在模拟胃肠道条件下成分的转化规律。

第一节 补骨脂水提液中主要成分在大鼠体内的药代动力学研究

一、大鼠血浆中四种化合物分析方法验证

(一) 药品

补骨脂素(110739-200511,中国食品药品检定研究院);异补骨脂素(110738-200511,中国食品药品检定研究院);槐角苷(纯度≥98%)购自天津中新药业有限公司;补骨脂苷、异补骨脂苷为实验室自制,纯度均大于98%。

补骨脂水提液、苯并呋喃苷为实验室自制。

(二) 色谱与质谱条件

色谱柱:Acquity UPLC BEH C18(2.1 mm×50 mm,1.7 μm);柱温:60 ℃;进样体积:2 μL;流速:0.2 mL/min;流动相:甲醇(A)-0.1%甲酸水溶液(B),梯度洗脱:0~5 min,10%~60% A。

电喷雾离子源(ESI);正离子扫描;多反应监测(MRM)模式;毛细管电压:3.8 kV;离子源温度:150 ℃;脱溶剂气温度:400 ℃;脱溶剂气流量:400 L/h;锥孔气流量:50 L/h;碰撞气(氩气):0.20 mL/min。表5-1为化合物的 UPLC-MS/MS 检测参数。

表 5-1 5种化合物的 UPLC-MS/MS 检测参数

化合物	$[M+H]^+$	定量分析			定性分析		
		离子对	锥孔电压(V)	碰撞能量(eV)	离子对	锥孔电压(V)	碰撞能量(eV)
补骨脂苷	366.87	186.93→130.93	37	23	205.01→187.25	24	15
异补骨脂苷	366.87	186.93→130.93	37	23	205.01→187.25	24	15
补骨脂素	186.93	186.93→130.93	37	23	186.93→115.01	33	23
异补骨脂素	186.93	186.93→130.93	37	23	186.93→115.01	33	23
槐角苷	433.21	433.21→271.13	12	15	—		

(三) 溶液的配制

1. 对照品溶液的配制 分别取补骨脂苷、异补骨脂苷、补骨脂素、异补骨脂素对照品各 10 mg,精密称定,分别置于 10 mL 棕色容量瓶中,用少量 DMSO 助溶后,甲醇溶解并定容至刻度,配制成浓度分别为 1.053、1.004、1.000、1.035 mg/mL 的对照品储备液,于 4 ℃冰箱中保存,备用。

分别准确移取各对照品储备液适量,置于同一量瓶中,用甲醇定容至刻度,制得补骨脂苷、异补骨脂苷、补骨脂素和异补骨脂素的混合对照品溶液,并逐级稀释成一系列不同浓度的混合对照品溶液,其浓度为补骨脂苷(0.105 3~52.65 μg/mL)、异补骨脂苷(0.100 4~50.20 μg/mL)、补骨脂素(0.100 0~50.00 μg/mL)、异补骨脂素(0.103 5~51.75 μg/mL)。

2. 内标溶液的配制 取槐角苷 9.60 mg,精密称定,置于 10 mL 量瓶中,加入适量甲醇溶液溶解并定容至刻度,再用甲醇稀释成浓度为 480 ng/mL 的内标对照品溶液,4 ℃冰箱中保存,备用。

3. 血浆样品的处理 取大鼠血浆 50 μL,精密加入 480 ng/mL 的槐角苷内标溶液 125 μL 涡旋 1 min 后 14 000 r/min 离心 10 min;取上清液 100 μL 至 1.5 mL 离心管中,加入 50 μL 纯水,涡旋 1 min 后 14 000 r/min 离心 10 min,取上清液 100 μL 转移至内衬管中。

4. 血浆标准溶液的配制 吸取 50 μL 空白大鼠血浆置于 1.5 mL 具塞离心管中,加入系列混合对照品溶液 5 μL,制得补骨脂苷浓度分别为 5 265.00、2 106.00、1 053.00、526.50、210.60、105.30、52.65、21.06 和 10.53 ng/mL,异补骨脂苷浓度分别为 5 020.00、2 008.00、1 004.00、502.00、200.80、100.40、50.20、20.08 和 10.04 ng/mL,补骨脂素浓度分别为 5 000.00、2 000.00、1 000.00、500.00、200.00、100.00、50.00、20.00 和 10.00 ng/mL,异补骨脂素浓度分别为 5 175.00、2 070.00、1 035.00、517.50、207.00、103.50、51.75、20.70 和 10.35 ng/mL 的系列血浆标准溶液。

(四) 方法学验证

1. 专属性研究 按血浆样品预处理方法分别制得空白血浆供试品溶液、空白血浆加对照品供试品溶液、灌胃给予补骨脂水提液和苯并呋喃苷部位 3 h 后的血浆供试品溶液色谱图(图 5-1),进样分析结果表明,各成分峰形对称,分离度好,血浆中内源性物质不干扰待测成分的测定。

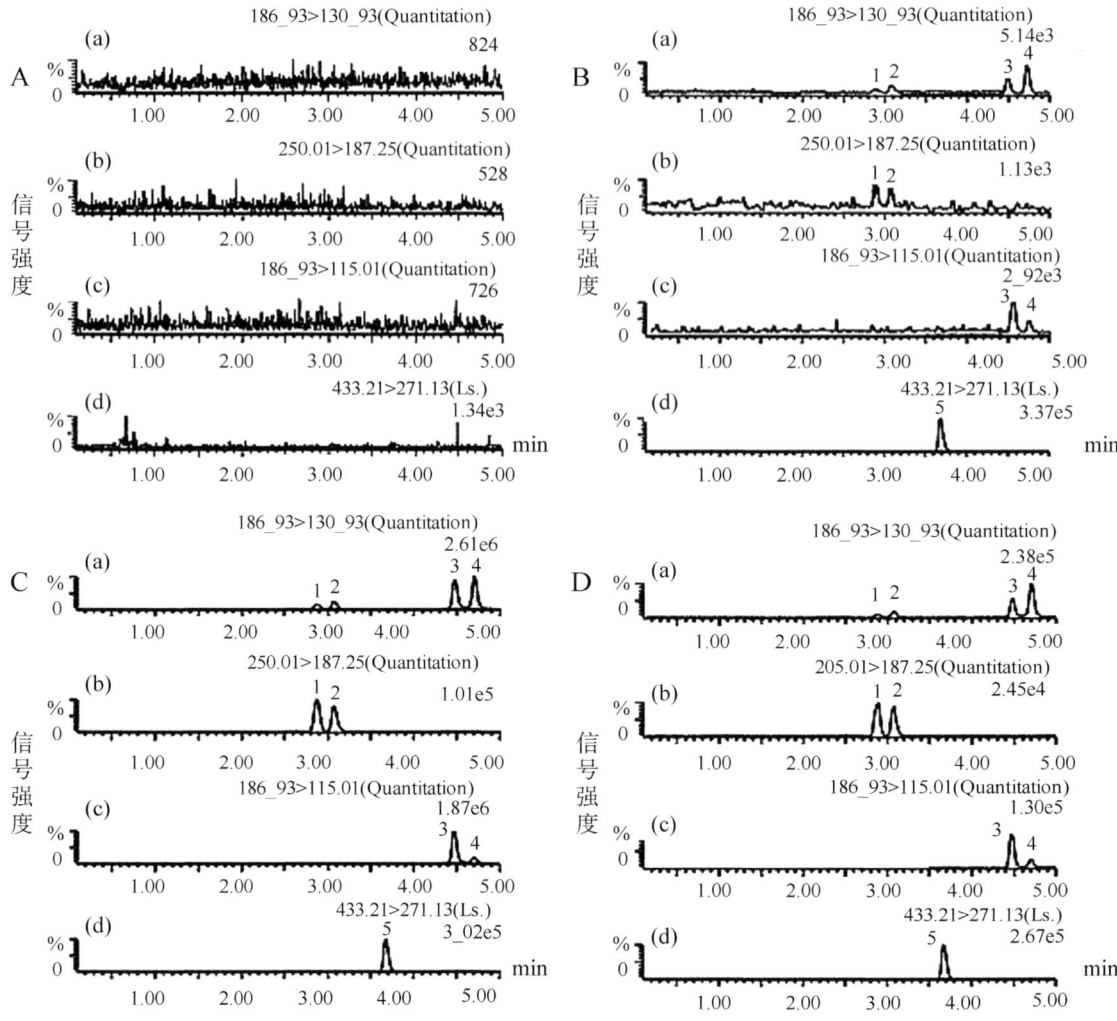

图 5-1 空白血浆供试品溶液(A)、空白血浆加对照品供试品溶液(B)、灌胃给予补骨脂水提液 3h 后的血浆供试品溶液(C)、灌胃给予苯并呋喃苷部位 3h 后的血浆供试品溶液(D)色谱图

1:补骨脂苷;2:异补骨脂苷;3:补骨脂素;4:异补骨脂素;5:槐角苷(内标)

2. 标准曲线的建立 配制含系列浓度待测化合物的血浆样品,按"血浆样品的处理"方法处理后,吸取上清液 2 μL 进样分析,以补骨脂苷、异补骨脂苷、补骨脂素和异补骨脂素与内标峰面积比值(y)为纵坐标,以血浆中相应化合物的浓度(x)为横坐标,求得四种化合物的回归方程,结果表明各成分在相应浓度范围内线性关系良好,见表 5-2。

表 5-2 线性关系考察

化合物	线性范围(ng/mL)	回归方程	r^2	最低定量限(ng/mL)
补骨脂苷	10.53～5 265.00	$y=0.000\,09x-0.000\,9$	0.999 7	10.53
异补骨脂苷	10.04～5 020.00	$y=0.000\,2x+0.000\,4$	0.999 9	10.04
补骨脂素	10.00～5 000.00	$y=0.001\,7x+0.027\,9$	0.999 9	10.00
异补骨脂素	10.35～5 175.00	$y=0.002\,8x+0.048\,7$	0.999 8	10.35

3. 最低定量限考察 配制标准曲线中含最低浓度待测化合物的血浆样品 6 份，按"血浆样品的处理"方法处理后，进样分析，根据标准曲线计算实测浓度，并计算其 RSD 值。结果表明，血浆中补骨脂苷最低定量限为 10.53 ng/mL(RSD=3.7%)，异补骨脂苷最低定量限为 10.04 ng/mL(RSD=4.3%)，补骨脂素最低定量限为 10.00 ng/mL(RSD=6.6%)，异补骨脂素最低定量限为 10.35 ng/mL(RSD=5.3%)，符合药代动力学研究技术指导原则关于最低定量限的要求。

4. 提取回收率与基质效应考察 取空白血浆 50 μL，分别加入 5 μL 不同浓度混合对照品溶液，制得低浓度（补骨脂苷：21.06 ng/mL；异补骨脂苷：20.08 ng/mL；异补骨脂素：20.00 ng/mL；补骨脂素：20.70 ng/mL）、中浓度（补骨脂苷：526.50 ng/mL；异补骨脂苷：502.00 ng/mL；异补骨脂素：500.00 ng/mL；补骨脂素：517.50 ng/mL）、高浓度（补骨脂苷：4 212.00 ng/mL；异补骨脂苷：4 016.00 ng/mL；异补骨脂素：4 000.00 ng/mL；补骨脂素：4 140.00 ng/mL）血浆样品，每个浓度各 6 份样品，按"血浆样品的处理"方法处理后，进样分析，记录待测化合物的峰面积，记录峰面积 A_s。

取空白血浆样品 50 μL，加入 5 μL 甲醇溶液，加入 125 μL 内标溶液，涡旋 1 min，14 000 r/min 离心 10 min，取上清液 100 μL，在得到的空白血浆供试品溶液中分别加入不同浓度混合对照品溶液配制成低、中、高浓度待测化合物的样品，每个浓度各 6 份样品，进样分析，记录待测化合物的峰面积，记录峰面积 A_m。

取纯水 50 μL，加入 5 μL 不同浓度混合对照品溶液，制得低浓度（补骨脂苷：21.06 ng/mL；异补骨脂苷：20.08 ng/mL；异补骨脂素：20.00 ng/mL；补骨脂素：20.70 ng/mL）、中浓度（补骨脂苷：526.50 ng/mL；异补骨脂苷：502.00 ng/mL；异补骨脂素：500.00 ng/mL；补骨脂素：517.50 ng/mL）、高浓度（补骨脂苷：4 212.00 ng/mL；异补骨脂苷：4 016.00 ng/mL；异补骨脂素：4 000.00 ng/mL；补骨脂素：4 140.00 ng/mL），每个浓度各 6 份样品，参照"血浆样品的处理"方法处理，进样分析，记录待测物的峰面积，记录峰面积 A_{sm}。

经计算，低、中、高三个浓度血浆样品中补骨脂苷提取回收率分别为 104.03%±5.59%、99.07%±2.33% 和 108.40%±8.60%，异补骨脂苷提取回收率分别为 95.90%±5.88%、101.26%±7.61% 和 104.48%±7.11%，补骨脂素提取回收率分别为 90.16%±6.27%、115.82%±9.18% 和 103.73%±5.17%，异补骨脂素提取回收率分别为 93.19%±5.48%、112.68%±9.47% 和 101.96%±6.61%。

经计算，低、中、高三个浓度血浆样品中补骨脂苷基质效应为 94.87%、99.61% 和 104.82%，异补骨脂苷基质效应为 108.08%、97.82% 和 104.68%，补骨脂素基质效应为 97.01%、97.03% 和 101.65%，异补骨脂素基质效应为 105.42%、105.93% 和 98.65%。

结果表明三个浓度的血浆样品中待测成分提取回收率稳定，基质效应对样品测定基本无影响，符合生物样品测定关于提取回收率和基质效应的要求。

5. 精密度与准确度考察 取空白血浆，配制低浓度（补骨脂苷：21.06；异补骨脂苷：20.08；异补骨脂素：20.00；补骨脂素：20.70）、中浓度（补骨脂苷：526.50；异补骨脂苷：502.00；异补骨脂素：500.00；补骨脂素：517.50）、高浓度（补骨脂苷：4 212.00；异补骨脂苷：4 016.00；异补骨脂素：4 000.00；补骨脂素：4 140.00）的血浆样品各 6 份，参照"血浆样品的处理"方法处理，进样分析，记录各化合物和内标峰面积，将化合物和内标峰面积比值代入随行标准曲线中计算，低、中、高三个浓度样品目标化合物测定值的相对标准偏差以 RSD 表示,连续处理分析 3 批血浆样品,分别计算日内和日间精密度。准确度为目标化合物的测得值与理论值的比值。结果见表 5-3,低、中、高三个浓度质控样品的日内精密度、日间精密度、准确度均符合药代动力学研究要求。

表 5-3 血浆样品中 4 种化合物的日内精密度、日间精密度和准确度

化合物	标示浓度 (ng/mL)	日内精密度($n=6$)			日间精密度($n=3$)		
		平均值±SD	RE%	RSD%	平均值±SD	RE%	RSD%
补骨脂苷	21.06	21.51±1.40	2.14	6.51	21.01±1.10	−0.24	5.24
	526.50	537.59±19.73	2.11	3.67	529.13±21.71	0.50	4.10
	4 212.00	4 375.89±105.45	3.89	2.41	4 200.49±253.33	−0.27	6.03
异补骨脂苷	20.08	20.14±1.36	0.30	6.76	20.29±0.92	1.05	4.52
	502.00	510.00±11.32	1.59	2.22	507.79±20.94	1.15	4.12
	4 016.00	3 928.52±127.23	−2.18	3.24	3 976.14±240.51	−0.99	6.05
补骨脂素	20.00	20.73±0.58	3.65	2.80	20.36±0.75	1.80	3.68
	500.00	543.19±3.61	8.64	0.66	506.60±32.13	1.32	6.34
	4 000.00	4 209.04±96.27	5.23	2.29	3 811.32±324.74	−4.72	8.52
异补骨脂素	20.70	21.42±0.72	3.48	3.37	20.97±0.99	1.30	4.71
	517.50	560.90±3.35	8.39	0.60	530.36±31.35	2.49	5.91
	4 140.00	4 365.06±72.75	5.44	1.67	4 040.58±274.42	−2.40	6.79

6. **稳定性考察** 取大鼠空白血浆,配制低浓度(补骨脂苷:21.06;异补骨脂苷:20.08;异补骨脂素:20.00;补骨脂素:20.70)、中浓度(补骨脂苷:526.50;异补骨脂苷:502.00;异补骨脂素:500.00;补骨脂素:517.50)、高浓度(补骨脂苷:4 212.00;异补骨脂苷:4 016.00;异补骨脂素:4 000.00;补骨脂素:4 140.00)的血浆样品,参照"血浆样品的处理"方法处理,进样分析,各个影响因素均平行处理 6 份样本,分别考察其在室温 8 h 放置、反复冻融 1 次和 3 次、处理后样品于进样盘放置 24 h 及在 −80 ℃ 冰箱内放置 14 d 的稳定性,根据校正曲线,计算血浆样品中目标化合物的实测浓度,与 0 h 时样品测定结果相比较计算其稳定性结果。结果表明血浆样品中各成分在不同条件下的 RE 值均小于 6.14%,符合药代动力学研究要求,表明大鼠血浆样品供试品溶液在不同条件下均稳定。

二、大鼠灌胃补骨脂水提液和苯并呋喃苷部位的药代动力学研究

1. **给药剂量** 大鼠灌胃给予补骨脂水提液(相当于生药 3.87 g/kg 剂量,其中补骨脂苷:50.90 mg/kg;异补骨脂苷:39.62 mg/kg;补骨脂素:0.61 mg/kg;异补骨脂素:0.46 mg/kg)和苯并呋喃苷部位(其中补骨脂苷:91.17 mg/kg;异补骨脂苷:60.05 mg/kg)。

2. **给药方案** 大鼠 12 只随机分成 2 组,每组 6 只,适养一周后,分别单剂量灌胃给予补骨脂水提液和苯并呋喃苷部位;给药前禁食 12 h,自由饮水。

3. **取血时间** 灌胃给予补骨脂水提液和苯并呋喃苷部位,于给药后 0.083、0.25、0.5、1、1.5、2、2.5、3、4、6、8、10、12、18、24 和 30 h 眼底静脉丛取血,置于预先肝素化的塑料管内,8 000 r/min 离心 10 min,取血浆,−80 ℃ 冷冻保存。

4. **血浆样品预处理** 取血浆样品 50 μL,精密加入 480 ng/mL 的槐角苷内标溶液

125 μL，涡旋 1 min 后 14 000 r/min 离心 10 min；取上清液 100 μL 至 1.5 mL 离心管中，加入 50 μL 纯水，涡旋 1 min 后 14 000 r/min 离心 10 min，取上清液 2 μL，进样分析。

5. 血浆样品分析结果[1]　在测定血浆样品时，建立随行标准曲线，并随行测定高、中、低三个浓度的质控样品，每个浓度双样本，均匀分布在未知样品测试顺序中，根据随行标准曲线计算血浆样品和质控样品的浓度，质控样品的相对偏差<15%。

大鼠灌胃给予补骨脂水提液和苯并呋喃苷部位后，各采血时间点血浆样品中补骨脂苷、异补骨脂苷、补骨脂素和异补骨脂素浓度见表 5-4 和表 5-5，平均血药浓度-时间曲线见图 5-2。

表 5-4　大鼠灌胃给予补骨脂水提液后四种目标成分的血药浓度测定结果($n=6$)

时间(h)	血药浓度(ng/mL)							
	补骨脂苷		异补骨脂苷		补骨脂素		异补骨脂素	
	平均值	SD	平均值	SD	平均值	SD	平均值	SD
0.08	278.76	101.79	209.00	82.19	26.40	14.30	62.65	44.95
0.25	481.54	107.51	407.82	152.43	123.26	67.29	205.43	113.22
0.5	743.54	203.35	915.52	435.59	235.94	161.17	342.14	239.05
1	1 049.39	246.23	1 627.01	1 028.91	343.98	230.57	390.33	246.54
1.5	1 213.24	236.21	2 061.89	1 334.12	448.98	296.21	480.90	247.89
2.0	1 257.65	250.39	2 133.18	1 368.05	595.74	395.58	565.05	284.09
2.5	1 378.38	298.01	2 337.51	1 446.25	697.59	437.53	647.65	260.21
3	1 393.31	229.36	2 410.90	1 635.74	913.71	556.66	786.99	330.85
4	1 138.64	314.19	1 861.28	1 262.98	1 406.86	802.72	969.39	414.57
6	845.39	139.12	900.33	336.42	2 975.18	1 736.16	1 591.73	752.48
8	598.00	149.92	507.04	144.44	3 479.13	1 684.49	1 886.03	763.47
10	472.55	167.57	406.66	151.08	3 633.26	1 279.35	2 014.04	898.81
12	396.50	177.88	517.45	187.00	3 138.12	1 420.62	1 814.57	692.31
18	140.10	75.62	226.24	75.68	534.66	227.59	466.29	254.26
24	22.59	10.67	90.82	26.00	245.02	125.46	158.93	72.96
30	16.74	5.95	28.46	10.67	28.25	11.20	24.21	4.83

表 5-5　大鼠灌胃给予苯并呋喃苷部位后四种目标成分的血药浓度测定结果($n=6$)

时间(h)	血药浓度(ng/mL)							
	补骨脂苷		异补骨脂苷		补骨脂素		异补骨脂素	
	平均值	SD	平均值	SD	平均值	SD	平均值	SD
0.08	106.81	44.54	75.71	23.17	15.95	10.50	72.57	37.81
0.25	350.85	90.58	176.52	63.95	54.68	23.56	186.31	72.50
0.5	682.10	210.67	267.25	105.94	189.90	70.51	343.98	144.26
1.0	928.90	272.86	371.17	113.74	459.97	191.36	482.54	175.17
1.5	1 394.53	431.05	642.66	222.04	698.35	285.26	660.09	266.56

(续表)

时间(h)	血药浓度(ng/mL)							
	补骨脂苷		异补骨脂苷		补骨脂素		异补骨脂素	
	平均值	SD	平均值	SD	平均值	SD	平均值	SD
2.0	1 778.44	398.49	898.04	237.24	975.81	451.36	794.98	302.68
2.5	2 105.07	650.56	1 063.40	253.68	1 061.10	504.62	850.93	327.62
3.0	2 357.05	749.54	1 221.51	389.21	1 193.19	506.36	877.47	290.40
4.0	1 781.80	675.49	952.46	444.54	1 312.13	525.63	931.28	283.83
6.0	714.68	267.47	566.29	270.41	2 207.39	582.91	1 326.78	384.81
8.0	426.43	161.91	470.84	239.55	2 614.25	603.93	1 416.39	367.54
10.0	231.01	111.65	355.19	206.04	2 204.75	816.43	1 294.12	389.91
12.0	161.00	60.25	362.60	140.55	1 978.98	902.46	1 211.26	382.87
18.0	82.99	45.44	247.17	133.63	782.09	635.81	622.46	419.47
24.0	35.42	27.10	126.70	90.81	202.52	78.73	350.78	76.85
30.0	13.89	2.63	51.08	21.39	10.38	0.53	10.44	0.46

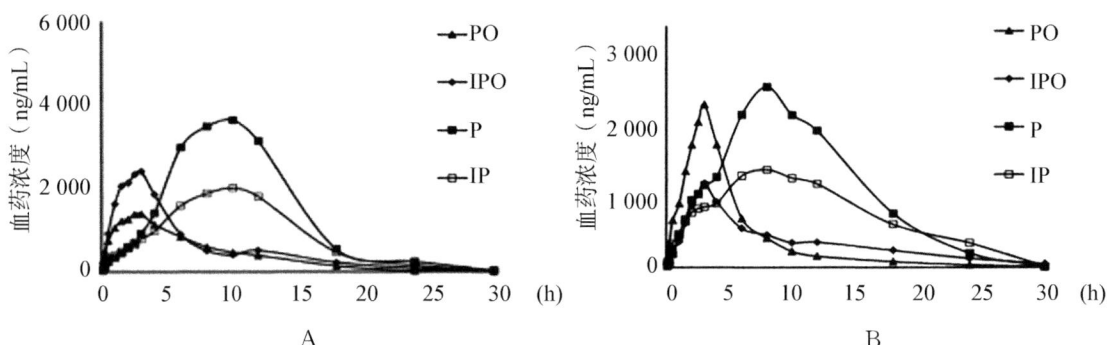

图5-2 大鼠灌胃给予补骨脂水提液(A)和苯并呋喃苷部位(B)后补骨脂苷、异补骨脂苷、补骨脂素和异补骨脂素的血药浓度-时间曲线

6. 药代动力学参数分析结果 采用药物代谢动力学统计软件 DAS(Drug And Statistic,版本2.1.1)对血浆样品测定结果进行拟合,结果见表5-6。

表5-6 四种化合物在大鼠体内的主要药动学参数($n=6$)

化合物	药代参数	补骨脂水提液(平均值±SD)	苯并呋喃苷部位(平均值±SD)
补骨脂苷	T_{max}(h)	2.58±0.59	3.17±0.41
	C_{max}(μg/mL)	1.46±0.24	2.37±0.74
	AUC_{0-t}(μg·h/mL)	12.01±2.47	11.79±3.31
	$AUC_{0-\infty}$(μg·h/mL)	12.10±2.49	11.95±3.30
	MRT_{0-t}(h)	6.64±0.94	5.05±1.08
	$MRT_{0-\infty}$(h)	6.83±0.91	5.38±1.23

(续表)

化合物	药代参数	补骨脂水提液 (平均值±SD)	苯并呋喃苷部位 (平均值±SD)
异补骨脂苷	T_{max} (h)	2.58±0.59	3.00±0.00
	C_{max} (μg/mL)	2.58±1.60	1.22±0.39
	AUC_{0-t} (μg·h/mL)	16.82±6.45	10.57±3.34
	$AUC_{0-\infty}$ (μg·h/mL)	17.21±6.46	11.54±3.89
	MRT_{0-t} (h)	7.33±1.79	9.15±1.80
	$MRT_{0-\infty}$ (h)	8.16±1.78	12.34±3.19
补骨脂素	T_{max} (h)	9.00±1.67	8.00±1.27
	C_{max} (μg/mL)	3.97±1.26	2.66±0.59
	AUC_{0-t} (μg·h/mL)	41.14±16.20	31.85±12.75
	$AUC_{0-\infty}$ (μg·h/mL)	41.31±16.13	33.19±12.18
	MRT_{0-t} (h)	10.10±1.05	9.68±1.47
	$MRT_{0-\infty}$ (h)	10.21±1.03	10.60±1.95
异补骨脂素	T_{max} (h)	10.00±1.27	7.67±0.82
	C_{max} (μg/mL)	2.13±0.82	1.47±0.34
	AUC_{0-t} (μg·h/mL)	25.31±9.40	21.44±8.17
	$AUC_{0-\infty}$ (μg·h/mL)	25.46±9.40	22.95±7.75
	MRT_{0-t} (h)	10.32±0.67	10.28±1.68
	$MRT_{0-\infty}$ (h)	10.48±0.67	11.86±1.41

文献报道，补骨脂中香豆素类成分补骨脂素在健康小鼠和 S180 小鼠体内药时曲线呈一室模型[2]，且补骨脂素和异补骨脂素在 S180 小鼠、SD 大鼠、兔体内吸收呈双峰[2,3]。药代动力学研究结果表明，灌胃给予大鼠补骨脂水提液后，主要药代动力学特征为：①补骨脂苷和异补骨脂苷的血药浓度达峰时间与补骨脂素和异补骨脂素的血药浓度达峰时间相差甚远，补骨脂苷和异补骨脂苷在 2.58 h 分别达到最大血药浓度（C_{max}）1.46 μg/mL 和 2.58 μg/mL，而补骨脂素和异补骨脂素分别在 9 h 和 10 h 分别达到最大血药浓度（C_{max}）3.97 μg/mL 和 2.13 μg/mL。②与补骨脂苷和异补骨脂苷相比，补骨脂素和异补骨脂素的体内消除过程缓慢，补骨脂苷和异补骨脂苷在体内的平均滞留时间（MRT_{0-t}）为 6.64 h 和 7.33 h，而补骨脂素和异补骨脂素在体内的 MRT_{0-t} 为 10.10 h 和 10.32 h。③前期研究结果表明补骨脂水提液中补骨脂苷和异补骨脂苷的含量是补骨脂素和异补骨脂素的数倍，但灌胃给予大鼠补骨脂水提液后，大鼠体内药代动力学参数显示，补骨脂苷、异补骨脂苷、补骨脂素和异补骨脂素的浓度-时间曲线下面积（AUC_{0-t}）分别为 12.01±2.47、16.82±6.45、41.14±16.20 和 25.31±9.40 μg·h/mL，推断香豆素苷类成分与其对应苷元存在转化关系，导致苷元成分补骨脂素和异补骨脂素体内血药浓度增加、达峰时间延长、消除缓慢。

研究发现，大鼠灌胃苯并呋喃苷部位（只含补骨脂苷和异补骨脂苷）后，血浆中检测到大量补骨脂素和异补骨脂素，补骨脂苷、异补骨脂苷、补骨脂素和异补骨脂素的药物最大浓度（C_{max}）分别为 2.37±0.74、1.22±0.39、2.66±0.59 和 1.47±0.34 μg/mL，达峰时间（T_{max}）分别为 3.17±0.41、3.00、8.00±1.27 和 7.67±0.82 h。与灌胃补骨脂水提液相比，各化合物在体内的药代动力学行为基本一致，表明灌胃给予大鼠补骨脂水提液后，血浆中部分补骨脂素和异补骨脂素由补骨脂苷和异补骨脂苷转化而来,从而导致补骨脂素和异补骨脂素达峰时间延长、消除缓慢。

第二节 补骨脂苷和异补骨脂苷体外生物转化研究

一、补骨脂苷和异补骨脂苷在不同pH值缓冲液和模拟消化液中的生物转化研究

(一) 药品

补骨脂药材购于安徽亳州药材市场,经天津中医药大学教研室李天祥老师鉴定为补骨脂(*Psoralea corylifolia* L.)的果实。

补骨脂素对照品(批号:110739-200511,中国食品药品检定研究院);异补骨脂素对照品(批号:110738-200511,中国食品药品检定研究院);补骨脂苷和异补骨脂苷自制。

(二) 实验方法

1. 色谱与质谱条件 色谱柱:Acquity UPLC BEH C18(2.1 mm×50 mm,1.7 μm);柱温:60 ℃;进样体积:2 μL;流速:0.2 mL/min;流动相:甲醇(A)-0.1%甲酸水溶液(B)梯度洗脱:0~5 min,10%~60% A。

电喷雾离子源(ESI);正离子扫描;多反应监测(MRM)模式;毛细管电压:3.8 kV;离子源温度:150 ℃;脱溶剂气温度:400 ℃;脱溶剂气流量:400 L/h;锥孔气流量:50 L/h;碰撞气(氩气):0.20 mL/min。

2. 缓冲溶液的配制 本研究参照《中华人民共和国药典》配制不同pH值缓冲溶液。

pH 1.2 缓冲溶液:0.29 g NaCl 和 0.7 mL HCL 溶于 100 mL 水中。

pH 4.5 缓冲溶液:取 0.2 M 磷酸二氢钾溶液 100 mL,用 0.2 M 氢氧化钠溶液调节 pH 值至 4.5。

pH 6.8 缓冲溶液:0.68 g 磷酸二氢钾和 0.7 mL 0.2 M 的氢氧化钠溶于 100 mL 水中。

pH 7.4 缓冲溶液:取 0.2 M 磷酸二氢钾溶液 50 mL 和 0.2 M 氢氧化钠溶液 35 mL,加蒸馏水稀释至 200 mL,混匀。

用pH计标定各缓冲液的pH值,冷藏保存。

3. 模拟消化液的配制 胃液的主要成分是胃酸(盐酸),空腹时胃液的pH值为0.9~1.5,饮水或进食后pH值为3.0~5.0;小肠液的pH值为5.0~7.4。

本实验依据《中华人民共和国药典》,配制模拟空腹胃液和模拟小肠液,在此基础上采用Na_2CO_3溶液调节pH值配制模拟进食胃液。每100 mL模拟空腹胃液加1 g胃蛋白酶,每100 mL模拟小肠液加1 g胰蛋白酶,作为含酶模拟消化液。配制的模拟消化液见表5-7。

表5-7 配制的模拟消化液

模拟体液	空腹胃液 (含酶、无酶)	进食胃液 (无酶)	小肠液 (含酶、无酶)
pH值	1.20	4.90	6.80

4. 对照品储备液的配制 分别取补骨脂苷、异补骨脂苷对照品 2.05 mg 和 2.02 mg,精密称定,分别置于 10 mL 棕色容量瓶中,用超纯水溶解并定容至刻度,配制成浓度分别为 0.205 mg/mL 和 0.202 mg/mL 的对照品储备液;分别取补骨脂素、异补骨脂素对照品 22.26 mg 和 22.91 mg,精密称定,分别置于 10 mL 棕色容量瓶中,用少量 DMSO 助溶后,甲醇溶解并定容至刻度,配制成浓度分别为 2.226 mg/mL 和 2.291 mg/mL 的对照品储备液,于 4 ℃ 冰箱中保存,备用。

5. 样品溶液的制备 分别精密吸取补骨脂苷、异补骨脂苷对照品贮备液 0.5 mL,用以上不同 pH 值缓冲液和模拟胃液稀释至 10 mL,涡旋混匀,样品溶液中补骨脂苷和异补骨脂苷的浓度为 10.25 μg/mL 和 10.10 μg/mL;将配制好的样品放置于 37 ℃ 水浴中孵育,于 0、0.5、1、1.5、2、4、6、8、10、12 h 取样。

分别精密吸取补骨脂苷和异补骨脂苷对照品贮备液 0.5 mL,用模拟小肠液稀释至 10 mL,涡旋混匀,样品溶液中补骨脂苷和异补骨脂苷的浓度为 10.25 μg/mL 和 10.10 μg/mL。将配制好的样品放置于 37 ℃ 水浴中孵育,于 0、0.5、1、1.5、2、4、6、8、10、12、16、20、24 和 30 h 取样。

6. 样品的预处理 不同时间点所取的样品溶液与甲醇 1∶1 稀释,涡旋混匀,14 000 r/min 离心 10 min,上清液进样分析,进样量 2 μL,平行 3 份样本。

(三) 不同 pH 值缓冲溶液中四种化合物分析方法的验证

1. 专属性研究 取空白 pH 值缓冲溶液、空白模拟消化液、混合对照品溶液 2 μL 注入超高效液相色谱-质谱联用仪,依法测定,结果表明不同 pH 值缓冲溶液、模拟消化液中内源性物质不干扰补骨脂苷、异补骨脂苷、补骨脂素、异补骨脂素的测定。

2. 标准曲线的绘制 精密吸取各对照品储备液适量,置于同一 5 mL 棕色容量瓶中,用 0.05 mol/L NaCl 定容,配制成含补骨脂苷 20.50 μg/mL、异补骨脂苷 20.20 μg/mL、补骨脂素 89.04 ng/mL 和异补骨脂素 91.64 ng/mL 的混合对照品溶液,并用 0.05 mol/L NaCl 逐级稀释,配制成含补骨脂苷浓度为 10.25、5.13、2.56、1.28、0.64 μg/mL,含异补骨脂苷浓度为 10.10、5.05、2.53、1.26、0.63 μg/mL,含补骨脂素浓度为 44.52、22.26、11.13、5.57、2.78 ng/mL,含异补骨脂素浓度为 45.82、22.91、11.46、5.73、2.86 ng/mL 的系列混合对照品溶液,摇匀,吸取上述混合对照品溶液 2 μL 进行分析。以对照品浓度为横坐标(x),峰面积为纵坐标(y)绘制标准曲线,结果见表 5-8,表明各化合物在相应浓度范围内线性关系良好。

表 5-8 线性关系考察($n=3$)

化合物	回归方程	相关系数(r^2)	线性范围(ng/mL)
补骨脂苷	$y=261.2x-11.23$	0.999 9	640~20 500
异补骨脂苷	$y=341.9x-11.52$	0.999 9	630~10 100
补骨脂素	$y=143.7x+73.65$	0.999 8	2.78~89.04
异补骨脂素	$y=238.9x-130.4$	0.999 7	2.86~91.64

3. 精密度试验 精密吸取各对照品储备液适量,用 0.05 M/L NaCl 配制低浓度(补骨

脂苷:1.28 μg/mL、异补骨脂苷:1.26 μg/mL、补骨脂素:5.57 ng/mL、异补骨脂素:5.73 ng/mL)、中浓度(补骨脂苷:5.13 μg/mL、异补骨脂苷:5.05 μg/mL、补骨脂素:22.26 ng/mL、异补骨脂素:22.91 ng/mL)、高浓度(补骨脂苷:16.40 μg/mL、异补骨脂苷:16.16 μg/mL、补骨脂素:71.23 ng/mL、异补骨脂素:73.31 ng/mL)的混合对照品溶液,按照上述分析方法,每个浓度重复进样6次,测定批内精密度。取低、中、高三个浓度的混合对照品溶液连续进样3天,测定批间精密度。结果见表5-9,表明低、中、高三个浓度QC样品的批内精密度和批间精密度均符合生物样品测定要求。

表 5-9 四种化合物的精密度实验结果

化合物		标示量*	平均值±SD	RSD%
补骨脂苷	批内($n=6$)	1.28	1.32±0.01	1.03
		5.13	5.17±0.02	0.47
		16.40	16.60±0.08	0.48
	批间($n=3$)	1.28	1.29±0.02	1.44
		5.13	5.17±0.04	0.71
		16.40	16.23±0.03	2.04
异补骨脂苷	批内($n=6$)	1.26	1.28±0.01	0.57
		5.05	5.02±0.02	0.44
		16.16	16.02±0.04	0.28
	批间($n=3$)	1.26	1.28±0.01	0.81
		5.05	5.07±0.05	1.02
		16.16	15.84±0.24	1.52
补骨脂素	批内($n=6$)	5.57	5.79±0.06	1.09
		22.26	22.39±0.44	1.94
		71.23	71.29±1.72	2.41
	批间($n=3$)	5.57	5.57±0.23	4.10
		22.26	22.44±0.68	3.05
		71.23	68.70±2.37	3.45
异补骨脂素	批内($n=6$)	5.73	5.70±0.16	2.74
		22.91	22.96±0.24	1.06
		73.31	72.71±1.40	1.92
	批间($n=3$)	5.73	5.69±0.11	1.95
		22.91	22.96±0.48	2.09
		73.31	71.04±1.88	2.65

*补骨脂苷和异补骨脂苷浓度单位 μg/mL;补骨脂素和异补骨脂素浓度单位 ng/mL

4. 稳定性试验 精密吸取各对照品储备液适量,用0.05 M/L NaCl配制低浓度(补骨脂苷:1.28 μg/mL、异补骨脂苷:1.26 μg/mL、补骨脂素:5.57 ng/mL、异补骨脂素:5.73 ng/mL)、中浓度(补骨脂苷:5.13 μg/mL、异补骨脂苷:5.05 μg/mL、补骨脂素:22.26 ng/mL、异补骨脂素:22.91 ng/mL)、高浓度(补骨脂苷:16.40 μg/mL、异补骨脂苷:16.16 μg/mL、补骨脂素:71.23 ng/mL、异补骨脂素:73.31 ng/mL)三个浓度的混合对照品溶液,每个浓度平行处理6份样品,放置于37℃水浴中孵育,分别于0、1、2、4、6、8、12、24 h取样,按上述色谱条件进样 2 μL,测定各成分的峰面积,计算 RSD。结果表明四种成分在供试品溶液中孵育 24 h 基本稳定,RSD 均小于 4.47%。

5. 回收率试验　精密吸取各对照品储备液适量,分别采用与模拟胃液离子强度相当的溶液(0.05 mol/L NaCl 溶液)和模拟肠液(pH 6.8 磷酸缓冲液)配制低浓度(补骨脂苷:1.28 μg/mL、异补骨脂苷:1.26 μg/mL、补骨脂素:5.57 ng/mL、异补骨脂素:5.73 ng/mL)、中浓度(补骨脂苷:5.13 μg/mL、异补骨脂苷:5.05 μg/mL、补骨脂素:22.26 ng/mL、异补骨脂素:22.91 ng/mL)、高浓度(补骨脂苷:16.40 μg/mL、异补骨脂苷:16.16 μg/mL、补骨脂素:71.23 ng/mL、异补骨脂素:73.31 ng/mL)三个浓度的混合对照品溶液,每个浓度平行处理 6 份样品,按上述色谱条件进样 2 μL,计算回收率,四种化合物的回收率在 97.90%~101.22%,RSD 小于 5.21%,结果见表 5-10。

表 5-10　四种化合物的回收率实验结果($n=6$)

化合物	标示量*	回收率(Mean±SD)	RSD(%)
补骨脂苷	1.28	100.71±1.18	1.17
	5.13	99.58±0.71	0.72
	16.40	98.03±1.44	1.47
异补骨脂苷	1.26	98.62±3.57	3.62
	5.05	99.36±4.27	4.30
	16.16	100.08±3.68	3.68
补骨脂素	5.57	97.90±2.33	2.38
	22.26	101.22±3.50	3.45
	71.23	99.36±5.18	5.21
异补骨脂素	5.73	98.62±3.57	3.62
	22.91	99.36±4.27	4.30
	73.31	100.08±3.68	3.68

*补骨脂苷和异补骨脂苷浓度单位 μg/mL;补骨脂素和异补骨脂素浓度单位 ng/mL

(四) 研究结果

1. 补骨脂苷在不同模拟消化液中的生物转化　补骨脂苷在不同模拟消化液中孵育 12 h 后会生成补骨脂素,且随着时间延长其的含量逐渐增加,但转化生成的补骨脂素含量较低,使补骨脂苷的含量基本没有发生改变。在转化最为明显的空腹胃液和人工胃液中,生成补骨脂素的量仅为 148.35 nM 和 89.10 nM;在进食胃液、小肠液 0~12 h 中,转化生成补骨脂素的量在 10~20 nM。另外,通过对无酶和含酶的空腹胃液、小肠液的样品测定结果进行比较,胃蛋白酶、胰蛋白酶的加入不影响补骨脂苷与补骨脂素之间的生物转化。

2. 异补骨脂苷在不同模拟消化液中的生物转化　异补骨脂苷在不同模拟消化液中孵育 12 h 后产生异补骨脂素,且随着时间延长异补骨脂素的含量逐渐增加。但转化生成的异补骨脂素的含量较低,使异补骨脂苷的含量基本没有发生改变,在转化最为明显的空腹胃液和人工胃液中,生成的异补骨脂素含量仅为 434.72 nM 和 230.80 nM;在进食胃液、小肠液 0~12 h 中,转化生成异补骨脂素的含量在 35~45 nM。另外,分别对无酶和含酶的空腹胃液、小肠液进行比较,结果说明加入胃蛋白酶、胰蛋白酶不影响异补骨脂苷与异补骨脂素之间的生物转化。

二、补骨脂苷和异补骨脂苷在大鼠肠道菌群厌氧培养液中的生物转化研究

(一) 样品溶液的配制

1. **对照品储备液的配制** 分别取补骨脂苷、异补骨脂苷对照品 10.2 mg 和 11.44 mg, 精密称定,分别置于 5 mL 棕色量瓶中,用超纯水溶解并定容至刻度,配制成浓度分别为 1.02 mg/mL 和 1.144 mg/mL 的对照品储备液;分别取补骨脂素、异补骨脂素对照品 22.26 mg 和 22.91 mg,精密称定,置于 10 mL 棕色量瓶中,用少量 DMSO 助溶后,甲醇溶解并定容至刻度,配制成浓度分别为 2.226 mg/mL 和 2.291 mg/mL 的对照品储备液,于 4 ℃ 条件下保存,备用。

2. **ABS 厌氧培养液的配制** 取 A 液 37.5 mL (0.78% K_2HPO_4)、B 液 37.5 mL [0.47% KH_2PO_4, 1.18% $NaCl$, 1.2% $(NH_4)_2SO_4$, 0.12% $CaCl_2$, 0.25% $MgSO_4 \cdot H_2O$] 和 C 液 50 mL (8% Na_2CO_3) 混匀;再加入 L-半胱氨酸 0.5 g, 2 mL 25% L-抗坏血酸,牛肉膏 1 g,蛋白胨 1 g,营养琼脂 1 g,加蒸馏水至 1 L,磁悬搅拌 2 h,调 pH 值至 7.5~8.0,121 ℃ 高压湿热灭菌 15 min,待冷却至室温后,备用。

3. **肠菌培养液的配制** 取健康大鼠的新鲜粪便,以 1 g∶5 mL 的比例与生理盐水混合研磨制成悬浊液,4 000 r/min 离心 10 min,取上清液 100 mL,按 1∶5 的比例加入 ABS 厌氧培养液 500 mL,震荡混合均匀,得到肠菌培养液。

4. **样品溶液的配制** 取新鲜配制的肠菌培养液 5 mL 置于培养皿,分别加入 100 μL 补骨脂苷 (1.02 mg/mL) 和异补骨脂苷 (1.14 mg/mL) 对照品溶液,混匀。

取灭活的肠菌培养液 5 mL 置于培养皿,分别加入 100 μL 补骨脂苷 (1.02 mg/mL) 和异补骨脂苷 (1.14 mg/mL) 对照品溶液,混匀。

5. **样品溶液的厌氧培养** 将上述样品溶液迅速置于厌氧培养袋中,打开厌氧发生袋和指示剂的外袋,迅速将其置于厌氧培养袋中,密封,恒温 37 ℃ 孵育,于 0、2、4、8、12、16、20 h 取样。

6. **样品溶液的预处理** 取样品溶液 200 μL 至 1.5 mL 离心管中,加入 200 μL 甲醇,涡旋 1 min 后 14 000 r/min 离心 10 min,取上清液进样分析,进样量 2 μL。

(二) 肠菌培养液中四种化合物分析方法确证

1. **专属性研究** 分别取空白肠菌培养液、空白肠菌培养液加混合对照品溶液、混合对照品溶液恒温 37 ℃ 孵育 2 h 后的样品,依法测定,四个化合物峰形对称,分离度好,肠菌培养液中内源性物质不干扰补骨脂苷、异补骨脂苷、补骨脂素、异补骨脂素的测定。

2. **标准曲线的绘制** 精密吸取各对照品储备液适量,置于同一 5 mL 棕色量瓶中,用灭活后的肠菌培养液 (121 ℃灭菌 15 min) 定容并逐级稀释,配制成含补骨脂苷浓度为 510.00、204.00、102.00、51.00、20.40、10.20、5.10 ng/mL;含异补骨脂苷浓度为 572.00、228.80、114.40、57.20、22.88、11.44、5.72 ng/mL;含补骨脂素浓度为 556.50、222.60、111.30、55.65、22.26、11.13、5.57 ng/mL;含异补骨脂素浓度为 572.75、229.10、114.55、57.28、22.91、11.46、5.73 ng/mL 的系列混合对照品溶液,样品预处理后取上清液 2 μL 进样分析。以样品中相应化合物的浓度为横坐标 (x),峰面积为纵坐标 (y) 绘制标准曲线,结果见表 5-11,表明各化合物在相应浓度范围内线性关系良好。

表 5-11　四种化合物的回归方程、相关系数、线性范围和最低定量限

化合物	回归方程($n=3$)	相关系数(r^2)	线性范围(ng/mL)	最低定量限(ng/mL)
补骨脂苷	$y=0.00064x+0.00091$	0.9999	5.10~510.00	5.10
异补骨脂苷	$y=0.001x+0.006$	0.9990	5.72~572.00	5.72
补骨脂素	$y=0.014x+0.066$	0.9990	5.57~556.50	5.57
异补骨脂素	$y=0.018x+0.098$	0.9990	5.73~572.75	5.73

3. 最低定量限　精密吸取各对照品储备液适量，用灭活后的肠菌培养液(121℃灭菌15 min)配制样品6份，预处理后取上清液2 μL进样分析，计算RSD值。结果表明，样品中补骨脂苷最低定量限为5.10 ng/mL(RSD=4.33%)，异补骨脂苷最低定量限为5.72 ng/mL(RSD=5.82%)，补骨脂素最低定量限为5.57 ng/mL(RSD=3.09%)，异补骨脂素最低定量限为5.73 ng/mL(RSD=3.72%)。

4. 精密度试验　精密吸取各对照品储备液适量，用灭活后的肠菌培养液(121℃灭菌15 min)配制低浓度(补骨脂苷：10.20 ng/mL；异补骨脂苷：11.44 ng/mL；补骨脂素：11.13 ng/mL；异补骨脂素：11.46 ng/mL)、中浓度(补骨脂苷：51.00 ng/mL；异补骨脂苷：57.20 ng/mL；补骨脂素：55.65 ng/mL；异补骨脂素：57.28 ng/mL)、高浓度(补骨脂苷：408.00 ng/mL；异补骨脂苷：457.60 ng/mL；补骨脂素：445.20 ng/mL；异补骨脂素：458.20 ng/mL)的样品溶液，预处理后取上清液2 μL进样分析。每个浓度样品重复进样6次，测定批内精密度；取低、中、高三个浓度的样品溶液连续进样3天，测定批间精密度。准确度为测得浓度与理论浓度的比值。结果见表5-12，表明低、中、高三个浓度质控样品的批内精密度和批间精密度均符合生物样品测定要求。

表 5-12　4种化合物的精密度试验结果

化合物	标示浓度(ng/mL)	日内精密度($n=6$)			日间精密度($n=3$)		
		Mean±SD	RE%	RSD%	Mean±SD	RE%	RSD%
补骨脂苷	10.20	10.26±0.40	0.59	3.95	10.17±0.39	−0.29	3.79
	51.00	51.42±1.51	0.82	2.94	51.02±1.81	0.04	3.54
	408.00	423.88±5.78	3.89	1.36	411.57±12.48	0.88	3.03
异补骨脂苷	11.44	11.57±0.32	1.14	2.79	11.47±0.36	0.26	2.79
	57.20	58.02±1.70	1.43	2.93	58.29±1.70	1.91	2.93
	457.60	466.09±13.06	1.86	2.80	466.09±13.06	1.86	2.80
补骨脂素	11.13	11.50±0.40	3.32	3.45	11.26±0.43	1.17	3.80
	55.65	58.99±0.71	6.00	1.21	58.08±1.97	4.37	3.40
	445.20	426.97±13.64	−4.10	3.19	431.51±20.26	−3.08	4.70
异补骨脂素	11.46	11.87±0.24	3.62	2.03	11.50±0.48	0.39	4.21
	57.28	60.08±0.73	4.90	1.21	59.66±1.98	4.16	3.31
	458.20	432.93±11.71	−5.52	2.70	440.34±23.73	−3.90	5.39

5. 稳定性试验 灭活后的肠菌培养液(121℃灭菌15 min)5 mL置于培养皿,分别加入100 μL补骨脂苷(1.02 mg/mL)和异补骨脂苷(1.144 mg/mL)对照品溶液,混匀。每个取样时间点平行处理6份样品,于0、2、4、8、12、16、20 h取样;预处理后取上清液2 μL进样分析,计算样品的实测浓度,与0 h时样品中目标成分浓度相比评价其稳定性。结果表明,补骨脂苷、异补骨脂苷、补骨脂素、异补骨脂素在灭活大鼠肠菌培养液中稳定。

6. 回收率试验 精密吸取各对照品储备液适量,用灭活后的肠菌培养液(121℃灭菌15 min)配制低浓度(补骨脂苷:10.20 ng/mL;异补骨脂苷:11.44 ng/mL;补骨脂素:11.13 ng/mL;异补骨脂素:11.46 ng/mL)、中浓度(补骨脂苷:51.00 ng/mL;异补骨脂苷:57.20 ng/mL;补骨脂素:55.65 ng/mL;异补骨脂素:57.28 ng/mL)、高浓度(补骨脂苷:408.00 ng/mL;异补骨脂苷:457.60 ng/mL;补骨脂素:445.20 ng/mL;异补骨脂素:458.20 ng/mL)三个浓度的样品溶液,每个浓度平行处理6份样品,预处理后取上清液2 μL进样分析,计算回收率,4个化合物的回收率在85.55%~106.72%,RSD小于8.19%。

(三) 实验结果

1. 补骨脂苷在大鼠肠道菌群培养液中的生物转化 补骨脂苷在大鼠肠菌培养液中孵育后含量随时间呈明显下降趋势,同时在 $t_R=4.5$ min 处有代谢物峰出现,随时间其含量逐渐增加(表5-13和图5-3),通过与补骨脂素保留时间和一级、二级质谱数据比较,证实补骨脂苷在4 h内在大鼠肠道菌群作用下被转化为补骨脂素,转化率为92.14%。

表5-13 大鼠肠道菌群厌氧孵育不同时间补骨脂苷和补骨脂素的浓度变化情况($n=6$)

取样时间 (min)	补骨脂苷		补骨脂素	
	浓度(μM)	SD	浓度(μM)	SD
0.00	1.40	0.01	0.00	0.00
2.00	0.15	0.04	1.07	0.02
4.00	—	0.00	1.29	0.01
8.00	—	0.00	1.29	0.03
12.00	—	0.00	1.29	0.01
16.00	—	0.00	1.29	0.02
20.00	—	0.00	1.27	0.04

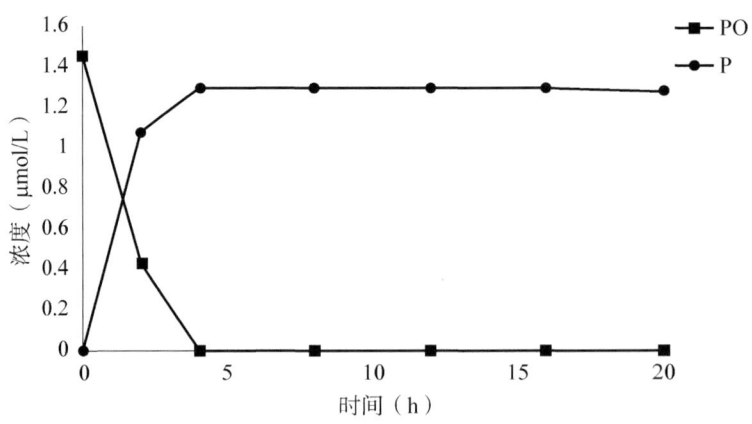

图5-3 补骨脂苷在大鼠肠道菌群作用下的转化情况

2. 异补骨脂苷在大鼠肠道菌群培养液中的生物转化 异补骨脂苷在大鼠肠菌培养液中厌氧孵育后含量随时间呈明显下降趋势,同时在 $t_R=6.2$ min 处有代谢物峰出现,随时间其含量逐渐增加(表 5-14 和图 5-4),通过与异补骨脂素保留时间和一级、二级质谱数据比较,证实异补骨脂苷在 4 h 内在大鼠肠道菌群作用下被转化为异补骨脂素,转化率为 97.92%。

表 5-14 大鼠肠道菌群厌氧孵育不同时间后异补骨脂苷和异补骨脂素的浓度变化情况($n=6$)

取样时间 (min)	异补骨脂苷		异补骨脂素	
	含量(μM)	SD	含量(μM)	SD
0.00	1.44	0.02	—	0.00
2.00	0.43	0.01	0.97	0.03
4.00	—	0.00	1.38	0.04
8.00	—	0.00	1.39	0.02
12.00	—	0.00	1.41	0.03
16.00	—	0.00	1.41	0.04
20.00	—	0.00	1.41	0.02

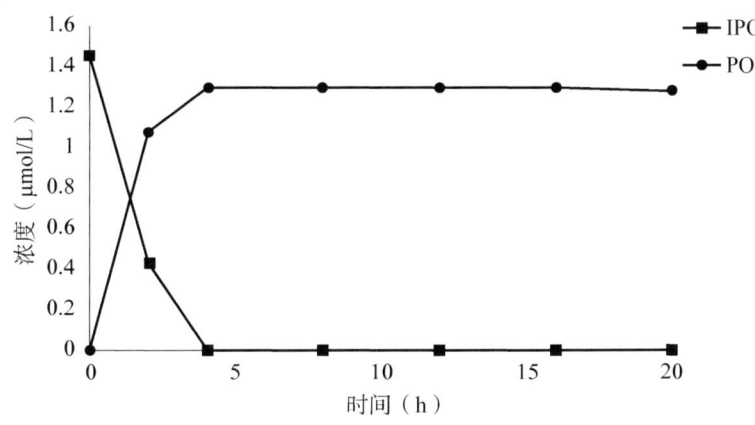

图 5-4 异补骨脂苷在大鼠肠道菌群作用下的转化情况

· 参考文献 ·

[1] Wang YF, Liu YN, Xiong W, et al. A UPLC-MS/MS method for *in vivo* and *in vitro* pharmacokinetic studies of psoralenoside, isopsoralenoside, psoralen and isopsoralen from Psoralea corylifolia extract [J]. J Ethnopharmacol, 2014,151(1):609-617.
[2] 黄熙,蒋永培,杨易灿,等.补骨脂素混合结晶在健康和 S180 小鼠体内的药代动力学研究[J].中草药,1991,22(8):361-363.
[3] 欧卫平,宓穗卿,黄天来,等.补骨脂内酯 HPLC 测定及体内动力学研究[J].中药新药与临床药理,2000,11(2):107-109.

第六章 补骨脂呋喃香豆素类成分的肝毒性评价及其机制研究

第一节 基于 UPLC‑Q‑TOF‑MS 技术的大鼠肝脏中暴露的呋喃香豆素类成分分析研究

补骨脂素和异补骨脂素已被证明为体内肝毒性化合物，影响肝脏系数、血清生化指标及肝脏组织病理学等。但是，除了补骨脂素和异补骨脂素外，其他呋喃香豆素类化合物是否会引起肝细胞损伤，这对阐明呋喃香豆素糖苷、苷元的肝毒性差异具有重要意义。阐明肝脏中暴露的呋喃香豆素化合物是进一步研究肝毒性成分的前提和基础。本部分采用 UPLC‑Q‑TOF‑MS 技术揭示大鼠灌胃给药补骨脂水提物后肝脏内的暴露物质，为进一步研究补骨脂的肝毒性奠定基础。

一、检测方法的构建

（一）色谱条件

色谱仪：ACQUITY UPLC ® H class plus；色谱柱：ACQUITY UPLC ® BEH C18（2.1×100 mm，1.7 μm）；检测波长：246 nm；进样量：2 μL；流速：0.3 mL/min；柱温：60 ℃；流动相：0.1%甲酸溶液(A)‑甲醇(B)，梯度洗脱程序见表 6‑1。

表 6‑1 流动相梯度洗脱条件

时间(min)	流动相	
	A(%)	B(%)
0	85	15
7	22	78
9	16	84

（二）UPLC‑Q‑TOF‑MS 条件

色谱条件：流动相 A 为 0.1%甲酸溶液，流动相 B 为甲醇，流速为 0.3 mL/min，梯度洗脱程序同表 6‑1，柱温为 60 ℃，进样量 5 μL。

质谱条件：Agilent 6550 iFunnel Q‑TOF 质谱仪，正离子或负离子工作模式。

采集参数：质量扫描范围为 m/z 100～1500，超高纯氮气和氮气发生器产生的氮气分别用于碰撞气和鞘气/辅助气体。气体温度设置为200 ℃,干燥气体流速为12 L/min,雾化气压力为40 psi。鞘气的温度和流速分别为350 ℃和11 L/min。正离子模式下的喷嘴电压为1.5 kV,负离子模式下为-1.5 kV。毛细管电压为3 kV,碎片电压为380 V,碰撞能量为30 V。

(三) 对照品溶液的配制

分别取补骨脂苷(PO)、异补骨脂苷(IPO)对照品10.10、9.88 mg,精密称定,分别置于10 mL容量瓶中,用甲醇溶解并定容至刻度;分别取呋喃香豆素酸苷(FAG)、异呋喃香豆素酸苷(IFAG)、补骨脂素(P)、异补骨脂素(IP)4.98、4.95、4.98、4.96 mg,精密称定,分别置于5 mL容量瓶中,用甲醇溶解并定容至刻度;得到浓度为1.010、0.988、0.996、0.99、0.996、0.992 mg/mL的对照品储备液。

取补骨脂苷、异补骨脂苷、呋喃香豆素酸苷、异呋喃香豆素酸苷、补骨脂素、异补骨脂素对照品储备液适量于10 mL容量瓶中,用50%甲醇定容至刻度,制成浓度分别为36.87、14.92、2.49、1.88、2.29、3.27 μg/mL的混合对照品溶液。

(四) 灌胃样品的制备

称取100 g补骨脂药材,置于150 ℃恒温鼓风干燥箱中干燥2 h,待冷却至室温后置于圆底烧瓶中,加入8倍量的水回流提取1 h,回流提取两次,8层纱布过滤,合并滤液,混匀后浓缩,浓缩液加入4倍量的无水乙醇沉淀多糖,置于4 ℃条件下醇沉24 h后,抽滤得到上清液1 050 mL,用旋转蒸发仪减压浓缩除去乙醇,得到混悬溶液160 mL,作为灌胃样品(折合0.625 g生药/mL),置于-80 ℃冰箱保存。

(五) 动物实验

1. 实验动物分组及给药 6只雄性SD大鼠适应性喂养2~3日,随机分为两组,3只为空白对照组,3只为补骨脂给药组,给药组按照4.5 g生药/kg剂量连续灌胃14日,分别在给药第1日、第7日和第14日记录大鼠体重。灌胃第14日结束后当天处死大鼠,立即摘取肝组织,用生理盐水冲净肝组织表面血迹,滤纸吸干水分,用铝箔纸松软包裹置于液氮中迅速冻结成块,转移至-80 ℃冰箱保存。

2. 对照品溶液的配制(肝组织中成分分析) 分别取补骨脂苷、异补骨脂苷、呋喃香豆素酸苷、异呋喃香豆素酸苷、补骨脂素、异补骨脂素、呋喃香豆素酸、异呋喃香豆素酸对照品5.20、6.95、5.20、5.20、5.10、5.65、5.08、5.10 mg,精密称定,分别置于5 mL容量瓶中,用甲醇溶解并定容至刻度,得到浓度为1.04、1.39、1.04、1.04、1.02、1.13、1.016、1.02 mg/mL的对照品储备液。

取补骨脂苷、异补骨脂苷、呋喃香豆素酸苷、异呋喃香豆素酸苷、补骨脂素、异补骨脂素、呋喃香豆素酸、异呋喃香豆素酸对照品储备液适量于25 mL容量瓶中,用50%甲醇定容制成浓度分别为4.8、26.4、0.8、0.8、6.4、10.4、0.08、0.08 μg/mL的混合对照品溶液,并逐级稀释16倍。

3. 肝组织匀浆样品的制备 取肝组织2 g,在3 mL生理盐水中手动匀浆6~8 min,转移至离心管中超声破碎30 min,12 700 r/min、4 ℃离心10 min后,取匀浆上清液200 μL,加入800 μL甲醇沉淀蛋白,涡旋混匀后冰浴10 min使蛋白充分沉淀,12 700 r/min、4 ℃离心10 min,取上清液(1 mL)减压离心浓缩,用200 μL 80%甲醇复溶,12 700 r/min离心10 min,备用。

4. 模拟样品组样品的制备 取对照品溶液,分别加入 3 份空白对照组肝组织匀浆样品中($v:v=3:1$),混匀后 12 700 r/min 离心 10 min,备用。

二、补骨脂灌胃样品的成分分析

采用上述色谱条件对补骨脂灌胃样品进行分析,计算补骨脂苷、异补骨脂苷、呋喃香豆素酸苷、异呋喃香豆素酸苷、补骨脂素、异补骨脂素的含量,未检测到呋喃香豆素酸以及异呋喃香豆素酸,结果见图 6-1、表 6-2。

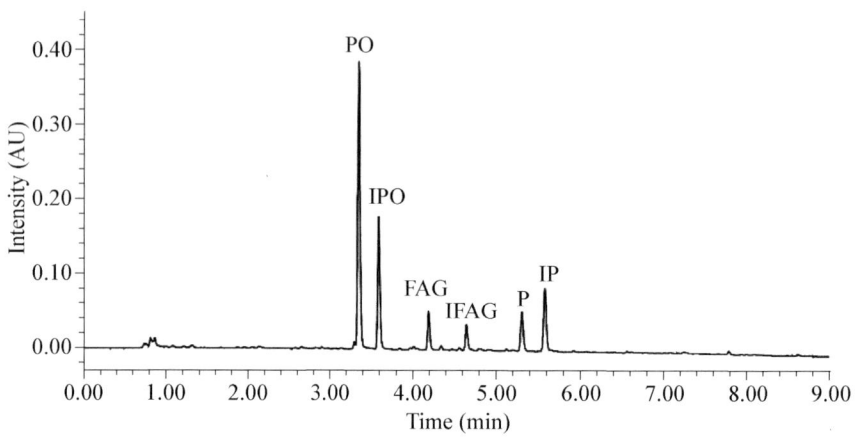

A 补骨脂灌胃样品

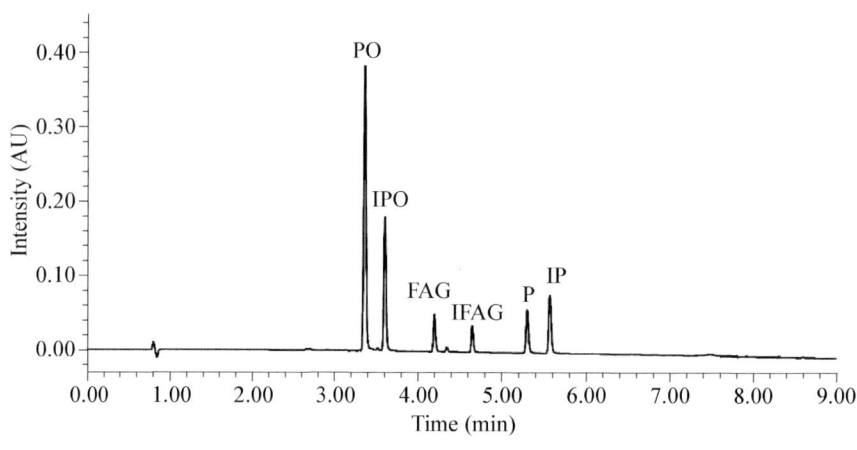

B 混合对照品

图 6-1 补骨脂灌胃样品和混合对照品的 UPLC-PDA 色谱图

表 6-2 灌胃样品溶液中各化合物的含量($n=2$)

化合物	对照品峰面积	样品峰面积	测定样品浓度(μg/mL)	灌胃样品含量(mg/mL)
PO	736 954.00	747 561.00	36.45	11.96
IPO	331 153.00	338 523.00	15.13	4.96
FAG	91 533.00	101 571.00	2.54	0.83

(续表)

化合物	对照品峰面积	样品峰面积	测定样品浓度(μg/mL)	灌胃样品含量(mg/mL)
IFAG	64 087.50	69 322.00	1.89	0.62
P	124 091.00	116 624.50	2.28	0.75
IP	162 072.00	183 063.00	3.31	1.09

结果表明,补骨脂灌胃样品中的主要成分为呋喃香豆素类化合物,灌胃样品溶液中补骨脂苷、异补骨脂苷、呋喃香豆素酸苷、异呋喃香豆素酸苷、补骨脂素和异补骨脂素的含量分别为 11.96、4.96、0.83、0.62、0.75 和 1.09 mg/mL,其中补骨脂苷的含量最高,且(异)补骨脂苷的总含量明显高于(异)呋喃香豆素酸苷;而且(异)补骨脂苷的酶解产物(异)补骨脂素含量明显高于(异)呋喃香豆素酸苷的酶解产物(异)呋喃香豆素酸,未检测到呋喃香豆素酸和异呋喃香豆素酸。

三、肝脏中暴露的呋喃香豆素成分分析

取对照品溶液、空白组及给药组肝组织匀浆样品、模拟样品组样品进行检测,实验流程见图 6-2;使用 Qualitative Analysis 10.0 采集数据,分别在正离子模式和负离子模式下提取质荷比 187.050 1、365.089 2 和 203.034 6 的质谱图。

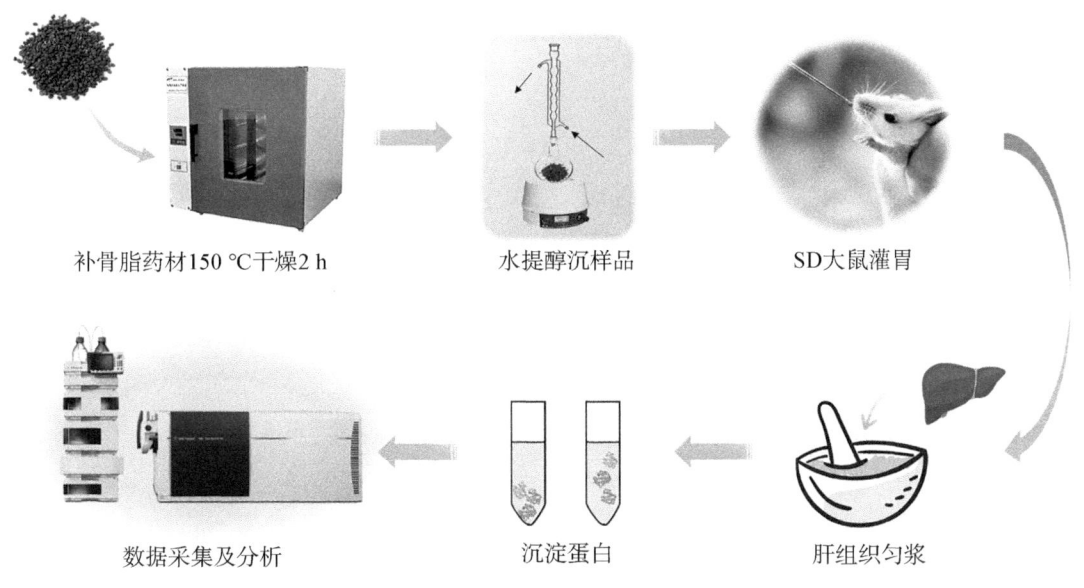

图 6-2 整体实验流程

由图 6-3～图 6-14 可知,通过比对对照品溶液和肝组织样品中化合物的保留时间和二级碎片,检测到肝脏中主要暴露成分为补骨脂苷、异补骨脂苷、补骨脂素和异补骨脂素;同时还检测到呋喃香豆素酸苷和异呋喃香豆素酸苷及微量的呋喃香豆素酸和异呋喃香豆素酸,大鼠肝脏中暴露化学成分如图 6-15 所示。

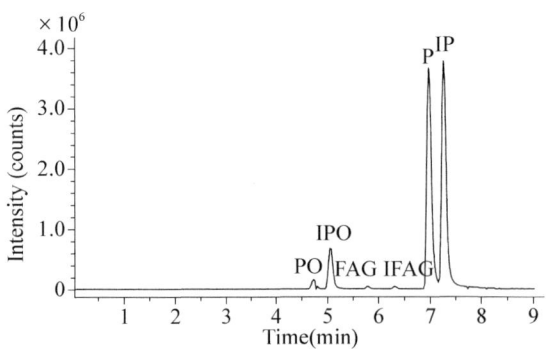

图6-3 正离子模式下对照品溶液中提取的 m/z 187.050 1 EIC 图

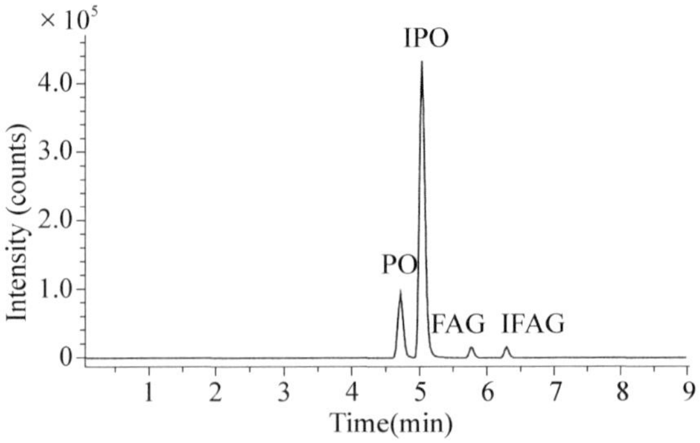

图6-4 负离子模式下对照品溶液中提取的 m/z 365.089 2 EIC 图

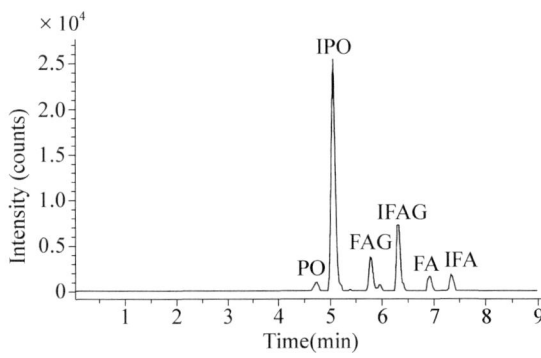

图6-5 负离子模式下对照品溶液中提取的 m/z 203.034 6 EIC 图

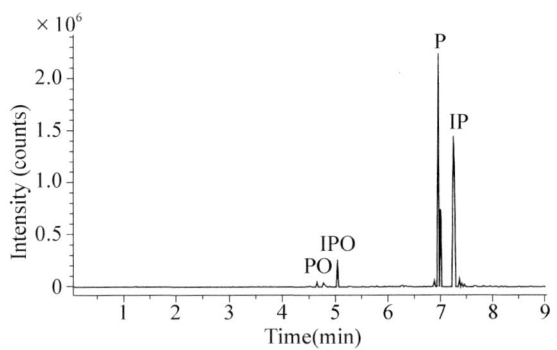

图6-6 正离子模式下给药组肝组织样品中提取的 m/z 187.050 1 EIC 图

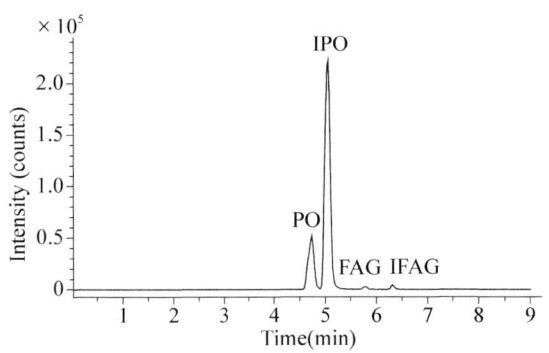

图6-7 负离子模式下给药组肝组织样品中提取的 m/z 365.089 2 EIC 图

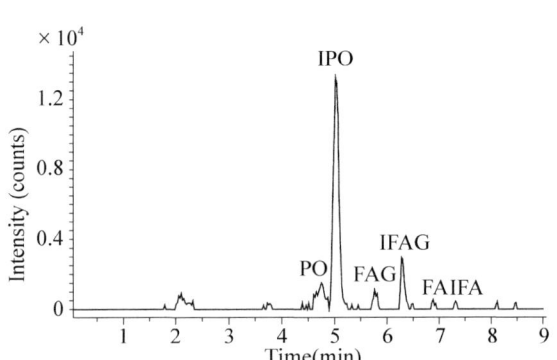

图6-8 负离子模式下给药组肝组织样品中提取的 m/z 203.034 6 EIC 图

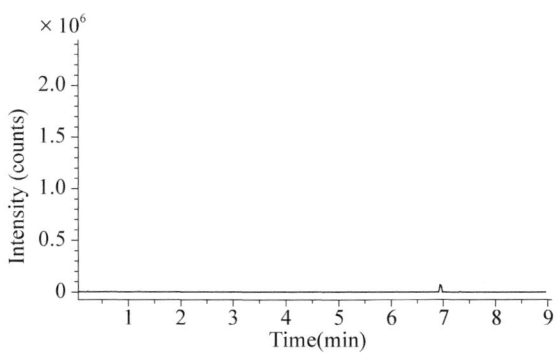

图 6-9　正离子模式下空白组肝组织样品中提取的 m/z 187.050 1 EIC 图

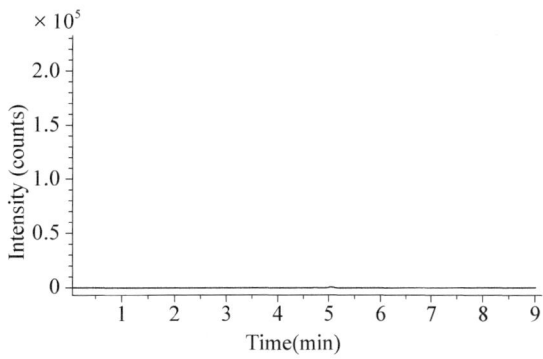

图 6-10　负离子模式下空白组肝组织样品中提取的 m/z 365.089 2 EIC 图

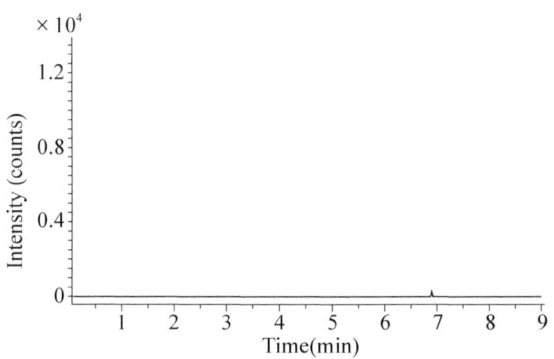

图 6-11　负离子模式下空白组肝组织样品中提取的 m/z 203.034 6 EIC 图

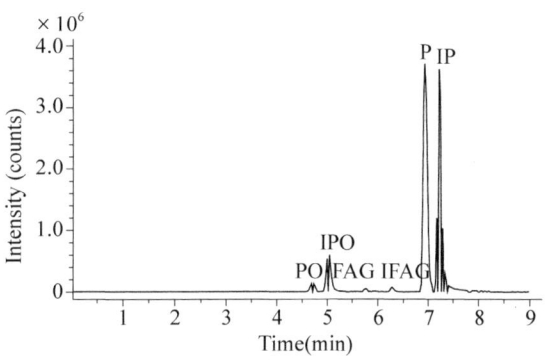

图 6-12　正离子模式下模拟样品组肝组织样品中提取的 m/z 187.050 1 EIC 图

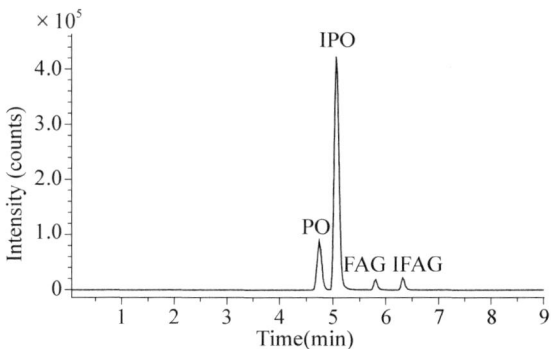

图 6-13　负离子模式下模拟样品组肝组织样品中提取的 m/z 365.089 2 EIC 图

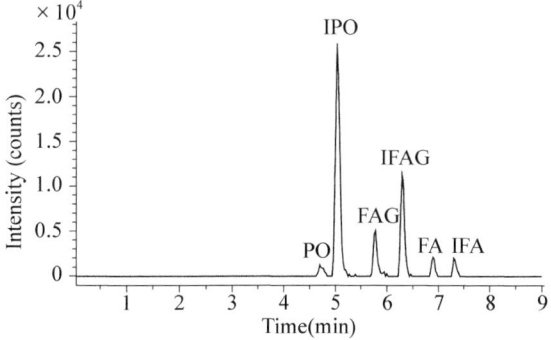

图 6-14　负离子模式下模拟样品组肝组织样品中提取的 m/z 203.034 6 EIC 图

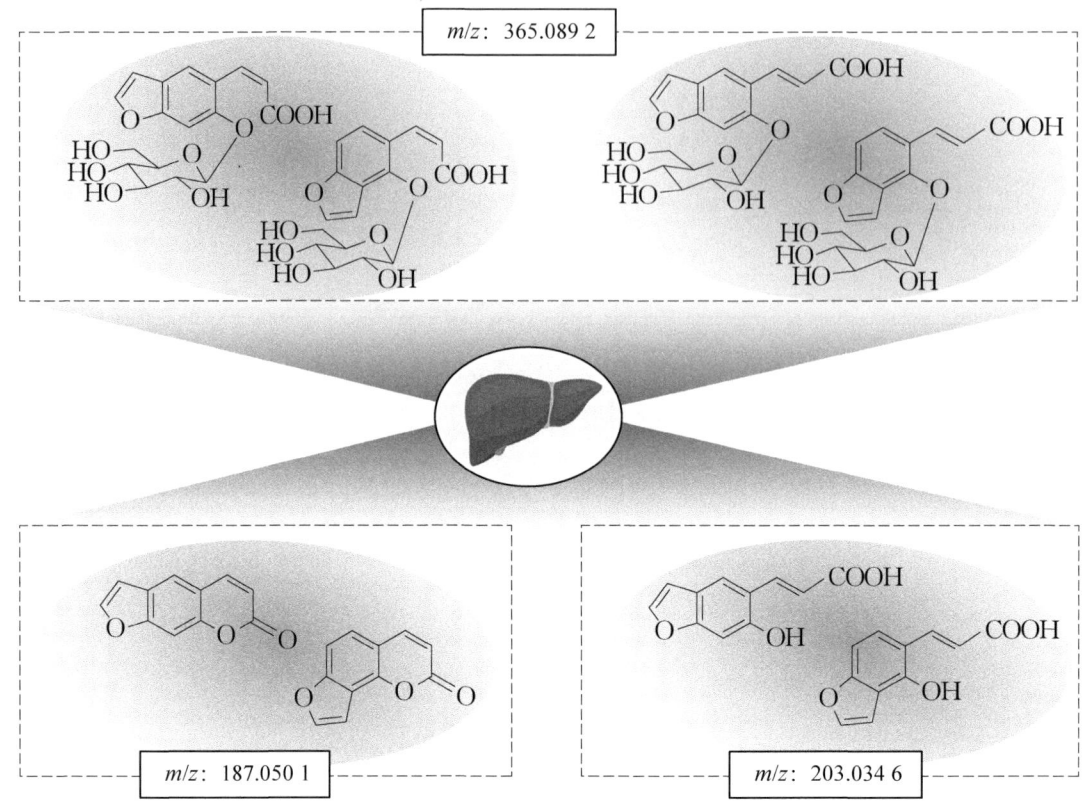

图 6-15 大鼠肝脏中暴露的补骨脂化合物

第二节 基于高内涵细胞成像技术的呋喃香豆素类成分的肝毒性评价

呋喃香豆素类化合物中主要肝毒性成分为补骨脂素和异补骨脂素,其糖苷类成分肝毒性未见报道。高内涵分析技术是一项基于细胞的高通量分析技术,可以在保持细胞结构和功能完整性的同时实现多个指标检测,已成为毒性评价及毒性机制研究的有力工具。DOX诱导的肝毒性涉及 DNA 损伤、肝脏能量利用功能障碍和氧化应激诱导的肝细胞坏死;FCCP作为一种解偶联剂,可通过改变线粒体膜通透性和抑制线粒体呼吸链而引起肝损伤;APAP主要通过氧化应激和 P450 依赖性代谢诱导细胞死亡。

本研究基于 HepG2 细胞建立肝毒性评价系统,采用 CCK-8 法检测药物不同浓度下细胞活力,评价补骨脂苷、异补骨脂苷、补骨脂素、异补骨脂素、呋喃香豆素酸苷、异呋喃香豆素酸苷、呋喃香豆素酸和异呋喃香豆素酸的肝毒性;以 DOX、FCCP 和 APAP 为阳性对照,利用高内涵分析技术分析化合物对 HepG2 细胞数目、细胞核面积、线粒体膜电位和 ROS 水平的影响。

一、检测方法的构建

(一) 细胞培养

1. 细胞复苏　从液氮罐取出 HepG2 细胞,迅速置于 37 ℃恒温水浴中,轻轻振摇使其迅速融化,将细胞悬液转移至 50 mL 离心管中,4 ℃、1 000 r/min 离心 3 min,弃去上清液,将细胞重悬于 5 mL 含 10%胎牛血清、1%青链霉素的 DMEM 完全培养基中,并转移至 25 cm^2 培养瓶,置 37 ℃、5% CO_2 培养箱中培养。

2. 细胞传代　HepG2 细胞在含 10%胎牛血清,1%青链霉素的 DMEM 完全培养基中,置于 37 ℃、5% CO_2 培养箱中培养;倒置相差显微镜观察细胞生长情况,并在细胞生长融合率达到 80%~90%时传代;PBS 漂洗 2 次(1 mL/次)后,加入 1 mL 0.25%胰蛋白酶,置培养箱中约 1 min 消化细胞,轻拍培养瓶壁使其完全脱落,加入 3 倍于胰酶体积的 DMEM 完全培养基终止消化;吹打混匀后收集全部细胞转移至 50 mL 离心管内,4 ℃、1 000 r/min 离心 3 min,弃上清液,加入适量 DMEM 完全培养基使细胞重悬,按 1∶2~1∶4 比例传代,37 ℃、5% CO_2 培养。

(二) 样品储备液的配制

分别称取补骨脂苷、异补骨脂苷、呋喃香豆素酸苷、异呋喃香豆素酸苷、补骨脂素、异补骨脂素、呋喃香豆素酸和异呋喃香豆素酸适量,精密称定,加 DMSO 配制成浓度为 200 mM 的储备液,-20 ℃保存备用;阳性药 DOX、FCCP、APAP 加 DMSO 配制成浓度为 10 mM 的储备液,-20 ℃保存备用。

(三) 呋喃香豆素类化合物的细胞毒性评价研究

收集对数生长期的 HepG2 细胞以 1.0×10^5 个/mL 的密度接种到 96 孔细胞培养板中,100 μL/孔,置 37 ℃、5% CO_2 培养箱中培养 24 h,吸弃培养基。用 DMED 基础培养基调整试验药物(补骨脂苷、异补骨脂苷、呋喃香豆素酸苷、异呋喃香豆素酸苷、补骨脂素、异补骨脂素、呋喃香豆素酸和异呋喃香豆素酸)浓度至 1 000、800、600、400、200 μM(DMSO≤0.5%),阳性药 DOX、FCCP、APAP 浓度分别为 0.5 μM、1 μM、25 μM;分别在 96 孔培养板中加入含各试验药物和阳性药的 DMEM 基础培养基(100 μL/孔),并设药物对照组和空白对照组,每组 3 个复孔,置培养箱中孵育 48 h 后,吸弃培养基,加入含 10% CCK-8 的 DMEM 培养基溶液,100 μL/孔,孵育 2 h,于酶标仪 450 nm 处测定 OD 值,按照式(6-1)分别计算不同浓度下补骨脂苷、异补骨脂苷、呋喃香豆素酸苷、异呋喃香豆素酸苷、补骨脂素、异补骨脂素、呋喃香豆素酸和异呋喃香豆素酸的细胞生存率,采用 GraphPad Prism 9.0.0 对得到的数据进行统计分析。

$$细胞生存率(\%) = [(A_s - A_b)/(A_c - A_b)] \times 100\% \quad (6-1)$$

其中,A_s 代表样品组;A_b 代表药物对照组(含 CCK-8,无细胞);A_c 代表空白对照组(含 CCK-8,细胞)。

(四) 呋喃香豆素类化合物的毒性机制分析

1. 细胞给药　收集对数生长期的 HepG2 细胞,以 1×10^5 个/mL 的密度接种到 96 孔黑色透底细胞培养板中,100 μL/孔,置 37 ℃、5% CO_2 培养箱中培养 24 h 后吸弃培养基。用 DMEM 基础培养基调整试验药物(补骨脂素、异补骨脂素、呋喃香豆素酸和异呋喃香豆素酸)浓度分别为 500 μM,阳性药 DOX、FCCP、APAP 分别为 0.5、1、25 μM,分别往各孔加入含各试验药物和阳性药的 DMEM 基础培养基(100 μL/孔),并设空白对照组,每组 3 个复孔;置培养箱中孵育 48 h 后,吸弃培养基,分别加入含 Hoechst 33342(2 μg/mL)、CellROX Green Reagent oxidative stress detection (5 μM)和 Mito-Tracker Red CMXRos (200 nM)的 DMED 完全培养基 100 μL/孔,于 37 ℃、5% CO_2 培养箱中避光培养 30 min,用 PBS 漂洗 2 次(100 μL/孔),100 μL PBS 保存,进行 HCA 图像分析。

2. 图像采集与分析　采用 IN Cell Analyzer 2500HS 高内涵分析仪,选择 20 倍物镜,16 个视野/孔进行图像采集,并将采集的图像导入到 INCarta 软件进行图像分析,各通道图像采集信息、分析参数设置及检测指标见表 6-3。

表 6-3　荧光探针信息表

通道	荧光探针	波长(nm)(激发/发射)	颜色	检测指标	分析参数	染料终浓度
1	CellROX Green Reagent oxidative stress detection	485/520	绿	ROS	细胞质荧光强度	5 μM
2	Hoechst 33342	360/480	蓝	细胞核数量 DNA 含量 细胞核面积	细胞核数量 细胞核荧光强度 细胞核面积	2 μg/mL
3	Mito-Tracker Red CMXRos	579/599	红	线粒体数量 线粒体膜电位 线粒体面积	线粒体数量 线粒体荧光强度 线粒体面积	200 nM

3. 数据处理　采用 INCarta 软件进行图像分析量化处理,采用 GraphPad Prism 9.0.0 软件进行统计分析,以均数±标准差($\bar{x} \pm s$)表示,多组间比较采用单因素方差分析(One-way ANOVA),以 $P<0.05$ 表示差异具有统计学意义,$P<0.01$ 表示具有显著性差异,$P<0.001$ 表示具有极显著性差异。

二、呋喃香豆素类化合物的肝细胞毒性评价研究

各阳性药和不同浓度下补骨脂苷(PO)、异补骨脂苷(IPO)、呋喃香豆素酸苷(FAG)、异呋喃香豆素酸苷(IFAG)、补骨脂素(P)、异补骨脂素(IP)、呋喃香豆素酸(FA)和异呋喃香豆素酸(IFA)的细胞存活率如表 6-4、表 6-5、图 6-16、图 6-17 所示;根据不同浓度下化合物的细胞存活率,采用 GraphPad Prism 9.0.0 软件绘制化合物的剂量效应曲线计算 IC50 值,如图 6-18 所示。

表 6-4　阳性药 DOX、FCCP、APAP 给药后细胞存活率($\bar{x} \pm s, n=3$)

化合物	细胞存活率(%)
DOX	52.62±8.71[***]
FCCP	52.72±9.35[***]
APAP	68.78±7.02[***]

[***],$P<0.001$

表6-5 不同浓度 PO、IPO、FAG、IFAG、P、IP、FA 和 IFA 给药后细胞存活率($\bar{x} \pm s, n=3$)

化合物	细胞存活率(%)				
	200 μM	400 μM	600 μM	800 μM	1 000 μM
PO	98.71±10.65	102.88±13.19	101.05±7.53	98.14±7.06	97.08±4.43
IPO	99.43±14.63	95.25±4.99	103.21±7.89	101.84±10.56	99.71±20.10
FAG	95.91±15.30	98.81±6.76	96.35±8.35	98.70±4.57	102.15±10.50
IFAG	100.74±8.53	101.22±7.82	91.23±3.94	93.71±5.11	96.91±8.65
P	95.30±2.29	80.54±7.41***	61.30±6.84***	27.50±5.15***	14.78±2.58***
IP	91.80±3.69	81.58±6.91***	49.12±5.03***	36.03±4.33***	17.65±3.55***
FA	85.07±8.99***	77.23±5.08***	65.67±4.68***	36.40±5.32***	23.34±6.21***
IFA	75.38±2.84***	63.22±5.12***	34.78±2.48***	24.52±3.83***	14.56±2.74***

***, $P<0.001$

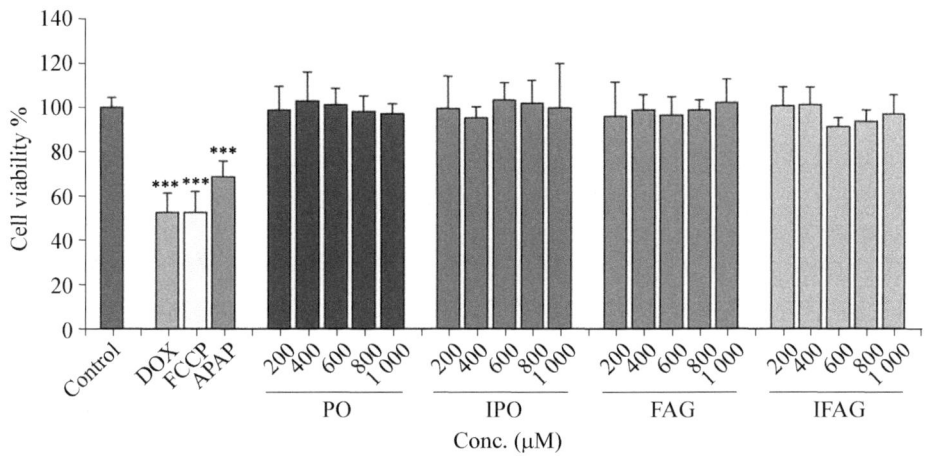

图6-16 阳性药和不同浓度 PO、IPO、FAG 和 IFAG 作用下的细胞存活率结果($\bar{x} \pm s, n=3$)

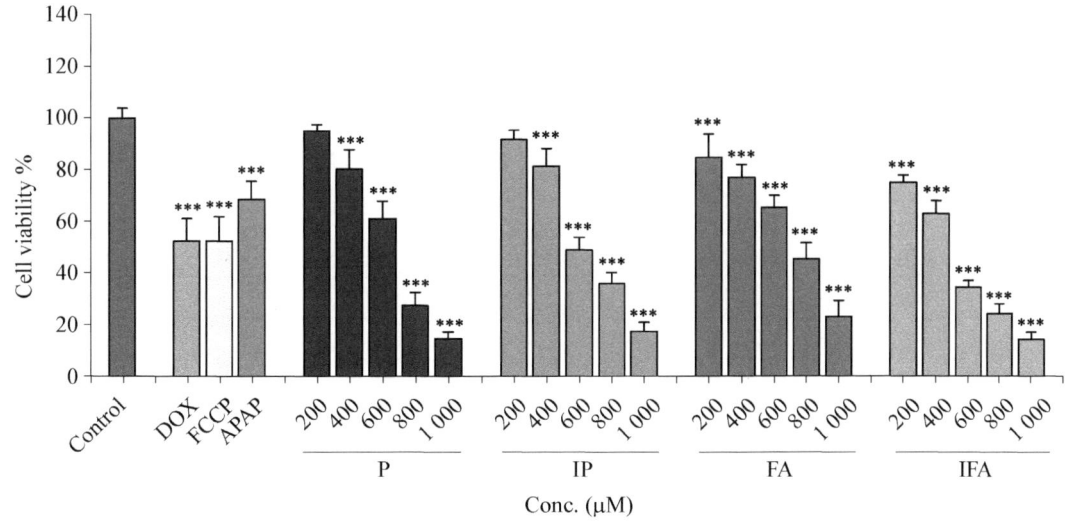

图6-17 阳性药和不同浓度的 P、IP、FA 和 IFA 作用下的细胞存活率结果($\bar{x} \pm s, n=3$)

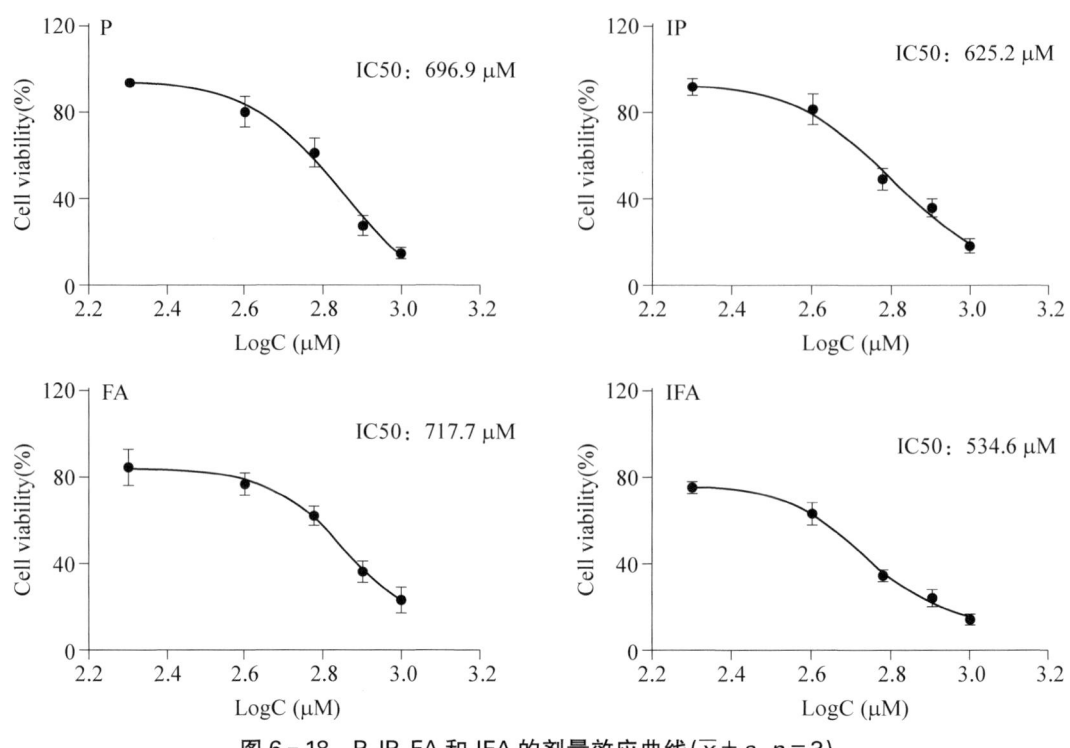

图6-18 P、IP、FA和IFA的剂量效应曲线($\bar{x}\pm s, n=3$)

结果显示,200~1 000 μM 的补骨脂苷、异补骨脂苷、呋喃香豆素酸苷和异呋喃香豆素酸苷对 HepG2 细胞活力没有显著影响;而补骨脂素、异补骨脂素、呋喃香豆素酸和异呋喃香豆素酸剂量依赖的抑制细胞活力,当浓度达到 500 μM 时,四个化合物对细胞活力的抑制率分别达到 38.70%、50.88%、34.33% 和 65.22%。根据结果推断,补骨脂素、异补骨脂素、呋喃香豆素酸和异呋喃香豆素酸是产生肝毒性的主要成分;通过剂量效应曲线,计算得到补骨脂素、异补骨脂素、呋喃香豆素酸和异呋喃香豆素酸的 IC50 值分别是 696.9、625.2、717.7 和 534.6 μM,如图 6-18 所示。

三、呋喃香豆素类化合物的肝毒性机制分析

分析各阳性药和补骨脂素、异补骨脂素、呋喃香豆素酸和异呋喃香豆素酸对 HepG2 细胞数目、细胞核面积、线粒体膜电位和氧化应激水平的影响,各药物 HCA 代表性的图像采集结果见图 6-19,各指标分析结果见表 6-6、表 6-7 和图 6-20。

表 6-6 阳性药 DOX、FCCP 和 APAP 在 HepG2 上的各指标荧光强度分析结果($\bar{x}\pm s, n=3$)

指标	与空白对照组相比(%)		
	DOX(0.5 μM)	FCCP(1 μM)	APAP(25 μM)
细胞核数量	48.15±16.15***	53.48±13.26***	64.86±9.85***
细胞核面积	211.18±13.29***	123.03±19.10***	110.08±3.66
ROS 水平	117.37±9.73**	91.92±16.79	111.20±5.36*
线粒体膜电位	66.37±11.83***	85.47±6.21*	93.27±9.76

*, $P<0.05$; **, $P<0.01$; ***, $P<0.001$

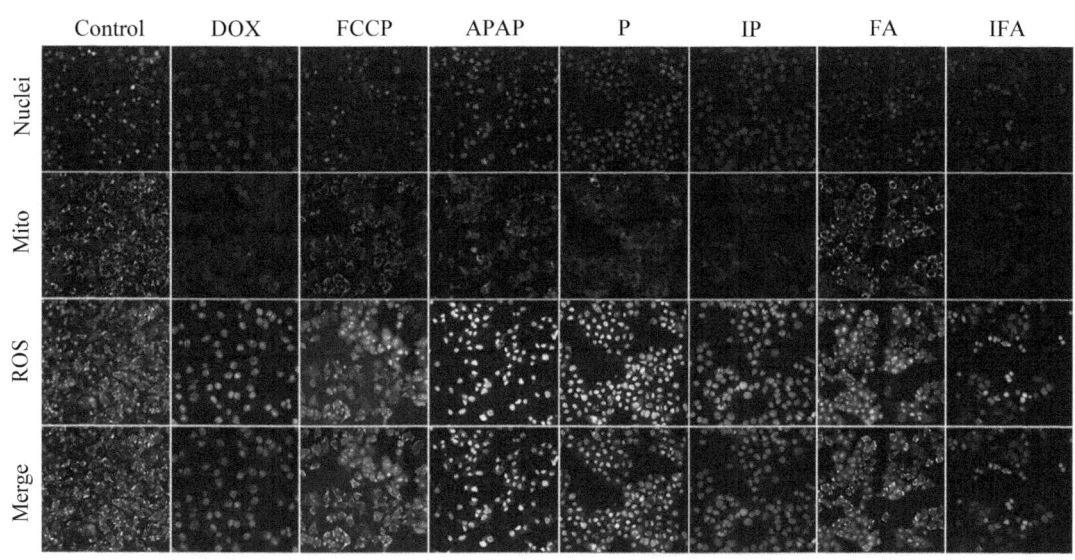

图 6-19　基于 HepG2 的 DOX、FCCP、APAP、P、IP、FA 和 IFA 高内涵分析

Nuclei：细胞核面积；Mito：线粒体膜电位；ROS：氧化应激水平；Merge：融合；20 倍物镜

表 6-7　P、IP、FA 和 IFA 在 HepG2 上的各指标荧光强度分析结果($\bar{x}\pm s, n=3$)

指标	与空白对照组相比(%)			
	P(500 μM)	IP(500 μM)	FA(500 μM)	IFA(500 μM)
细胞数目	67.22±8.29***	50.91±6.27***	66.23±11.42***	38.56±14.08***
细胞核面积	122.75±4.71***	151.16±15.94***	111.61±12.65	122.03±4.58***
ROS 水平	111.28±5.17*	109.80±10.16	105.53±8.19	113.86±7.73**
线粒体膜电位	68.70±10.53***	60.06±17.10***	86.48±11.17	56.07±14.49***

*，$P<0.05$；**，$P<0.01$；***，$P<0.001$

　　细胞数量、细胞核面积、线粒体膜电位和氧化损伤是细胞毒性常见的检测参数，其变化代表了细胞凋亡或死亡的基本机制。分析结果显示，阳性药 DOX、FCCP 和 APAP 均能够引起细胞数目的明显下降；DOX 和 FCCP 能引起细胞核明显肿胀和线粒体膜电位的下降，使细胞核面积分别增长至 211.18%±13.29% 和 123.03%±19.10%，线粒体膜电位下降为 66.37%±11.83% 和 85.47%±6.21%；APAP 对细胞核面积和线粒体膜电位无显著影响；DOX 和 FCCP 诱导氧化应激致使细胞内 ROS 水平显著升高（图 6-19、图 6-20、表 6-6）。

　　分析结果显示，补骨脂素具有明显的肝毒性，它可以引起细胞核面积和线粒体膜电位的显著变化（$P<0.001$），还会引起 ROS 水平的明显升高；异补骨脂素同样会使细胞核发生明显肿胀，500 μM 浓度下细胞核面积增加到 151.16%±15.94%，线粒体膜电位显著下降（$P<0.001$）；呋喃香豆素酸与其他三个化合物相比毒性较低，除了细胞数目的变化，对细胞核面积、ROS 水平和线粒体膜电位等指标均无明显影响；在 500 μM 的异呋喃香豆素酸作用下，HepG2 细胞表现出明显的毒性，异呋喃香豆素酸使 ROS 水平显著升高（$P<0.01$），并且使细胞核面积增加至 122.03%±4.58%，对线粒体膜电位的影响更明显，下降至 56.07%±14.49%（图 6-19、图 6-20、表 6-7）。

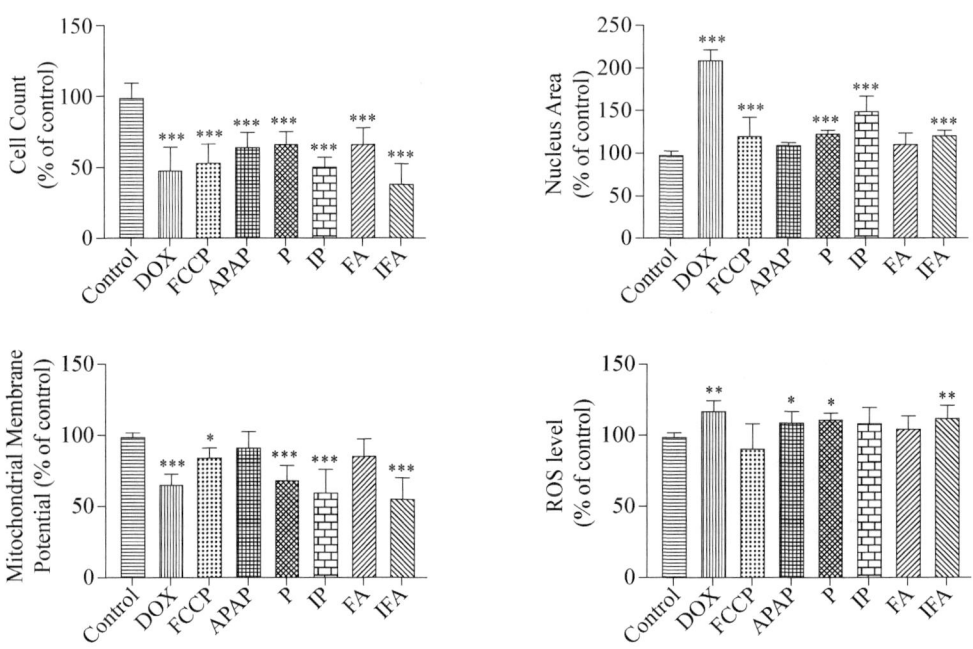

图 6-20　DOX、FCCP、APAP、P、IP、FA 和 IFA(500 μM)在 HepG2 上的各指标荧光强度分析($\bar{x} \pm s, n = 3$)

第七章 补骨脂减毒工艺的研究与应用

随着中医药事业的快速发展,中药临床用药的安全性逐渐成为研究的热点问题。中药如何"减毒增效"更是当今研究工作者所关注的重点问题,掌握正确的减毒工艺能够降低药品使用过程中的不良反应,确保临床应用的合理性、安全性、有效性[1]。近年来关于补骨脂的不良反应,尤其是导致肝损伤的报道逐渐增多,这也使得阐明其不良反应的物质基础,提出合理有效的减毒工艺迫在眉睫[2]。

补骨脂中主要含有香豆素、黄酮和单萜酚类成分,其中香豆素类成分既是有效成分,又是导致肝毒性的主要成分[3]。研究发现,补骨脂水提液能够导致肝脏损伤,而水提液中主要含有补骨脂苷、异补骨脂苷、补骨脂素、异补骨脂素[4]。药代动力学研究表明[5],灌胃补骨脂苷、异补骨脂苷后其在肠道菌群作用下转化为补骨脂素、异补骨脂素,"转化态"补骨脂素、异补骨脂素与"原生态"补骨脂素、异补骨脂素吸收的叠加效应会导致其血药浓度大幅增加,半衰期延长,补骨脂素、异补骨脂素在体内的暴露水平增加导致了肝脏毒性。可见,补骨脂中的补骨脂苷、异补骨脂苷在体内转化为补骨脂素、异补骨脂素是肝毒性风险增加的重要因素。因此,降低补骨脂的毒副作用应从如何有效减少补骨脂苷、异补骨脂苷向补骨脂素、异补骨脂素转化着手。本研究针对补骨脂药材及相关制剂,探讨补骨脂的减毒工艺及应用,以期提升补骨脂药材的临床用药的安全性。

第一节 提效去渣法解决丹知青娥片中补骨脂的肝毒性问题的研究

丹知青娥片是在《太平惠民和剂局方》中的"青娥丸"的基础上,根据临床实践经验,从"补阳法"入手,保留"青娥丸"中的盐补骨脂和盐杜仲,去掉大蒜和核桃仁,增加丹参和知母,即以盐杜仲、盐补骨脂、丹参、知母配伍组成丹知青娥片的新处方,主要用于围绝经期、绝经期妇女综合征的治疗,尤其是更年期妇女综合征的治疗。基于盐补骨脂在临床使用过程中易引起肝脏毒性的问题,综合考虑工艺路线设计时,应考虑将盐补骨脂单独处理除去肝毒性成分,保留有效成分,以此增加临床应用的安全有效性。

一、提取工艺研究

本研究对盐补骨脂的提取工艺(热回流法、冷浸法、渗漉法)进行考察,三种不同提取工艺实验结果表明:①热回流提取法,出膏率过高不利于后期的制剂研究,提取物中含有较多以补骨脂苷、异补骨脂苷为代表的水溶性成分(引起肝脏损害的潜在化学成分),能耗较大;

②冷浸法和渗漉法,提取物中未检测到补骨脂苷、异补骨脂苷为代表的水溶性成分,且保留其余有效成分,操作简单,能耗较少,适应大生产要求;③渗漉法较冷浸法提取时间更短。综合考虑后期制剂成型、临床用药风险、能耗等问题,选择渗漉法作为盐补骨脂的提取工艺。

其次,进行渗漉工艺参数的研究,优选了投料方式(饮片、粉末)、提取溶剂(50%、70%、95%乙醇)、浸泡时间(12、24 h)、溶剂用量(1~17 倍量)、渗漉温度(10、20、30、40、50 ℃)、渗漉筒尺寸(直径5、10 cm)、渗漉流速[4、8、16 mL/(kg·min)]、渗漉液浓缩比[药材重量:浓缩液体积($m:v$)1:0.5、1:1、1:1.5]等工艺参数。

最终确定盐补骨脂的提取工艺为:取盐补骨脂,加2倍量70%乙醇浸泡12 h,以约8 mL/(kg·min)的流速渗漉,收集15倍量渗漉液,渗漉液减压回收乙醇,浓缩至(药材:溶液体积)约1:1.5,静置分层,倾去上层液,得下层稠浸膏。

通过对盐补骨脂渗漉提取物(图7-1)进一步分析表明:盐补骨脂经渗漉工艺提取后,补骨脂浸膏中未检测到(异)补骨脂苷,其他香豆素、黄酮、单萜酚类成分主要存在于浸膏中;浓缩液上清液中仅检测到(异)补骨脂苷和少量(异)补骨脂素。因此,按照药材:溶液体积(约

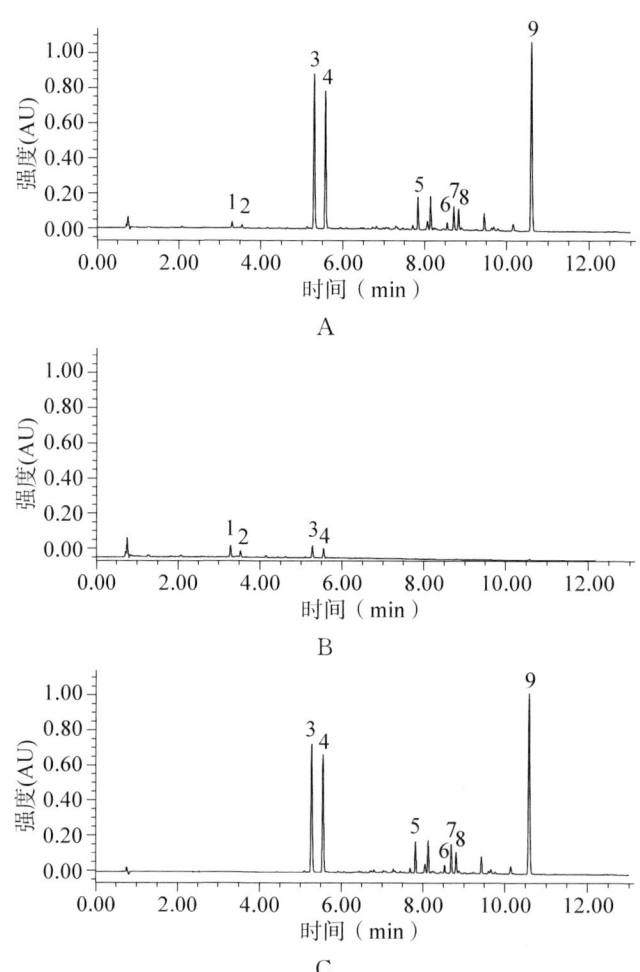

图7-1 盐补骨脂渗漉提取液(A)、浓缩液上层液(B)、浸膏供试品溶液(C)UPLC 图谱

1:补骨脂苷;2:异补骨脂苷;3:补骨脂素;4:异补骨脂素;5:新补骨脂异黄酮;6:补骨脂乙素;7:补骨脂定;8:补骨脂二氢黄酮甲醚;9:补骨脂酚

1∶1.5)浓缩分层,弃去上清液,分取浸膏,可有效避免浸膏中补骨脂苷和异补骨脂苷的存在,减少补骨脂肝毒性风险[6]。

二、提取工艺的减毒效果验证

盐补骨脂毒性试验结果表明,与盐补骨脂原药材相比,盐补骨脂经渗漉提取处理后样品肝脏毒性明显降低:盐补骨脂原药连续灌胃4周和12周,大鼠血液生化和血液学指标无显著变化,但大鼠肝脏肿大、肝脏脏器系数显著升高、肝组织MDA水平升高;盐补骨脂经渗漉工艺处理后的浸膏粉末化样品,连续灌胃4周和12周,大鼠肝脏肿大程度明显低于原药组,且肝组织MDA水平正常。丹知青娥片长期毒性试验结果表明,经渗漉工艺处理后,以盐补骨脂浸膏粉入药,未见明显毒性反应,证实渗漉工艺可降低盐补骨脂的肝脏毒性,达到减毒目的。

第二节 提害留渣法解决壮骨关节丸中补骨脂肝毒性问题的研究

壮骨关节丸是由淫羊藿、补骨脂、独活、骨碎补等12味中药组成的复方制剂,具有补益肝肾、养血活血、舒筋活络、理气止痛等功效,用于肝肾不足、血瘀气滞、经络痹阻所致的骨性关节炎、腰肌劳损,症见关节肿胀、疼痛、麻木、活动受限等疾病。由于该制剂中补骨脂为打粉入药,为降低补骨脂临床使用的肝毒性问题,应考虑如何通过炮制有效降低补骨脂的肝毒性。

一、补骨脂药材水提后不同药用部位的肝毒性研究

为明确补骨脂药材水提后引起肝脏毒性的药用部位,采用UPLC-PDA技术开展补骨脂原药组(补骨脂药材)、补骨脂水提物组、水提后补骨脂药渣组的研究,如图7-2所示。结果发现,补骨脂水提物与补骨脂原药均含较多的致肝脏损伤的补骨脂苷和异补骨脂苷等水溶性成分,而水提后补骨脂药渣去除了大量的补骨脂苷、异补骨脂苷等水溶性成分。由此可见,以药渣入药的提取工艺可有效降低补骨脂的肝毒性损伤。且毒理研究结果表明,灌服补骨脂水提物的大鼠肝重、肝脏系数显著高于空白对照组,血清中AST、ALT、ALP值有明显升高趋势。由此可见,通过对补骨脂药材水提去除补骨脂苷、异补骨脂苷等水溶性成分,后以药渣入药的提取工艺可有效降低补骨脂药材的肝毒性损伤。

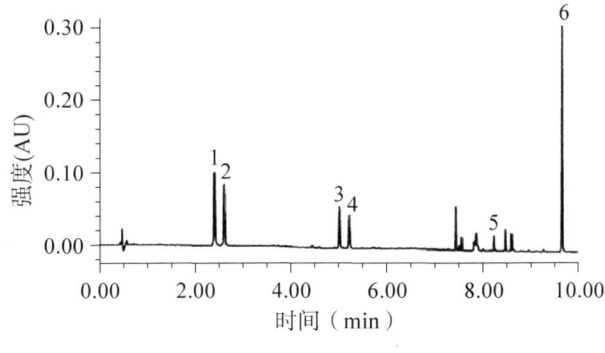

A

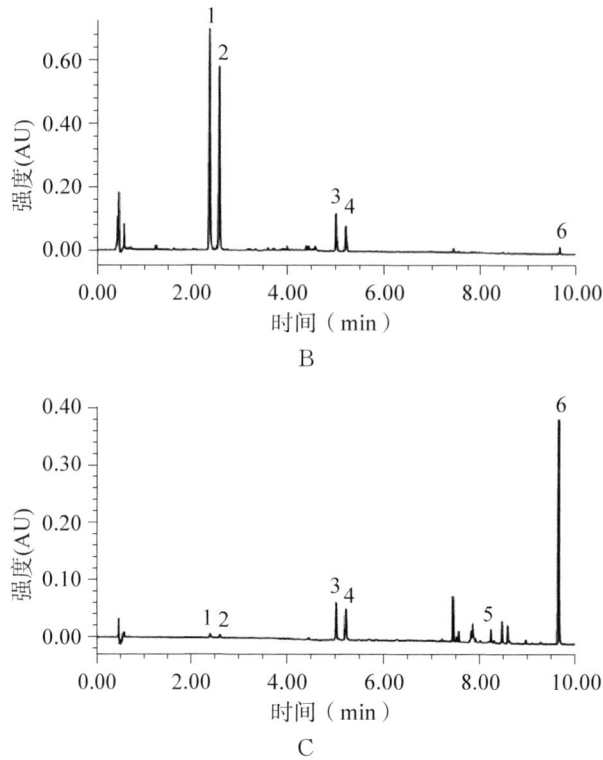

图 7-2 补骨脂药材(A)、补骨脂水提物(B)、水提后补骨脂药渣(C)的 UPLC 色谱图

1:补骨脂苷;2:异补骨脂苷;3:补骨脂素;4:异补骨脂素;
5:补骨脂乙素;6:补骨脂酚

二、补骨脂药材的炮制工艺研究

取补骨脂药材 200 g 加水,进行 100 ℃ 热回流提取,以溶剂用量(6、8、10 倍)、提取时间(1、1.5、2 h)、提取次数(1、2、3 次)为因素,开展正交试验。结果表明,提取次数、溶剂用量、提取时间这三个因素对补骨脂提取影响均不显著,最佳条件为 8 倍量水提取 2 次,每次 1 h;为减少药渣损失、方便回收药渣,考察了包煎和不包煎对提取结果的影响,发现包煎对补骨脂药材减毒工艺研究影响不大,因此,可在实际生产中运用包煎方法。

对药渣的不同烘干方式(60 ℃ 减压干燥、100 ℃ 烘箱干燥)进行考察,发现药渣经 60 ℃ 减压干燥 9 h 后药渣仍含大量水分,而经 100 ℃ 烘箱 6 h 干燥后,水分均符合《中国药典》规定,考虑到生产的方便性,选择烘箱 100 ℃ 烘干 6 h 为最优的干燥方式。因此,最终确定的提取工艺为:取补骨脂药材,加 8 倍量水提取 2 次,每次 1 h,弃去水提液后收集药渣,100 ℃ 干燥 6 h 即得可入药的补骨脂炮制品[7]。

三、炮制工艺的减毒效果验证

以补骨脂原药和上述所得炮制品进行大鼠肝毒性研究,发现与空白对照组相比,连续灌胃 1 个月,原药组大鼠肝脏肿大明显、肝系数显著升高,而炮制品组大鼠肝系数有所改善;原药组大鼠肝脏中 MDA 含量显著升高;炮制品组 MDA 水平与空白对照组无显著差异。连续灌胃 3 个月，与原药组相比，炮制品组的大鼠肝系数明显降低。

第三节　去种留皮法解决补骨脂肝毒性问题的研究

补骨脂为豆科植物补骨脂的干燥成熟果实，由果皮和种子构成，果皮中含有壁内腺、维管束等，种子由种皮、子叶、胚等组成[8]。大量研究表明，补骨脂苷、异补骨脂苷、补骨脂素、异补骨脂素是补骨脂主要的肝毒性成分[9-11]。那么，究竟哪个部位大量含有此类物质？能否通过去除该部位降低肝毒性风险？因此，本部分采用超高效液相色谱法系统研究补骨脂中香豆素、黄酮、单萜酚类成分在补骨脂果皮和种子中的分布情况，以期阐明其化学成分的分布规律，为补骨脂减毒工艺研究提供实验依据。

补骨脂果皮和种子中香豆素、黄酮、单萜酚类成分分布情况如图 7-3 所示。以各化合物的峰面积为指标，按照式(7-1)、式(7-2)计算补骨脂果皮和种子中各化合物的相对含量，分别标记为 $F_i\%$ 和 $F_i'\%$：

$$F_i\% = \frac{M \times A/m}{M \times A/m + M' \times A'/m'} \times 100\% \qquad (7-1)$$

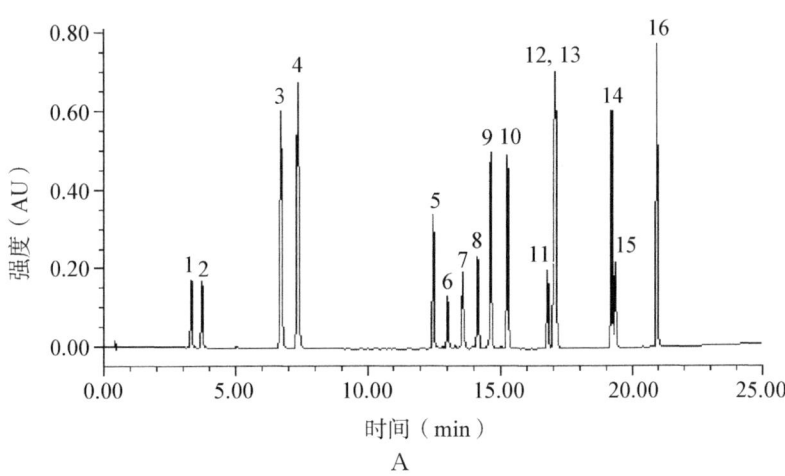

A

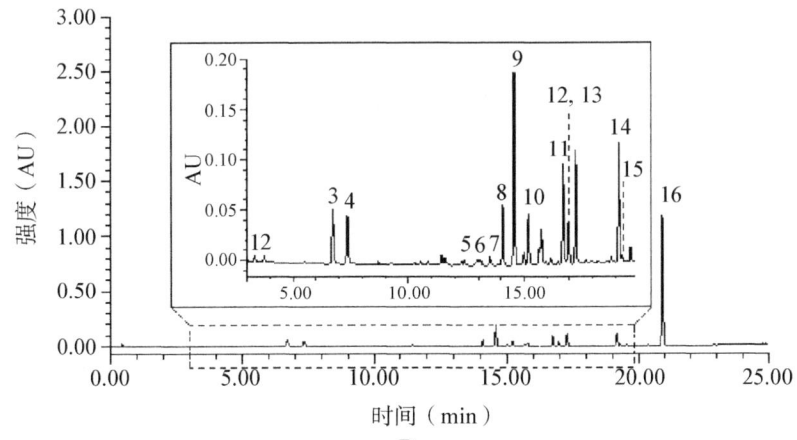

B

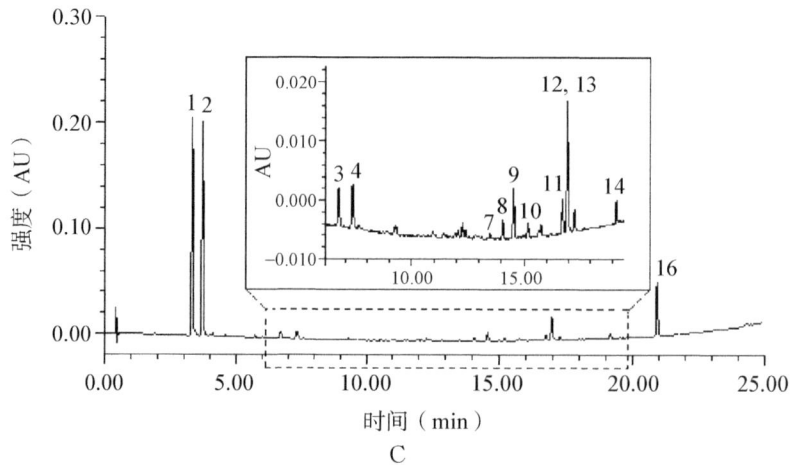

图 7-3 混合对照品溶液(A)、补骨脂果皮(B)和种子(C)供试品溶液 UPLC 结果

1:补骨脂苷;2:异补骨脂苷;3:补骨脂素;4:异补骨脂素;5:补骨脂香豆雌烷 B;6:Corylifol C;7:巴库查耳酮; 8:补骨脂甲素;9:新补骨脂异黄酮;10:补骨脂宁;11:补骨脂乙素;12:补骨脂定;13:4″,5″-去氢异补骨脂定; 14:Corylifol A;15:补骨脂查耳酮;16:补骨脂酚

$$F'_i\% = 100\% - F_i\% \qquad (7-2)$$

其中,i 代表化合物,F_i 为化合物 i 在果皮中的质量占该化合物总量的百分比,M 为补骨脂药材的果皮质量,M' 为补骨脂药材的种子质量,A 为果皮供试品溶液中化合物 i 的峰面积,A' 为种子供试品溶液中化合物 i 的峰面积,m 为制备果皮供试品溶液时的果皮粉末取样量,m' 为制备种子供试品溶液时的种子粉末取样量,F'_i 为化合物 i 在种子中的质量占该化合物总量的百分比。

结果可知,补骨脂苷、异补骨脂苷主要存在于种子中,而黄酮、单萜酚、脂溶性香豆素主要存在于果皮中。补骨脂种子中,补骨脂苷、异补骨脂苷含量分别占果实中各成分量的 89.63% 以上;补骨脂素、异补骨脂素、补骨脂定、4″,5″-去氢异补骨脂定分别占果实中各成分量的 16.67%～63.39%;含有少量黄酮和单萜酚类化合物。果皮中,Corylifol C、巴库查耳酮、补骨脂甲素、补骨脂宁、补骨脂酚等黄酮和单萜酚类化合物分别占果实中各成分量的 80.86% 以上;补骨脂苷、异补骨脂苷分别占果实中各成分量的 10.37% 以下,补骨脂素、异补骨脂素占果实中各成分量的 36.61%～76.87%,补骨脂香豆雌烷 B 占果实中各成分量的 63.33%,补骨脂定和 4″,5″-去氢异补骨脂定占果实中各成分量的 42.55%～83.33%。

由此可见,果皮约占补骨脂总质量的 42%,将补骨脂中的种子除去,留下果皮,可去除大量的补骨脂苷和异补骨脂苷,保留黄酮类和单萜酚类成分,从而降低肝脏毒性风险。具体技术方案如下:将补骨脂加水浸泡 12 h 后,剥取果皮并晾干,将晾干的果皮研磨成粉末,即可入药,或粉末用乙醇进行提取,以提取物入药[12]。

· 参考文献 ·

[1] 黄弈涵,朱姝,李俊圻,等.有毒中药减毒方法探究[J].中药材,2021,44(8):2028-2031.
[2] 刘巧,郭延丽,董泰玮,等.补骨脂肝损伤机制及减毒方法研究进展[J].中国实验方剂学杂志,2021,27(11):233-239.
[3] 辛丹,颜冬梅,王跃飞,等.补骨脂及其相关化学成分的药理与毒理研究进展[J].辽宁中医药大学学报,2009,11(7):

70 - 72.

[4] 周昆,代志,柳占彪,等. 补骨脂水提物引起的大鼠肝损害[J]. 天津中医药大学学报,2013,32(4):221 - 224.

[5] Wang YF, Liu YN, Xiong W, et al. A UPLC-MS/MS method for *in vivo* and *in vitro* pharmacokinetic studies of psoralenoside, isopsoralenoside, psoralen and isopsoralen from *Psoralea corylifolia* extract [J]. J Ethnopharmacol, 2014,151(1):609 - 617.

[6] 高秀梅,王跃飞,刘二伟,等. 一种补骨脂提取物的制备方法及补骨脂提取物[P]. 天津:CN105920086A,2016 - 09 - 07.

[7] 高秀梅,周昆,王跃飞,等. 一种补骨脂药材的炮制方法、补骨脂提取物及其用途[P]. 天津:CN111588746A,2020 - 08 - 28.

[8] 康延国. 中药鉴定学[M]. 北京:中国中医药出版社,2007.

[9] Song L, Yu B, Yang L, et al. The mechanism of psoralen and isopsoralen hepatotoxicity as revealed by hepatic gene expression profiling in SD rats [J]. Basic Clin Pharmacol Toxicol, 2019,125(6):527 - 535.

[10] 白茹玉,张盼阳,毕亚男,等. 补骨脂素和异补骨脂素的急性毒性和相互作用[J]. 药物评价研究,2018,41(6):1068 - 1072.

[11] 王安红,周昆,柴丽娟. 补骨脂素对 HepG2 细胞 BSEP、NTCP 的影响[J]. 时珍国医国药,2015,26(7):1563 - 1565.

[12] 高秀梅,杨君君,王跃飞,等. 补骨脂种皮提取物及其提取方法[P]. 天津:CN106692273B,2021 - 05 - 25.

第八章 补骨脂的质量标准研究

中药质量是对中药有效性和安全性的反映和表征,是中医临床用药和中药有效性控制的重要依据,符合中药特点的质量控制方法和评价方法是中药质量研究的重要内容[1]。聚焦中药质量本质和内涵研究,缺少系统的理论指导,是制约中药质量研究的关键瓶颈问题[2]。随着中药从传统的"前堂后坊"或"前店后厂"的手工业生产到现代工业化生产的转变,医药行政管理监督体系和检验机构的建立,其质量控制方法也从传统的经验鉴别发展到建立相应质量标准来控制中药及其制剂的质量,形成了以质量检验为主的检验控制质量模式,包括性状鉴别、显微鉴别、理化鉴别和成分测定等方法,中药质量标准经历了从无到有、从主观鉴别到客观检验的发展过程[3]。

目前,2020版《中国药典》[4],以及地方标准《台湾中药典》第三版、《香港中药材标准》第三册[5]均收录了补骨脂质量标准,定量指标均为补骨脂素和异补骨脂素,但不同质量标准中指标成分检测方法及含量限度不一。前期研究发现,补骨脂药材的产地、采收、加工、储存等对其质量有明显影响[6,7]。当年采收的补骨脂药材往往难以达到《中国药典》标准,随着存放时间的延长,补骨脂苷、异补骨脂苷不断转化为补骨脂素、异补骨脂素,其总量可达到《中国药典》标准[6];合格补骨脂药材经水提取后,药渣中几乎不含补骨脂苷、异补骨脂苷,但补骨脂素、异补骨脂素总量仍符合《中国药典》标准[8]。因此,为进一步提升补骨脂药材质量标准,基于补骨脂现行标准,本研究在构建多指标定性定量评价的基础上,选择合适的指标,对补骨脂药材的薄层鉴别、指纹图谱、含量测定检测方法加以优化,并结合性状、检查项(水分、总灰分、酸不溶性灰分)的研究结果完善补骨脂质量标准,为补骨脂质量评价方法的完善和提高提供依据。

第一节 补骨脂性状及检查项研究

一、性状

本研究收集了不同产地的补骨脂药材共40批,产地及来源信息见表8-1。

表8-1 40批补骨脂药材产地及来源信息

编号	产地	来源	编号	产地	来源
B1	广西	江西康庆堂中药饮片有限公司	B2	广西	江西康庆堂中药饮片有限公司

(续表)

编号	产地	来源	编号	产地	来源
B3	广西	江西康庆堂中药饮片有限公司	B22	缅甸	河南禹州中药材专业市场
B4	广西	河南禹州中药材专业市场	B23	缅甸	河南禹州中药材专业市场
B5	广西	河南禹州中药材专业市场	B24	缅甸	成都荷花池中药材专业市场
B6	广西	成都荷花池中药材专业市场	B25	缅甸	成都荷花池中药材专业市场
B7	广西	成都荷花池中药材专业市场	B26	缅甸	成都荷花池中药材专业市场
B8	广西	安国数字中药都	B27	缅甸	成都荷花池中药材专业市场
B9	广西	安国数字中药都	B28	缅甸	中国亳州中药材专业市场
B10	广西	安国数字中药都	B29	缅甸	中国亳州中药材专业市场
B11	河北	乾州大药房	B30	越南	安国数字中药都
B12	河北	安国数字中药都	B31	越南	安国数字中药都
B13	河北	安国数字中药都	B32	越南	安国数字中药都
B14	湖南	安国数字中药都	B33	河南	安国数字中药都
B15	湖南	安国数字中药都	B34	河南	安国数字中药都
B16	云南	安国数字中药都	B35	河南	河南禹州中药材专业市场
B17	云南	成都荷花池中药材专业市场	B36	河南	安国数字中药都
B18	云南	成都荷花池中药材专业市场	B37	河南	安国数字中药都
B19	云南	成都荷花池中药材专业市场	B38	四川	成都荷花池中药材专业市场
B20	云南	成都荷花池中药材专业市场	B39	重庆	重庆市解放路中药材专业市场
B21	云南	中国亳州中药材专业市场	B40	重庆	重庆市解放路中药材专业市场

观察40批补骨脂药材的形状、外观、质地及气味特征,结果见图8-1,参考2020版《中国药典》,以及地方标准《台湾中药典》第三版、《香港中药材标准》第三册,规定补骨脂药材性状特征如表8-2所示。

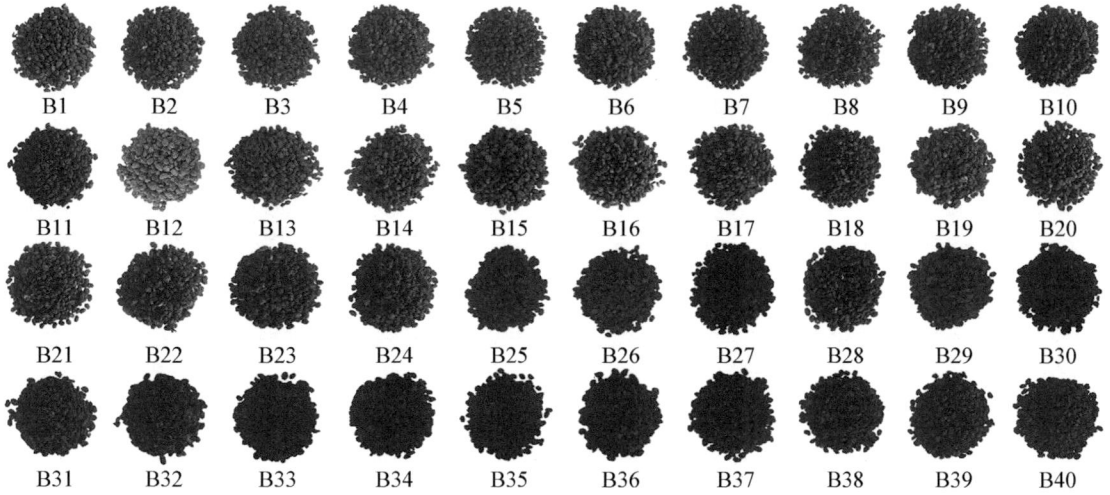

图8-1 40批补骨脂药材外观

表 8-2 补骨脂药材性状特征

性状特征	补骨脂药材
形状	肾形,略扁,长 3~5 mm,宽 2~4 mm,厚约 1.5 mm
外观	表面黑色、黑褐色或灰褐色,具细微网状皱纹。顶端圆钝,有一小突起,凹侧有果梗痕
质地	质硬
气味	气香,味辛、微苦

二、检查项研究

(一) 水分

按 2020 版《中国药典》(通则 0832 第二法)测定 40 批补骨脂药材的水分,结果见表 8-3,40 批药材水分均低于 8.72%。参考 2020 版《中国药典》,以及地方标准《台湾中药典》第三版、《香港中药材标准》第三册,规定水分不得高于 9.0%,所有检测批次的补骨脂药材均符合要求。

表 8-3 40 批补骨脂药材水分测定结果($n=3, \bar{x} \pm s$)

编号	水分(%)	编号	水分(%)
1	7.73±0.05	21	8.72±0.22
2	7.58±0.07	22	6.67±0.02
3	7.36±0.06	23	7.70±0.03
4	7.76±0.10	24	7.28±0.08
5	7.23±0.07	25	6.72±0.10
6	8.37±0.04	26	7.54±0.12
7	7.62±0.07	27	7.10±0.16
8	7.28±0.13	28	7.14±0.10
9	7.64±0.05	29	7.37±0.05
10	7.41±0.29	30	6.94±0.08
11	6.31±0.02	31	7.30±0.28
12	8.16±0.14	32	8.28±0.05
13	8.06±0.14	33	6.58±0.07
14	7.25±0.06	34	6.72±0.05
15	7.03±0.13	35	7.13±0.06
16	7.78±0.11	36	8.11±0.08
17	7.91±0.22	37	8.33±0.10
18	7.68±0.14	38	7.66±0.05
19	7.38±0.06	39	7.76±0.09
20	7.57±0.02	40	7.19±0.56

(二) 总灰分和酸不溶性灰分

按 2020 版《中国药典》(通则 2302)测定 40 批补骨脂药材的总灰分和酸不溶性灰分,结果见表8-4,40批药材总灰分均低于7.11%,酸不溶性灰分均低于1.71%。参考2020版《中国药典》及地方标准《台湾中药典》第三版,规定总灰分不得高于9.0%,酸不溶性灰分不得高于3.0%,所有检测批次的补骨脂药材均符合要求。

表8-4 40批补骨脂药材总灰分和酸不溶性灰分测定结果($n=3, \bar{x}\pm s$)

编号	总灰分(%)	酸不溶性灰分(%)	编号	总灰分(%)	酸不溶性灰分(%)
1	5.61±0.01	0.71±0.01	21	4.91±0.01	0.11±0.01
2	5.21±0.01	0.50±0.01	22	4.80±0.01	0.21±0.01
3	5.01±0.01	0.40±0.01	23	5.02±0.01	0.50±0.01
4	4.70±0.01	0.11±0.01	24	5.00±0.01	0.51±0.01
5	4.80±0.01	0.21±0.01	25	5.21±0.01	0.20±0.01
6	6.02±0.01	0.51±0.01	26	7.11±0.01	1.71±0.01
7	4.70±0.01	0.31±0.01	27	4.71±0.01	0.31±0.01
8	5.10±0.01	0.70±0.01	28	4.91±0.01	0.40±0.01
9	4.71±0.01	0.31±0.01	29	4.90±0.01	0.31±0.01
10	4.71±0.01	0.21±0.01	30	5.02±0.01	0.21±0.01
11	5.02±0.01	0.31±0.01	31	5.01±0.01	0.41±0.01
12	5.70±0.01	0.31±0.01	32	5.01±0.01	0.51±0.01
13	4.51±0.01	0.21±0.01	33	4.91±0.01	0.31±0.01
14	4.61±0.01	0.11±0.01	34	5.01±0.00	0.21±0.01
15	5.21±0.01	0.61±0.01	35	4.60±0.01	0.11±0.01
16	4.61±0.01	0.20±0.01	36	4.81±0.01	0.21±0.01
17	4.60±0.01	0.21±0.01	37	4.80±0.01	0.21±0.01
18	4.41±0.01	0.21±0.01	38	4.91±0.01	0.21±0.01
19	5.21±0.01	0.50±0.01	39	4.60±0.01	0.11±0.01
20	5.40±0.01	0.71±0.01	40	4.71±0.01	0.11±0.01

第二节 补骨脂薄层鉴别研究

一、展开条件研究

(一) 展开剂的选择

参考2020版《中国药典》,以及地方标准《台湾中药典》第三版、《香港中药材标准》第三册中补骨脂薄层展开剂,分别对石油醚(60~90℃)-乙酸乙酯-乙酸(3∶1∶0.05)、石油醚(30~60℃)-乙酸乙酯-甲酸(3∶1∶0.05)、正己烷-乙酸乙酯(7∶3)、正己烷-丙酮(6∶4)进行系统考察,结果见图8-2。

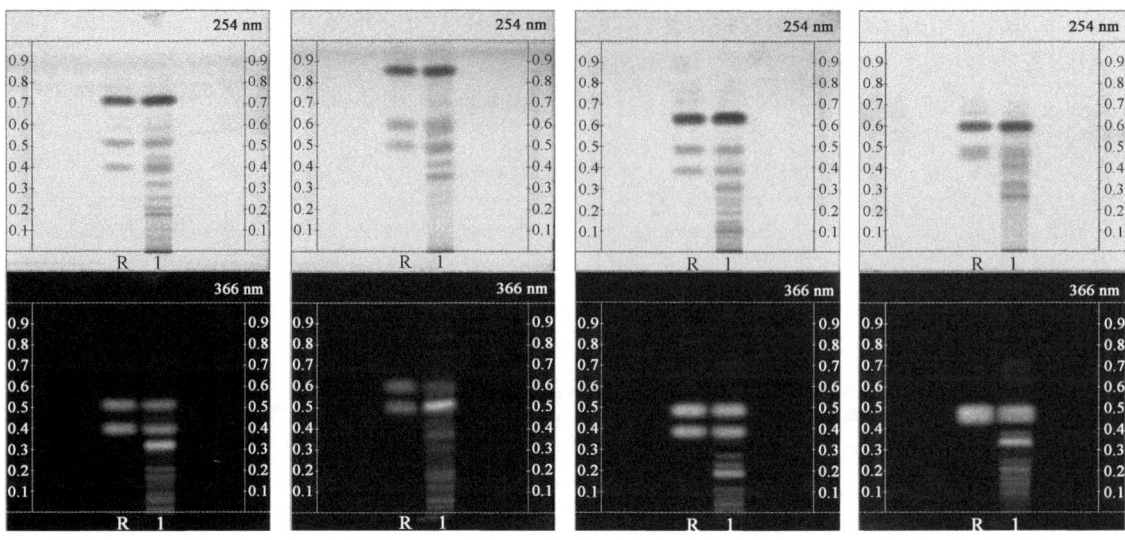

A 石油醚(60~90℃)-乙酸乙酯-乙酸(3∶1∶0.05)　B 石油醚(30~60℃)-乙酸乙酯-甲酸(3∶1∶0.05)　C 正己烷-乙酸乙酯(7∶3)　D 正己烷-丙酮(6∶4)

图8-2　展开剂的选择
R:混合对照品溶液;1:供试品溶液

由上述结果可知,正己烷-乙酸乙酯(7∶3)的展开效果最佳,故选择正己烷-乙酸乙酯作为最佳展开剂。

(二) 展开剂中不同溶剂比例的优选

以正己烷-乙酸乙酯为展开剂,对其比例(8∶2、7∶3、6∶4)进行系统考察,结果见图8-3。

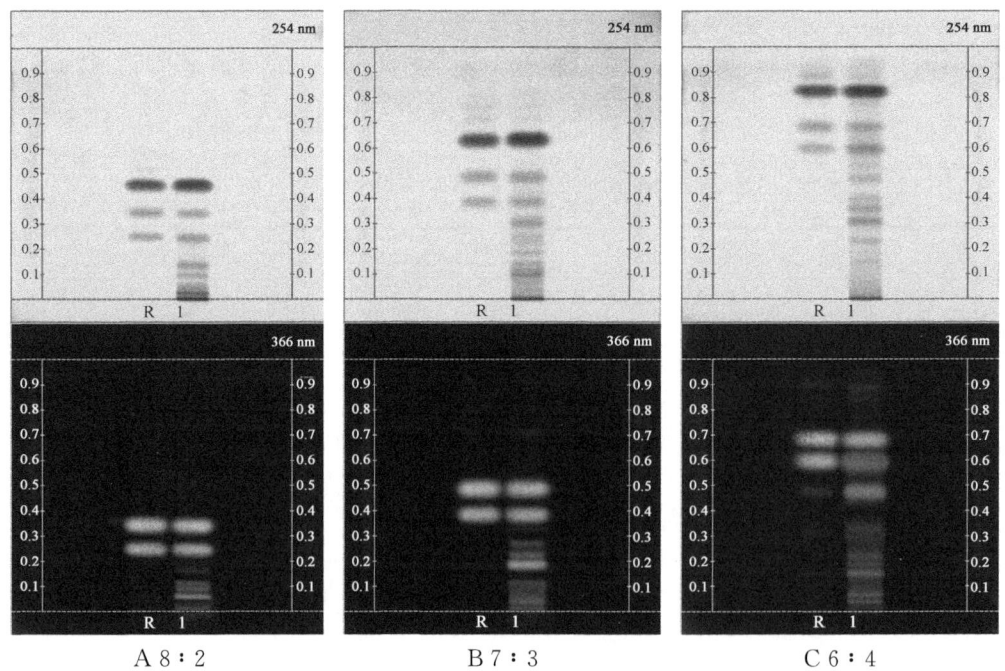

A 8∶2　B 7∶3　C 6∶4

图8-3　展开剂(正己烷-乙酸乙酯)中不同溶剂比例的优选
R:混合对照品溶液;1:供试品溶液

由上述结果可知,不同比例溶剂配制的展开剂均有较好的展开效果,其中,正己烷-乙酸乙酯(7∶3)为展开剂的图谱中各条带 Rf 值适中,故确定展开剂及其比例为正己烷-乙酸乙酯(7∶3)。

(三) 展开距离的优选

以正己烷-乙酸乙酯(7∶3)为展开剂,比较不同展开距离(7、8、9 cm)对样品条带分离效果的影响,结果见图 8-4。

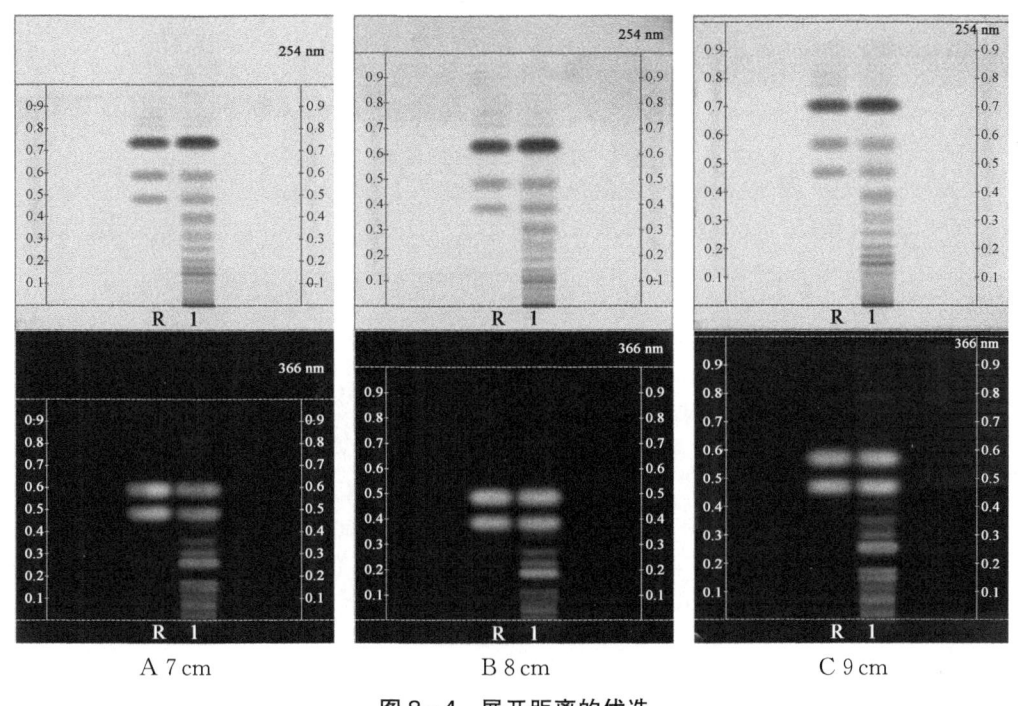

图 8-4 展开距离的优选

R:混合对照品溶液;1:供试品溶液

由上述结果可知,展开距离对各条带的展开效果无明显影响,综合考虑,选择 8 cm 作为最佳薄层展开距离。

二、供试品溶液制备方法的优选

依次对供试品溶液制备的不同提取溶剂(甲醇、乙醇、乙酸乙酯)、不同提取时间(10、15、20 min)、不同提取料液比(1∶5、1∶10、1∶20)进行系统考察,结果见图 8-5~图 8-7。

如图 8-5 所示,以乙酸乙酯、甲醇、乙醇为提取溶剂制备供试品溶液,其薄层展开效果差别不大,因乙酸乙酯毒性小且对补骨脂素、异补骨脂素的溶解性好,故选用乙酸乙酯为最佳提取溶剂;如图 8-6 所示,以提取溶剂料液比为 1∶20 制备供试品溶液时,其薄层展开的条带颜色较浅,料液比为 1∶5 时,条带扩散程度较大,而料液比为 1∶10 时,条带清晰且条带扩散程度小,综合考虑,选择 1∶10 作为最佳料液比;如图 8-7 所示,不同提取时间制备供试品溶液,其对薄层展开效果影响较小,综合考虑,选择 15 min 作为最佳提取时间。

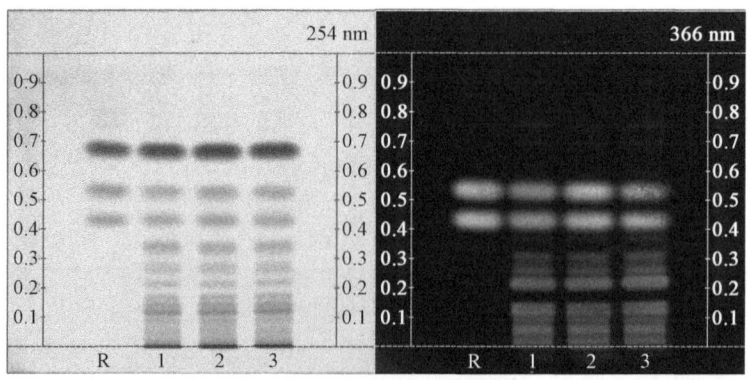

图 8-5 提取溶剂的优选

R：混合对照品溶液；1：乙酸乙酯；2：甲醇；3：乙醇

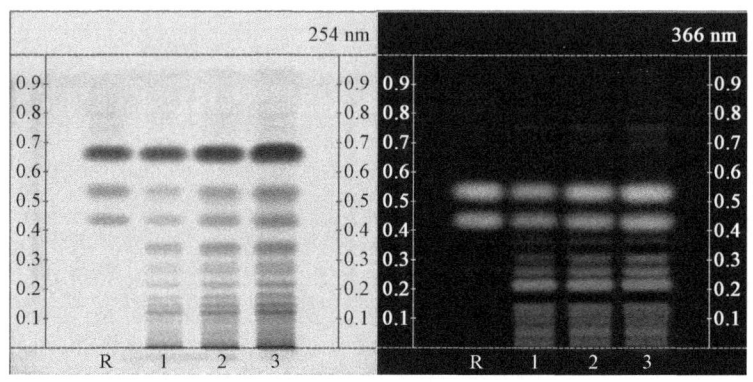

图 8-6 提取料液比的优选

R：混合对照品溶液；1：料液比 1∶20；2：料液比 1∶10；3：料液比 1∶5

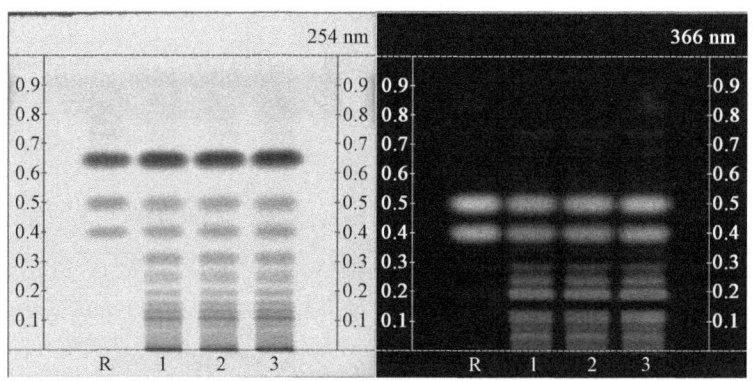

图 8-7 提取时间的优选

R：混合对照品溶液；1：10 min；2：15 min；3：20 min

综上所述，优选的补骨脂供试品溶液制备方法：取补骨脂药材粉末 1 g 置于锥形瓶中，加入乙酸乙酯 10 mL，超声提取 15 min，离心，取上清液，即得。

三、点样条件的优选

以薄层展开条带的清晰度及扩散程度为依据,对点样量(2、3、4 μL)、点样宽度(8、10、12 mm)、点样间距(13、15、17 mm)进行系统考察,结果见图 8-8～图 8-10。

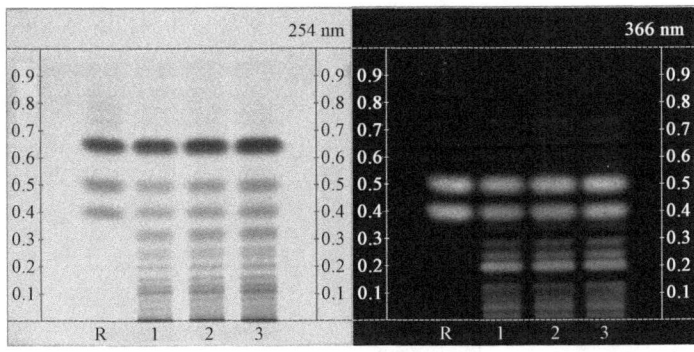

图 8-8 点样量的优选
R:混合对照品溶液;1:2 μL;2:3 μL;3:4 μL

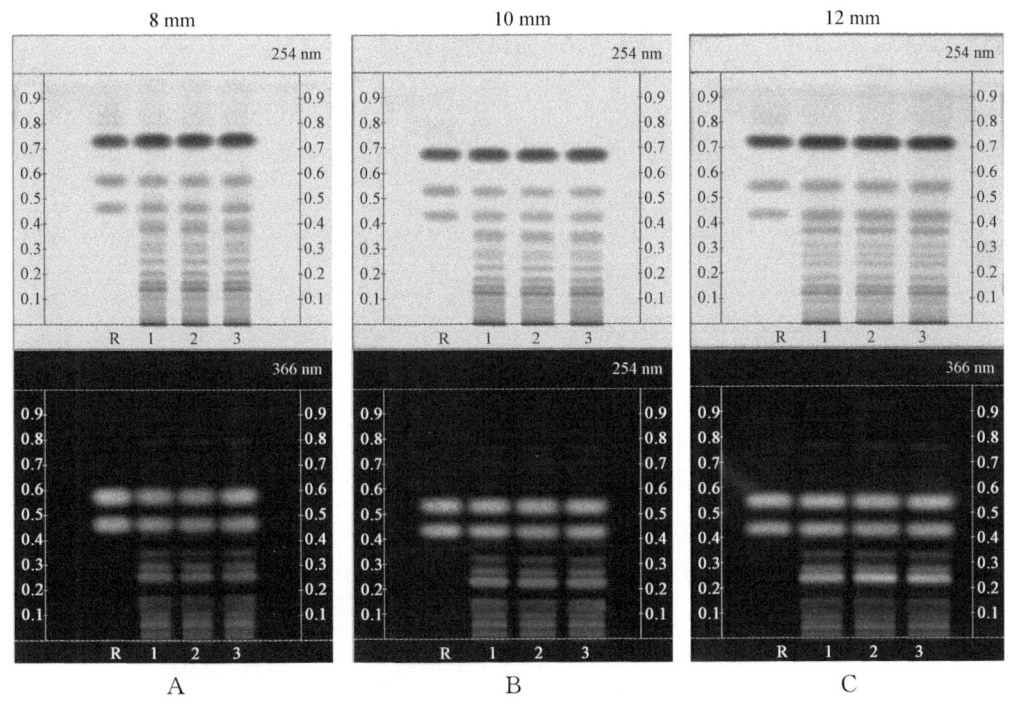

图 8-9 点样宽度的优选
R:混合对照品溶液;1～3:供试品溶液

如图 8-8 所示,点样量为 2 μL 时,薄层展开的条带模糊,而点样量为 3 μL 和 4 μL 时,薄层展开的条带基本一致且条带清晰,因此选择 3 μL 作为最佳点样量;如图 8-9 所示,点样宽度越宽,薄层展开的条带越清晰,综合考虑,选择 10 mm 作为最佳点样宽度;如图 8-10 所示,当点样间距大于 15 mm 时,薄层展开的条带之间互不影响,故选择 15 mm 作为最佳点样间距。

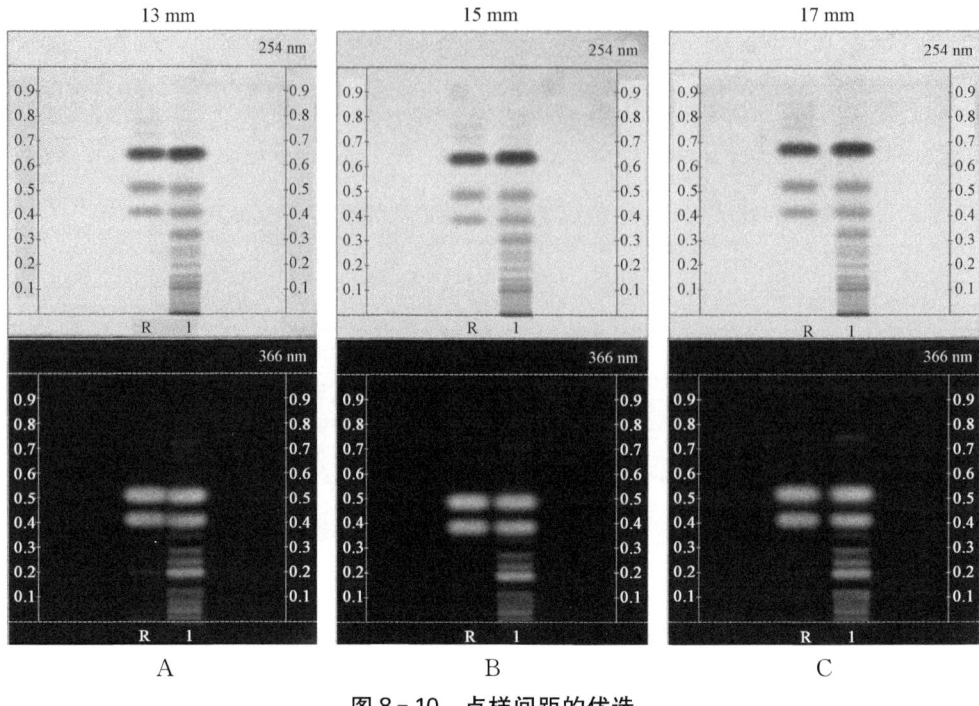

图 8-10 点样间距的优选

R：混合对照品溶液；A：13 mm；B：15 mm；C：17 mm

综上所述，补骨脂供试品溶液的最佳点样条件：点样量为 3 μL，点样宽度为 10 mm，点样间距为 15 mm。

四、方法学验证

(一) 专属性试验

分别取供试品溶液、补骨脂素（0.4 mg/mL）、异补骨脂素（0.4 mg/mL）、补骨脂酚（4.0 mg/mL）对照品溶液，点样于同一薄层板并展开，结果如图 8-11 所示。254 nm 波长下，供试品溶液色谱中，在与补骨脂素、异补骨脂素、补骨脂酚对照品色谱相应位置上显示相同颜色的条带（荧光猝灭）；366 nm 波长下，供试品溶液色谱中，在与各对照品色谱相应位置上显示相同的黄色（补骨脂素）、青色（异补骨脂素）条带。

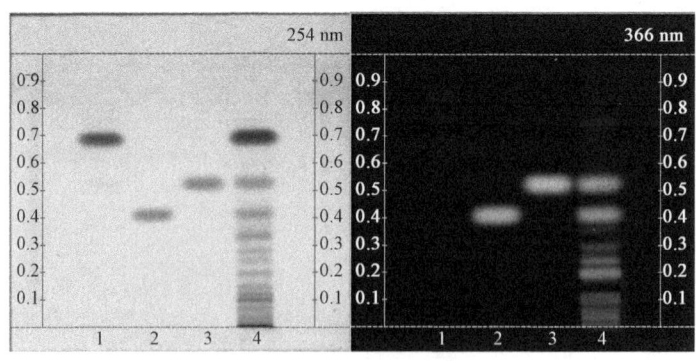

图 8-11 专属性试验

1：补骨脂酚；2：补骨脂素；3：异补骨脂素；4：供试品溶液

(二) 耐用性试验

1. 薄层色谱条件在不同硅胶薄层板中的耐用性研究 取混合对照品溶液（补骨脂素 0.4 mg/mL、异补骨脂素 0.4 mg/mL、补骨脂酚 4.0 mg/mL）和供试品溶液，点样于不同薄层板上并展开，系统考察不同硅胶薄层板对样品的展开效果，如图 8-12 所示。结果表明，不同厂家的薄层板对样品的展开效果较好，能够满足薄层鉴别的要求，证明该方法在不同薄层板上的耐用性较好。从图 8-12 中可以看出，进口高效薄层板的展开效果略优于国产普通薄层板的展开效果，但前者的检测成本高于后者。

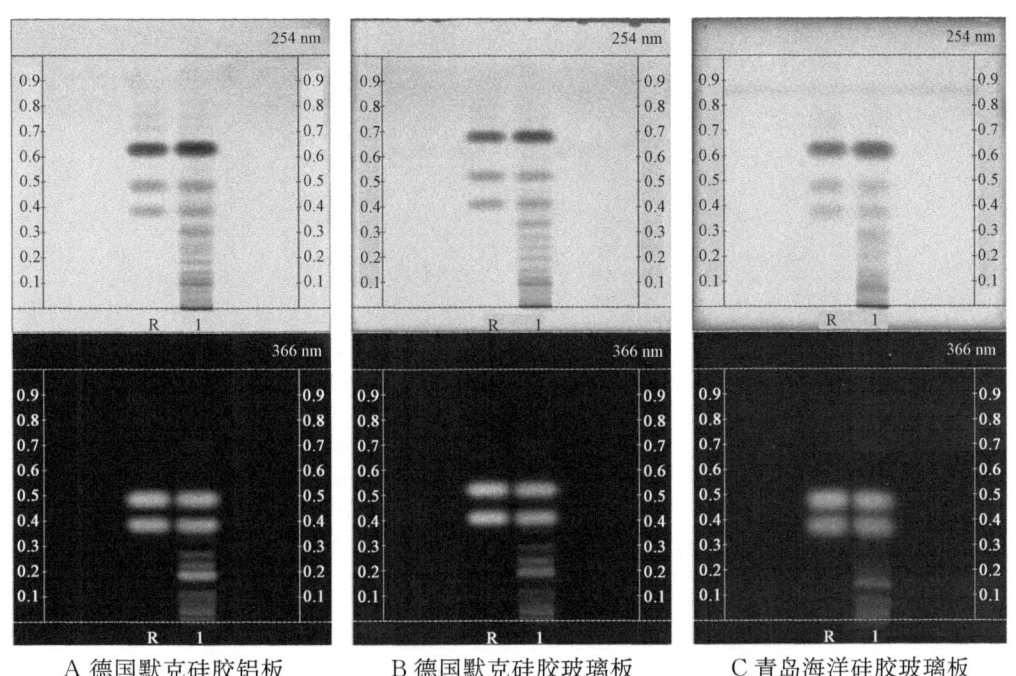

A 德国默克硅胶铝板　　B 德国默克硅胶玻璃板　　C 青岛海洋硅胶玻璃板

图 8-12　不同硅胶薄层板对样品展开效果的耐用性研究

R:混合对照品溶液；1:供试品溶液

2. 不同温度条件下薄层色谱条件的耐用性研究 取上述混合对照品溶液和供试品溶液，点样于薄层板上，取点样后的薄层板，分别置于不同温度（25、40 ℃）的展开槽中展开，如图 8-13 所示。结果表明，不同展开温度对样品的薄层展开效果有一定影响，但整体展开效果均能满足样品薄层鉴别的要求，说明不同温度条件下薄层展开方法的耐用性较好。

3. 不同湿度条件下薄层色谱条件的耐用性研究 按照相对湿度表中方法分别配制浓硫酸-水（10.8∶100, v/v）和浓硫酸-水（68∶100, v/v）的溶液，将其倒入层析缸的一侧展开槽内密闭放置 30 min，使缸内相对湿度分别为 88% 和 32%。

取混合对照品溶液和供试品溶液，点样于薄层板上，取点样后的薄层板，分别迅速置于不同相对湿度的层析缸中展开，结果见图 8-14。结果表明，不同展开湿度对样品的薄层展开效果有一定影响，但整体展开效果均能满足样品薄层鉴别的要求，说明不同湿度条件下薄层展开方法的耐用性较好。

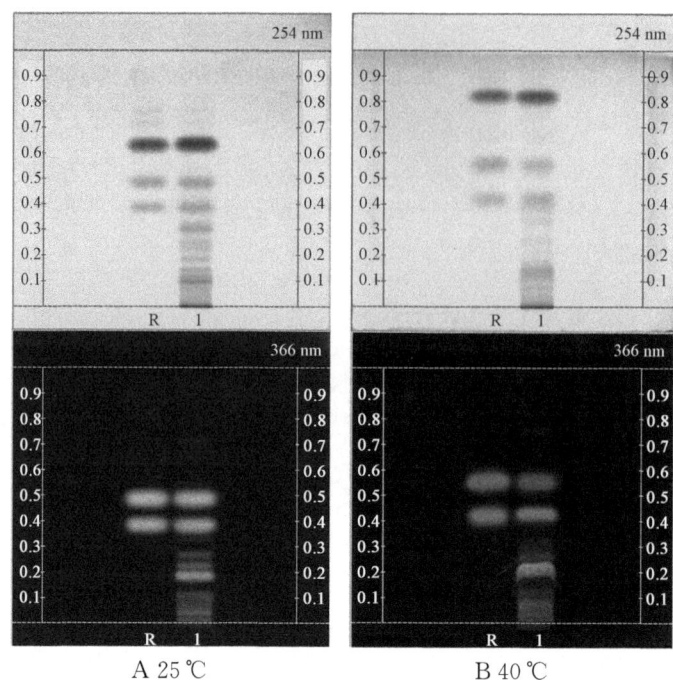

图 8-13 不同温度条件下薄层展开方法的耐用性研究

R:混合对照品溶液;1:供试品溶液

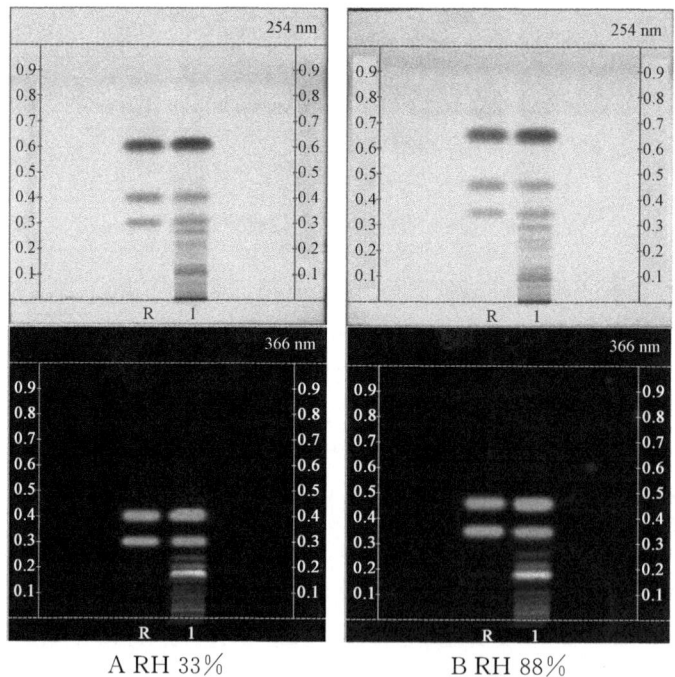

图 8-14 不同湿度条件下薄层展开方法的耐用性研究

R:混合对照品溶液;1:供试品溶液

(三) 稳定性试验

将供试品溶液置于室温下保存不同时间（0、1、2、3 d），取对照品溶液和不同存放时间的供试品溶液点样并展开，结果如图 8-15 所示。研究表明，供试品溶液在 3 d 内具有良好的稳定性。

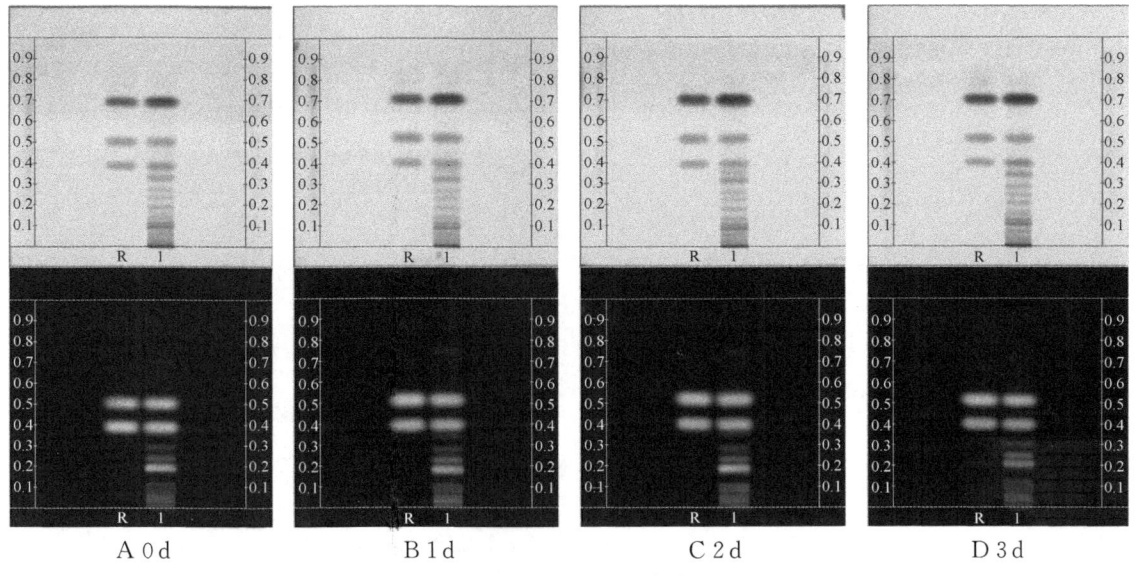

图 8-15　稳定性试验结果

R：混合对照品溶液；1：供试品溶液

五、多批次补骨脂药材的薄层鉴别结果

制备 40 批补骨脂药材供试品溶液，点样并展开，结果如图 8-16 所示。结果表明，254 nm 波长下，40 批补骨脂药材的供试品溶液色谱中，在与对照品相应位置上显示相同颜色的条带（荧光猝灭）；366 nm 波长下，40 批补骨脂药材的供试品溶液薄层色谱中，在与对照品色谱相应位置上显示相同的黄色（补骨脂素）、青色（异补骨脂素）条带，且在 Rf 值约为 0.2 处显示亮黄色条带（批次 B12 除外）。

因此，确定补骨脂药材的薄层鉴别特征：254 nm 波长下，供试品溶液色谱中，在与对照品相应位置上显示相同颜色的条带（荧光猝灭）；366 nm 波长下，供试品溶液色谱中，在与对照品色谱相应位置上显示相同的黄色（补骨脂素）、青色（异补骨脂素）条带，且在 Rf 值约为 0.2 处显示亮黄色条带。

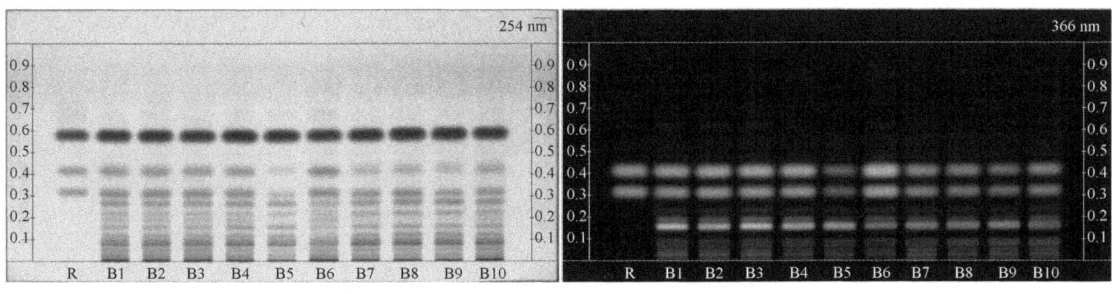

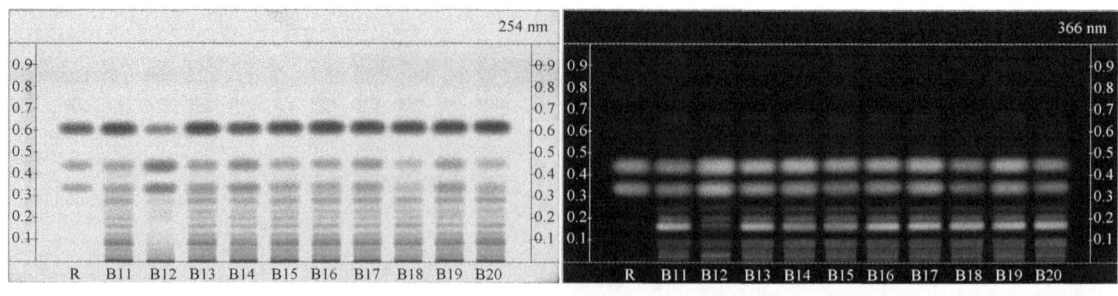
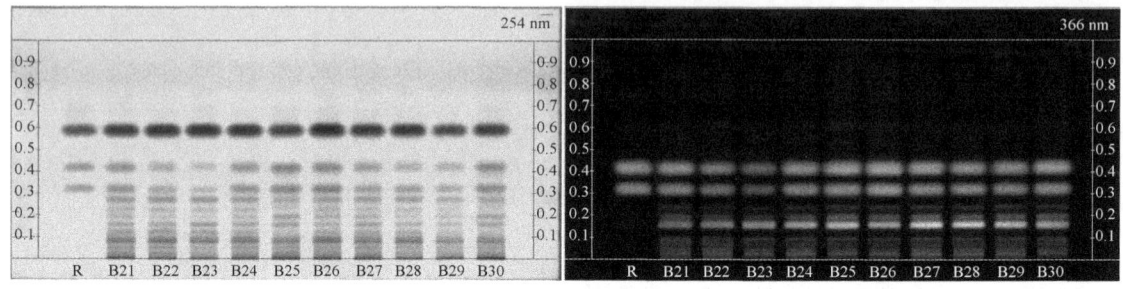
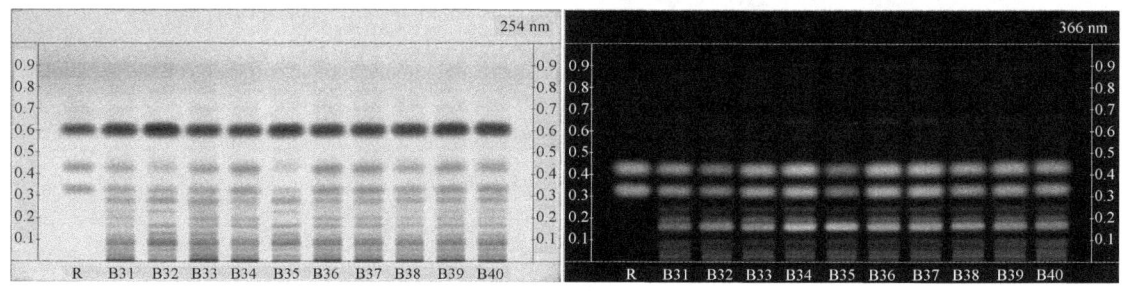

图 8-16 40 批补骨脂药材的薄层色谱图

R:混合对照品溶液;B1~B40:批次 B1~B40 的补骨脂药材

根据补骨脂药材的薄层鉴别特征,检测批次的补骨脂药材(批次 B12 除外)均符合薄层鉴别要求。

六、薄层鉴别标准草案

对照品溶液的制备:分别取补骨脂素、异补骨脂素、补骨脂酚对照品适量,精密称定,加乙酸乙酯溶解制成每 1 mL 含补骨脂素 0.4 mg、异补骨脂素 0.4 mg、补骨脂酚 4.0 mg 的混合对照品溶液。

供试品溶液的制备:取补骨脂药材粉末 1 g,精密称定,置于锥形瓶中,加入乙酸乙酯 10 mL,超声提取 15 min,离心,取上清液,即得。

薄层展开及检测条件:取对照品溶液、供试品溶液各 3 μL,分别点于同一硅胶 GF_{254} 薄层板上,点样间距 15 mm,条带宽度 8 mm,以正己烷-乙酸乙酯(7:3)为展开剂,展开,取出,晾干。置于紫外灯(254 nm)下观察,记录薄层展开结果;喷以 10% 氢氧化钾甲醇溶液显色剂,晾干,置于紫外灯(366 nm)下观察,记录薄层展开结果见表 8-5。

表 8-5 薄层展开结果

检测波长	参照色谱图	结果
254 nm	溶剂前沿 补骨脂酚：荧光猝灭　荧光猝灭 异补骨脂素：荧光猝灭　荧光猝灭 补骨脂素：荧光猝灭　荧光猝灭 对照品溶液　供试品溶液 —：上、中、下1/3之间的标记	供试品溶液色谱中，在与对照品相应位置上显示相同颜色的条带（荧光猝灭）
366 nm	溶剂前沿 异补骨脂素：青色条带　青色条带 补骨脂素：黄色条带　黄色条带 　　　　　　　　　　亮黄色条带 对照品溶液　供试品溶液 —：上、中、下1/3之间的标记	供试品溶液色谱中，在与对照品色谱相应位置上显示相同的黄色（补骨脂素）、青色（异补骨脂素）条带，且在 Rf 值约为 0.2 处显示亮黄色条带

第三节　补骨脂主要成分含量测定研究

一、色谱条件的优化

本研究从流动相 pH（0.1%甲酸水、0.2%甲酸水）、进样量（1、2、3 μL）、流速（0.27、0.3、0.33 mL/min）考察色谱条件对各成分保留时间、理论塔板数、拖尾因子、分离度的影响，结果见表 8-6～表 8-10。由于流动相中加酸后，可抑制补骨脂苷、异补骨脂苷等酸性成分的解离，改善峰型，因此考察流动相不同 pH 对各色谱峰的影响，如表 8-6 所示，流动相中加不同体积的酸，对各色谱峰的分离度等影响不大，故选择流动相 pH 为 0.1%甲酸；由表 8-7、表 8-8 可知，流速、柱温影响各色谱峰的出峰时间，对其分离度等影响较小，综合考虑，选择流速为 0.3 mL/min，柱温为 60 ℃；由表 8-9 可知，不同检测波长条件下的各色谱峰的峰面积基本一致，参考 2020 版《中国药典》，选择 246 nm 作为检测波长；由表 8-10 可知，以不同体积进样量进样时，色谱峰的峰面积呈倍数关系变化，但对其分离度等影响不大，综合考虑，选择进样量为 2 μL。

表 8-6 流动相 pH 的选择

成分	pH	保留时间	对称因子	理论塔板数
补骨脂苷	0.1%甲酸	3.45	1.09	71 169
	0.2%甲酸	3.33	1.09	65 121
异补骨脂苷	0.1%甲酸	3.70	1.11	87 565
	0.2%甲酸	3.57	1.11	81 012
补骨脂素	0.1%甲酸	5.44	1.12	155 312
	0.2%甲酸	5.31	1.12	146 723
异补骨脂素	0.1%甲酸	5.72	1.08	165 509
	0.2%甲酸	5.59	1.08	163 140

表 8-7 流速的选择

成分	流速(mL/min)	保留时间	对称因子	理论塔板数
补骨脂苷	0.27	3.45	1.09	57 984
	0.30	3.33	1.09	62 517
	0.33	3.70	1.11	68 442
异补骨脂苷	0.27	3.57	1.11	72 963
	0.30	5.44	1.12	78 370
	0.33	5.31	1.12	86 117
补骨脂素	0.27	5.72	1.08	138 946
	0.30	5.59	1.08	145 330
	0.33	3.45	1.09	152 989
异补骨脂素	0.27	3.33	1.09	156 113
	0.30	3.70	1.11	161 909
	0.33	3.57	1.11	162 133

表 8-8 柱温的选择

成分	柱温(℃)	保留时间	对称因子	理论塔板数
补骨脂苷	55	3.45	1.09	71 169
	60	3.30	1.09	62 517
	65	3.17	1.08	53 471
异补骨脂苷	55	3.70	1.11	87 565
	60	3.55	1.11	78 370
	65	3.41	1.11	69 097
补骨脂素	55	5.44	1.12	155 312
	60	5.29	1.12	145 330
	65	5.15	1.11	135 829
异补骨脂素	55	5.72	1.08	165 509
	60	5.56	1.08	161 909
	65	5.43	1.11	153 398

表 8-9　检测波长的选择

成分	检测波长(nm)	保留时间	峰面积	对称因子	理论塔板数
补骨脂苷	244	3.30	705 929	1.09	62 571
	246	3.30	671 231	1.09	62 517
	248	3.30	615 131	1.09	62 456
异补骨脂苷	244	3.55	540 461	1.11	78 408
	246	3.55	516 897	1.11	78 370
	248	3.55	475 766	1.11	78 318
补骨脂素	244	5.29	534 169	1.12	145 329
	246	5.29	526 943	1.12	145 330
	248	5.29	489 746	1.12	145 332
异补骨脂素	244	5.56	410 965	1.08	161 886
	246	5.56	421 197	1.08	161 909
	248	5.56	412 774	1.08	161 934

表 8-10　进样量的选择

成分	进样量(μL)	保留时间	峰面积	对称因子	理论塔板数
补骨脂苷	1	3.31	336 051	1.13	78 832
	2	3.30	671 231	1.09	62 517
	3	3.30	1 014 811	0.99	37 403
异补骨脂苷	1	3.55	258 763	1.13	90 608
	2	3.55	516 897	1.11	78 370
	3	3.55	778 021	1.05	56 269
补骨脂素	1	5.29	261 171	1.13	146 716
	2	5.29	526 943	1.12	145 330
	3	5.29	797 143	1.11	143 998
异补骨脂素	1	5.57	209 059	1.08	163 183
	2	5.56	421 197	1.08	161 909
	3	5.57	639 211	1.08	160 889

二、供试品溶液制备方法的优化

1. **提取方法的优选**　取补骨脂药材粉末 0.5 g,精密称定,置于 100 mL 容量瓶中,分别采用室温超声、40 ℃超声、50 ℃超声、60 ℃超声提取 20 min,取出,放冷,加甲醇至刻度,摇匀,取适量 12 000 r/min 离心 10 min,精密移取上清液 5 mL 置于 10 mL 量瓶中,纯水定容至刻度,得室温超声法和 40、50、60 ℃超声法制备的供试品溶液。参照 2020 版《中国药典》,取补骨脂药材粉末(过 50 目筛)0.5 g,精密称定,置索氏提取器中,加甲醇适量,加热回流提取 2 h,放冷,转移至 100 mL 量瓶中,加甲醇至刻度,摇匀,取适量 12 000 r/min 离心 10 min,精密移取上清液 5 mL 置于 10 mL 量瓶中,纯水定容至刻度,得索氏提取法制备的供试品溶液。按优化的色谱条件测定供试品溶液中各成分的峰面积,并计算其含量,结果见表8-11。

表8-11 补骨脂药材不同提取方法的优选结果($n=3$,%)

提取方式	含量($\bar{x} \pm s$)			
	补骨脂苷	异补骨脂苷	补骨脂素	异补骨脂素
索氏提取法	1.55±0.01	1.09±0.00	0.48±0.00	0.38±0.00
室温超声法	1.26±0.03	0.91±0.02	0.47±0.00	0.37±0.00
40 ℃超声法	1.48±0.02	1.06±0.01	0.48±0.00	0.38±0.00
50 ℃超声法	1.62±0.01	1.15±0.01	0.48±0.00	0.38±0.00
60 ℃超声法	1.65±0.02	1.17±0.01	0.49±0.00	0.38±0.00

由表8-11可知,从补骨脂药材不同提取方法的效果分析,超声提取温度越高,补骨脂苷和异补骨脂苷的提取效果越好,且索氏提取法与60 ℃超声法的提取效果基本一致,为方便操作,选择60 ℃超声法作为补骨脂药材供试品溶液制备的提取方法。

2. 提取溶剂的优选 取补骨脂药材粉末0.5 g,精密称定,置于100 mL容量瓶中,分别加适量50%甲醇、75%甲醇、甲醇,60 ℃超声处理20 min,取出,放冷,加甲醇至刻度,摇匀,取适量12 000 r/min离心10 min,精密移取上清液5 mL置于10 mL量瓶中,分别用50%甲醇、25%甲醇、纯水定容至刻度,即得不同溶剂提取的供试品溶液。按优化的色谱条件测定供试品溶液中各成分的峰面积,并计算其含量,结果见表8-12。

表8-12 补骨脂药材不同提取溶剂的优选结果($n=3$,%)

溶剂	含量($\bar{x} \pm s$)			
	补骨脂苷	异补骨脂苷	补骨脂素	异补骨脂素
甲醇	1.63±0.02	1.15±0.01	0.49±0.00	0.38±0.00
75%甲醇	0.99±0.01	0.58±0.01	0.75±0.00	0.59±0.00
50%甲醇	0.50±0.01	0.21±0.01	0.75±0.00	0.59±0.00

由表8-12可知,在不同提取溶剂考察中,发现采用含水溶剂提取时,β-葡萄糖苷酶在含水溶剂中将补骨脂苷和异补骨脂苷转化为补骨脂素和异补骨脂素,与前期研究结果基本一致,且补骨脂素和异补骨脂素为亲脂性成分,采用有机溶剂提取时提取效果更好。综上所述,从提取效果和真实反映药材中成分含量情况考虑,选择甲醇作为补骨脂供试品溶液制备的提取溶剂。

3. 提取溶剂料液比的优选 分别取补骨脂药材粉末0.5、0.2、0.2 g,精密称定,置于100、50、25 mL容量瓶中,加适量甲醇,60 ℃超声处理20 min,取出,放冷至室温,并定容至刻度,摇匀,取适量12 000 r/min离心10 min,精密移取上清液5 mL置于10 mL量瓶中,纯水定容至刻度,即得提取溶剂不同料液比提取的供试品溶液。按优化的色谱条件测定供试品溶液中各成分的峰面积,并计算其含量,结果见表8-13。

表8-13 补骨脂药材不同提取溶剂料液比的优选结果(n=3,%)

料液比	含量($\bar{x}\pm s$)			
	补骨脂苷	异补骨脂苷	补骨脂素	异补骨脂素
1:250	1.65±0.00	1.16±0.00	0.49±0.00	0.38±0.00
1:200	1.64±0.00	1.15±0.00	0.49±0.00	0.38±0.00
1:125	1.61±0.02	1.14±0.01	0.48±0.00	0.38±0.00

由表8-13可知,在提取溶剂不同料液比考察中,以料液比为1:125提取时,各成分提取效率相对较低,而料液比为1:250和1:200提取时各成分含量基本一致。综合考虑提高效率和节省溶剂,选择1:250作为补骨脂供试品溶液制备的最优提取料液比。

4. 提取时间的优选 取补骨脂药材粉末0.2g,精密称定,置于50mL容量瓶中,加适量甲醇,分别60℃超声处理10、20、30 min,取出,放冷至室温,并定容至刻度,摇匀,精密移取上清液5 mL置于10 mL容量瓶中,纯水定容至刻度,即得不同提取时间制备的供试品溶液。按优化的色谱条件测定供试品溶液中各成分的峰面积,并计算其含量,结果见表8-14。

表8-14 补骨脂药材不同提取时间的优选结果(n=3,%)

时间(min)	含量($\bar{x}\pm s$)			
	补骨脂苷	异补骨脂苷	补骨脂素	异补骨脂素
10	1.62±0.01	1.15±0.01	0.49±0.01	0.38±0.01
20	1.66±0.01	1.17±0.01	0.49±0.00	0.38±0.00
30	1.66±0.01	1.17±0.01	0.50±0.00	0.39±0.00

由表8-14可知,在不同提取时间考察中,提取时间为10 min时,各成分提取效率相对较低,而提取时间为20 min和30 min时各成分含量基本一致。综合考虑,选择20 min作为补骨脂供试品溶液制备的最优提取时间。

综上所述,确定的补骨脂最佳提取条件为:取补骨脂粉末0.2 g,精密称定,置于50 mL量瓶中,加适量甲醇,60℃超声处理20 min,取出,放冷,加甲醇至刻度,摇匀,取适量12 000 r/min离心10 min,精密移取上清液5 mL置于10 mL量瓶中,纯水定容至刻度,即得供试品溶液。

三、方法学考察

方法学考察结果见表8-15,4个指标成分在各自的浓度范围内线性关系良好,相关系数$r^2>0.9999$,检测限的浓度范围为0.018~0.076 μg/mL,定量限的浓度范围为0.055~0.228 μg/mL,日内精密度RSD值均小于0.09%,日间精密度RSD值均小于1.3%,稳定性RSD值均小于0.2%,重复性RSD值均小于1.0%,加样回收率在95.29%~103.3%,RSD值均小于1.8%。因此,建立的补骨脂的多成分定量方法合理可行,含量测定色谱图见图8-17。

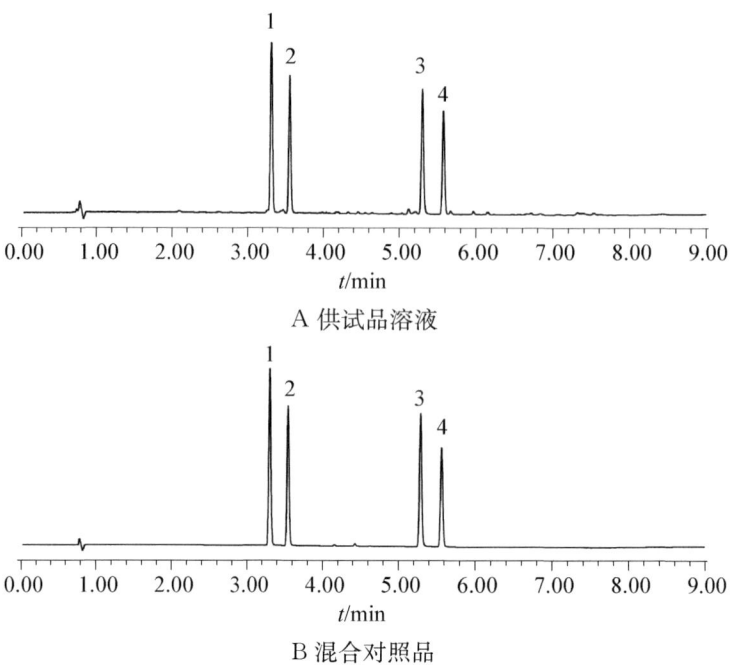

图 8-17 补骨脂供试品溶液和混合对照品 UPLC 结果
1：PO；2：IPO；3：P；4：IP

表 8-15 补骨脂多成分含量测定研究的方法学研究结果

成分	回归方程	r^2	线性范围 (μg/mL)	检测限 (μg/mL)	定量限 (μg/mL)	精密度 (RSD, %) 日内	精密度 (RSD, %) 日间	稳定性 (RSD, $n=8$, %)	重复性 (RSD, $n=6$, %)	加样回收试验 加样回收率(%)	加样回收试验 RSD(%)
补骨脂苷	$y=20537.6x-1026.1$	>0.9999	2.027~64.85	0.08	0.23	0.1	1.3	0.2	1.0	101.3	1.0
异补骨脂苷	$y=22484.1x-1686.6$	>0.9999	1.403~44.91	0.05	0.15	0.1	1.1	0.2	1.0	100.2	0.9
补骨脂素	$y=53694.6x-5919.8$	>0.9999	0.6125~19.60	0.02	0.07	0.1	0.6	0.2	0.8	99.74	1.8
异补骨脂素	$y=56582.0x-4338.6$	>0.9999	0.4791~15.33	0.02	0.06	0.9	0.8	0.2	0.7	97.53	1.6

四、相对校正因子的建立

平行制备 3 份混合对照品溶液，分别逐级稀释成不同浓度的混合对照品溶液，测定混合对照品溶液中各成分的峰面积。以补骨脂素（P）为内参物，按式（8-1）分别计算补骨脂苷（PO）、异补骨脂苷（IPO）、异补骨脂素（IP）的相对校正因子（$f_{s/i}$），结果见表 8-16~表 8-19。

表 8-16　成分相对校正因子计算结果(第一次试验)

No.	P (μg/mL)	f_P	PO (μg/mL)	f_{PO}	$f_{P/PO}$	IPO (μg/mL)	f_{IPO}	$f_{P/IPO}$	IP (μg/mL)	f_{IP}	$f_{P/IP}$
1	41.68	53669.10	129.90	20536.90	2.61	91.35	22483.30	2.39	29.34	56557.70	0.95
2	20.84	53049.80	64.95	20492.90	2.59	45.68	22385.30	2.37	14.67	55903.60	0.95
3	10.42	52701.10	32.48	20508.10	2.57	22.84	22373.40	2.36	7.34	55534.40	0.95
4	5.21	52217.00	16.24	20462.40	2.55	11.42	22303.90	2.34	3.67	55047.30	0.95
5	2.61	51701.30	8.12	20361.60	2.54	5.71	22180.70	2.33	1.83	54524.30	0.95
6	1.30	52179.30	4.06	20494.80	2.55	2.86	22320.30	2.34	0.92	55024.90	0.95
7	0.65	51055.70	2.03	20337.10	2.51	1.43	22176.90	2.30	0.46	53972.50	0.95
$\bar{x}$	—	52367.60	—	20456.30	2.56	—	22317.70	2.35	—	55223.50	0.95
RSD(%)	—	1.70	—	0.40	1.30	—	0.50	1.30	—	1.60	0.00

表 8-17　成分相对校正因子计算结果(第二次试验)

No.	P (μg/mL)	f_P	PO (μg/mL)	f_{PO}	$f_{P/PO}$	IPO (μg/mL)	f_{IPO}	$f_{P/IPO}$	IP (μg/mL)	f_{IP}	$f_{P/IP}$
1	39.60	54108.70	131.30	20802.70	2.60	88.92	23130.10	2.34	31.92	56709.40	0.95
2	19.80	54576.90	65.65	21163.60	2.58	44.46	23465.60	2.33	15.96	57198.90	0.95
3	9.90	54304.60	32.83	21200.40	2.56	22.23	23468.40	2.31	7.98	56927.10	0.95
4	4.95	54058.30	16.41	21395.80	2.53	11.12	23669.50	2.28	3.99	56680.30	0.95
5	2.48	54681.60	8.21	21581.10	2.53	5.56	23857.00	2.29	2.00	57358.40	0.95
6	1.24	54385.90	4.10	21525.80	2.53	2.78	23797.60	2.29	1.00	57086.70	0.95
7	0.62	54265.90	2.05	21573.10	2.52	1.39	23822.20	2.28	0.50	57053.60	0.95
$\bar{x}$	—	54340.30	—	21320.40	2.55	—	23601.50	2.30	—	57002.10	0.95
RSD(%)	—	0.40	—	1.30	1.20	—	1.10	1.10	—	0.40	0.00

表 8-18　成分相对校正因子计算结果(第三次试验)

No.	P (μg/mL)	f_P	PO (μg/mL)	f_{PO}	$f_{P/PO}$	IPO (μg/mL)	f_{IPO}	$f_{P/IPO}$	IP (μg/mL)	f_{IP}	$f_{P/IP}$
1	39.20	53420.60	129.70	20741.20	2.58	89.82	22384.00	2.39	30.66	56800.20	0.94
2	19.60	53168.70	64.85	20835.10	2.55	44.91	22424.60	2.37	15.33	56521.40	0.94
3	9.80	52996.50	32.43	20907.60	2.53	22.46	22467.00	2.36	7.67	56342.90	0.94
4	4.90	53161.40	16.21	21131.90	2.52	11.23	22683.70	2.34	3.83	56586.80	0.94
5	2.45	53411.00	8.11	21279.90	2.51	5.61	22809.50	2.34	1.92	56882.50	0.94
6	1.23	52416.70	4.05	21021.70	2.49	2.81	22569.60	2.32	0.96	55830.90	0.94
7	0.61	52223.70	2.03	21059.80	2.48	1.40	22586.70	2.31	0.48	55623.20	0.94
$\bar{x}$	—	52971.20	—	20996.70	2.52	—	22560.70	2.35	—	56369.70	0.94
RSD(%)	—	0.90	—	0.90	1.40	—	0.70	1.20	—	0.90	0.00

表8-19 三次试验成分相对校正因子计算结果

No.	$f_{P/PO}$	$f_{P/IPO}$	$f_{P/IP}$
1	2.56	2.35	0.95
2	2.55	2.30	0.95
3	2.52	2.35	0.94
$\bar{x}$	2.54	2.33	0.95
RSD(%)	0.80	1.30	0.60

$$f_{s/i} = \frac{f_s}{f_i} = \frac{A_s/C_s}{A_i/C_i} \tag{8-1}$$

其中,A_s代表内参物对照品s的峰面积;C_s代表内参物对照品s的浓度;A_i代表待测成分对照品i的峰面积;C_i代表待测成分对照品i的浓度。

由表8-19可知,三次试验计算的各成分相对校正因子RSD值均小于1.3%,表明各成分的相对校正因子稳定可靠;以补骨脂素为内参物,补骨脂苷的相对校正因子为2.54,异补骨脂苷的相对校正因子为2.33,异补骨脂素的相对校正因子为0.95。

五、一测多评法的耐用性考察

(一) 基于相对保留时间的一测多评法在不同仪器、色谱柱中应用的耐用性考察

由于一测多评法只使用一个对照品,因此,需要对待测成分色谱峰进行定位。本试验以补骨脂素(P)为内参物,按式(8-2)分别计算补骨脂苷(PO)、异补骨脂苷(IPO)、异补骨脂素(IP)的相对保留时间(RRT_i)。

$$RRT_i = RT_i/RT_s \tag{8-2}$$

其中,s代表补骨脂素(P);i代表补骨脂苷(PO)、异补骨脂苷(IPO)、异补骨脂素(IP)。

取上述不同浓度的混合对照品溶液,进样测定,记录各成分的保留时间,并计算其相对保留时间,对待测成分进行定位。在研究中系统考察了不同高效液相色谱系统(Waters ACQUITY H class plus、Waters ACQUITY I class、Agilent 1290)和不同色谱柱[Waters BEH C18(2.1×100 mm,1.7 μm)、Waters HSS T3(2.1×100 mm,1.7 μm)、ZORBAX Extend C18(2.1×100 mm,1.8 μm)、ZORBAX SB-C18(2.1×100 mm,1.8 μm)]对成分色谱保留行为的影响,以相对保留时间为指标,考察一测多评法在不同仪器、色谱柱中应用的耐用性,结果见表8-20。从表中可以看出,采用不同高效液相色谱系统和色谱柱测定的指标成分相对保留时间的RSD值均小于4.1%,表明一测多评法在不同仪器、不同色谱柱上的耐用性较好,成分的相对保留时间基本稳定,可用于各色谱峰的定位。

表8-20 基于相对保留时间的一测多评法在不同仪器、色谱柱中应用的耐用性考察

仪器	色谱柱	RRT_{PO}	RRT_{IPO}	RRT_{IP}
Waters ACQUITY H class plus	Waters BEH C18	0.62	0.67	1.05
	Waters HSS T3	0.64	0.68	1.05

(续表)

仪器	色谱柱	RRT_{PO}	RRT_{IPO}	RRT_{IP}
	ZORBAX Extend C18	0.60	0.65	1.06
	ZORBAX SB-C18	0.61	0.66	1.05
Waters ACQUITY I class	Waters BEH C18	0.60	0.64	1.06
	Waters HSS T3	0.61	0.65	1.05
	ZORBAX Extend C18	0.56	0.61	1.06
	ZORBAX SB-C18	0.57	0.62	1.05
Agilent 1290	Waters BEH C18	0.61	0.66	1.05
	Waters HSS T3	0.62	0.67	1.06
	ZORBAX Extend C18	0.63	0.68	1.06
	ZORBAX SB-C18	0.64	0.68	1.05
均值	—	0.61	0.66	1.05
RSD(%)	—	4.10	3.50	0.50

(二) 基于相对校正因子的一测多评法的耐用性考察

1. 基于相对校正因子的一测多评法在不同仪器、色谱柱中应用的耐用性考察 以相对校正因子为指标,系统考察一测多评法在上述 3 种高效液相色谱系统和 4 种色谱柱中应用的耐用性,测定结果见表 8-21。各成分相对校正因子的 RSD 值均小于 1.9%,说明基于相对校正因子的一测多评法在不同仪器、色谱柱中应用的耐用性较好。

表 8-21 基于相对校正因子的一测多评法在不同仪器、色谱柱中应用的耐用性考察

仪器	色谱柱	$f_{P/PO}$	$f_{P/IPO}$	$f_{P/IP}$
Waters ACQUITY H class	Waters BEH C18	2.54	2.33	0.95
	Waters HSS T3	2.63	2.4	0.95
	ZORBAX Extend C18	2.62	2.35	0.95
	ZORBAX SB-C18	2.61	2.34	0.95
Waters ACQUITY I class	Waters BEH C18	2.66	2.42	0.94
	Waters HSS T3	2.68	2.44	0.95
	ZORBAX Extend C18	2.64	2.35	0.94
	ZORBAX SB-C18	2.63	2.35	0.95
Agilent 1290	Waters BEH C18	2.61	2.35	0.97
	Waters HSS T3	2.60	2.35	0.96
	ZORBAX Extend C18	2.58	2.29	0.94
	ZORBAX SB-C18	2.58	2.30	0.94
均值	—	2.62	2.36	0.95
RSD(%)	—	1.40	1.90	1.00

2. 基于相对校正因子的一测多评法在不同流动相梯度条件下的耐用性考察 以相对

校正因子为指标,系统考察一测多评法在不同流动相梯度洗脱(A～G)条件下的耐用性,测定结果见表 8-22。各成分相对校正因子的 RSD 值均小于 0.6%,说明基于相对校正因子的一测多评法在不同流动相梯度条件下的耐用性较好。

表 8-22 基于相对校正因子的一测多评法在不同流动相梯度条件下的耐用性考察

编号	水平*	$f_{P/PO}$	$f_{P/IPO}$	$f_{P/IP}$
A	00/04/06/09 min 15/51/51/15 甲醇%	2.54	2.33	0.95
B	00/04/06/09 min 17/51/51/15 甲醇%	2.55	2.35	0.95
C	00/04/06/09 min 13/51/51/15 甲醇%	2.54	2.35	0.96
D	00/04/06/09 min 15/49/49/15 甲醇%	2.54	2.34	0.95
E	00/04/06/09 min 15/53/53/15 甲醇%	2.54	2.34	0.95
F	00/03/06/09 min 15/51/51/15 甲醇%	2.58	2.35	0.95
G	00/05/06/09 min 15/51/51/15 甲醇%	2.56	2.35	0.95
RSD(%)	—	0.60	0.30	0.40

*以梯度洗脱条件 A 为例:0～4 min,15%～51%甲醇;4～6 min,51%甲醇;6～9 min,51%～15%甲醇

3. 基于相对校正因子的一测多评法在不同流速条件下的耐用性考察 以相对校正因子为指标,系统考察一测多评法在不同流速(0.27、0.30、0.33 mL/min)条件下的耐用性,测定结果见表 8-23。各成分相对校正因子的 RSD 值均小于 0.5%,说明基于相对校正因子的一测多评法在不同流速条件下的耐用性较好。

表 8-23 基于相对校正因子的一测多评法在不同流速条件下的耐用性考察

流速(mL/min)	$f_{P/PO}$	$f_{P/IPO}$	$f_{P/IP}$
0.27	2.55	2.33	0.95
0.30	2.54	2.33	0.95
0.33	2.55	2.35	0.95
RSD(%)	0.20	0.50	0.00

4. 基于相对校正因子的一测多评法在不同柱温条件下的耐用性考察 以相对校正因子为指标,系统考察一测多评法在不同柱温(55、60、65 ℃)条件下的耐用性,测定结果见表 8-24。各成分相对校正因子的 RSD 值均小于 0.6%,说明基于相对校正因子的一测多评法

在不同柱温条件下的耐用性较好。

表 8-24　基于相对校正因子的一测多评法在不同柱温条件下的耐用性考察

柱温(℃)	$f_{P/PO}$	$f_{P/IPO}$	$f_{P/IP}$
55	2.56	2.34	0.95
60	2.54	2.33	0.95
65	2.54	2.34	0.94
RSD(%)	0.50	0.20	0.60

5. 基于相对校正因子的一测多评法在不同进样量条件下的耐用性考察　以相对校正因子为指标,系统考察一测多评法在不同进样量(1、2、3 μL)条件下的耐用性,测定结果见表 8-25。各成分相对校正因子的 RSD 值均小于 0.5%,说明基于相对校正因子的一测多评法在不同进样量条件下的耐用性较好。

表 8-25　基于相对校正因子的一测多评法在不同进样量条件下的耐用性考察

进样量(μL)	$f_{P/PO}$	$f_{P/IPO}$	$f_{P/IP}$
1	2.54	2.33	0.95
2	2.54	2.33	0.95
3	2.56	2.35	0.95
RSD(%)	0.50	0.50	0.00

6. 基于相对校正因子的一测多评法在不同 pH 条件下的耐用性考察　以相对校正因子为指标,系统考察一测多评法在不同流动相 pH(0.05%、0.1%、0.2%甲酸)条件下的耐用性,测定结果见表 8-26。各成分相对校正因子的 RSD 值均小于 0.7%,说明基于相对校正因子的一测多评法在不同 pH 条件下的耐用性较好。

表 8-26　基于相对校正因子的一测多评法在不同 pH 条件下的耐用性考察

pH	$f_{P/PO}$	$f_{P/IPO}$	$f_{P/IP}$
0.1%甲酸	2.54	2.33	0.95
0.05%甲酸	2.54	2.33	0.95
0.2%甲酸	2.57	2.35	0.96
RSD(%)	0.70	0.50	0.60

7. 基于相对校正因子的一测多评法在不同检测波长条件下的耐用性考察　以相对校正因子为指标,系统考察了一测多评法在不同检测波长(244、246、248 nm)条件下的耐用性,测定结果见表 8-27。各成分相对校正因子的 RSD 均小于 4.2%,说明基于相对校正因子的一测多评法在不同检测波长条件下的耐用性较好。

表 8-27　不同检测波长条件下的相对校正因子测定结果

检测波长(nm)	$f_{P/PO}$	$f_{P/IPO}$	$f_{P/IP}$
244	2.45	2.27	0.99
246	2.54	2.33	0.95
248	2.59	2.37	0.91
RSD(%)	2.80	2.20	4.20

六、一测多评法(QAMS)与外标法(ESM)测定结果比较

取 40 批补骨脂药材样品,制备供试品溶液,测定供试品溶液中补骨脂苷、异补骨脂苷、补骨脂素、异补骨脂素的峰面积,采用外标法计算各成分含量;以补骨脂素为内参物,采用一测多评法计算补骨脂苷、异补骨脂苷、异补骨脂素的含量,结果见表 8-28。一测多评法和外标法测定的补骨脂药材中各指标成分含量结果基本一致,相对误差(RE%)均小于 2.56%,表明一测多评法测定结果准确,计算过程简便,能够满足补骨脂药材中补骨脂苷、异补骨脂苷、补骨脂素、异补骨脂素的含量测定要求。

表 8-28　外标法和一测多评法计算补骨脂中成分含量结果($n=2$,%)

批次	补骨脂素	异补骨脂素			补骨脂素+异补骨脂素			补骨脂苷			异补骨脂苷			补骨脂苷+异补骨脂苷		
	ESM	ESM	QAMS	RE%*	ESM	QAMS	RE%	ESM	QAMS	RE%	ESM	QAMS	RE%	ESM	QAMS	RE%
B1	0.53	0.41	0.41	0.00	0.94	0.94	0.00	1.79	1.78	0.56	1.25	1.27	1.60	3.04	3.05	0.33
B2	0.53	0.42	0.41	2.38	0.95	0.94	1.05	1.89	1.87	1.06	1.33	1.34	0.75	3.22	3.21	0.31
B3	0.53	0.41	0.41	0.00	0.94	0.94	0.00	1.80	1.78	1.11	1.27	1.29	1.57	3.07	3.07	0.00
B4	0.43	0.36	0.36	0.00	0.79	0.79	0.00	3.02	2.97	1.66	2.36	2.39	1.27	5.38	5.36	0.37
B5	0.09	0.05	0.05	0.00	0.14	0.14	0.00	3.46	3.42	1.16	2.94	2.97	1.02	6.4	6.39	0.16
B6	0.81	0.74	0.74	0.00	1.55	1.55	0.00	0.83	0.82	1.20	0.60	0.61	1.67	1.43	1.43	0.00
B7	0.24	0.16	0.16	0.00	0.4	0.40	0.00	3.07	3.03	1.30	2.05	2.07	0.98	5.12	5.10	0.39
B8	0.22	0.16	0.16	0.00	0.38	0.38	0.00	2.93	2.90	1.02	2.18	2.2	0.92	5.11	5.10	0.20
B9	0.13	0.1	0.1	0.00	0.23	0.23	0.00	2.87	2.84	1.05	2.08	2.1	0.96	4.95	4.94	0.20
B10	0.26	0.21	0.21	0.00	0.47	0.47	0.00	2.85	2.82	1.05	2.11	2.13	0.95	4.96	4.95	0.20
B11	0.50	0.41	0.41	0.00	0.91	0.91	0.00	1.77	1.75	1.13	1.24	1.25	0.81	3.01	3.00	0.33
B12	1.56	1.51	1.51	0.00	3.07	3.07	0.00	0.02	0.02	0.00	0.01	0.01	0.00	0.03	0.03	0.00
B13	0.49	0.42	0.42	0.00	0.91	0.91	0.00	2.55	2.51	1.57	1.92	1.94	1.04	4.47	4.45	0.45
B14	0.84	0.70	0.70	0.00	1.54	1.54	0.00	1.25	1.24	0.80	0.96	0.97	1.04	2.21	2.21	0.00
B15	0.51	0.38	0.38	0.00	0.89	0.89	0.00	1.92	1.90	1.04	1.31	1.32	0.76	3.23	3.22	0.31
B16	0.38	0.33	0.33	0.00	0.71	0.71	0.00	2.82	2.78	1.42	2.31	2.34	1.30	5.13	5.12	0.19
B17	0.50	0.46	0.46	0.00	0.96	0.96	0.00	2.39	2.36	1.26	1.89	1.91	1.06	4.28	4.27	0.23
B18	0.18	0.15	0.15	0.00	0.33	0.33	0.00	2.99	2.96	1.00	2.26	2.29	1.33	5.25	5.25	0.00
B19	0.53	0.42	0.42	0.00	0.95	0.95	0.00	2.17	2.15	0.92	1.51	1.53	1.32	3.68	3.68	0.00
B20	0.25	0.19	0.19	0.00	0.44	0.44	0.00	2.65	2.62	1.13	1.96	1.98	1.02	4.61	4.60	0.22

(续表)

批次	补骨脂素 ESM	异补骨脂素 ESM	异补骨脂素 QAMS	异补骨脂素 RE%*	补骨脂素+异补骨脂素 ESM	补骨脂素+异补骨脂素 QAMS	补骨脂素+异补骨脂素 RE%	补骨脂苷 ESM	补骨脂苷 QAMS	补骨脂苷 RE%	异补骨脂苷 ESM	异补骨脂苷 QAMS	异补骨脂苷 RE%	补骨脂苷+异补骨脂苷 ESM	补骨脂苷+异补骨脂苷 QAMS	补骨脂苷+异补骨脂苷 RE%
B21	0.58	0.49	0.49	0.00	1.07	1.07	0.00	2.18	2.16	0.92	1.64	1.65	0.61	3.82	3.81	0.26
B22	0.26	0.23	0.23	0.00	0.49	0.49	0.00	2.73	2.70	1.10	1.86	1.89	1.61	4.59	4.59	0.00
B23	0.09	0.08	0.08	0.00	0.17	0.17	0.00	3.19	3.13	1.88	2.54	2.58	1.57	5.73	5.71	0.35
B24	0.51	0.42	0.42	0.00	0.93	0.93	0.00	2.25	2.21	1.78	1.66	1.69	1.81	3.91	3.90	0.26
B25	0.79	0.69	0.69	0.00	1.48	1.48	0.00	0.63	0.62	1.59	0.40	0.41	2.50	1.03	1.03	0.00
B26	0.66	0.51	0.51	0.00	1.17	1.17	0.00	1.44	1.41	2.08	0.93	0.95	2.15	2.37	2.36	0.42
B27	0.43	0.36	0.36	0.00	0.79	0.79	0.00	2.13	2.09	1.88	1.50	1.53	2.00	3.63	3.62	0.28
B28	0.38	0.29	0.29	0.00	0.67	0.67	0.00	2.82	2.77	1.77	1.94	1.97	1.55	4.76	4.74	0.42
B29	0.52	0.44	0.44	0.00	0.96	0.96	0.00	2.30	2.25	2.17	1.70	1.73	1.76	4.00	3.98	0.50
B30	0.76	0.7	0.7	0.00	1.46	1.46	0.00	0.76	0.75	1.32	0.48	0.49	2.08	1.24	1.24	0.00
B31	0.46	0.37	0.37	0.00	0.83	0.83	0.00	1.81	1.78	1.66	1.28	1.31	2.34	3.09	3.09	0.00
B32	0.27	0.21	0.21	0.00	0.48	0.48	0.00	2.85	2.79	2.11	2.07	2.12	2.42	4.92	4.91	0.20
B33	0.40	0.32	0.32	0.00	0.72	0.72	0.00	1.98	1.94	2.02	1.39	1.41	1.44	3.37	3.35	0.59
B34	0.62	0.57	0.57	0.00	1.19	1.19	0.00	1.11	1.09	1.80	0.75	0.76	1.33	1.86	1.85	0.54
B35	0.15	0.11	0.11	0.00	0.26	0.26	0.00	3.47	3.42	1.44	2.59	2.63	1.54	6.06	6.05	0.17
B36	0.61	0.52	0.52	0.00	1.13	1.13	0.00	1.31	1.29	1.53	0.90	0.91	1.11	2.21	2.20	0.45
B37	0.64	0.55	0.55	0.00	1.19	1.19	0.00	1.16	1.15	0.86	0.79	0.8	1.27	1.95	1.95	0.00
B38	0.42	0.35	0.35	0.00	0.77	0.77	0.00	2.31	2.29	0.87	1.71	1.73	1.17	4.02	4.02	0.00
B39	0.46	0.4	0.4	0.00	0.86	0.86	0.00	2.21	2.19	0.90	1.71	1.74	1.75	3.92	3.93	0.26
B40	0.47	0.37	0.37	0.00	0.84	0.84	0.00	2.88	2.84	1.39	2.2	2.22	0.91	5.08	5.06	0.39

*, $RE\% = \dfrac{|ESM - QAMS|}{ESM} \times 100\%$

根据含量测定结果结果,制定补骨脂药材中指标成分含量限度,结果见表 8-29。参照 2020 版《中国药典》中补骨脂含量测定项下关于补骨脂素和异补骨脂素总量的含量限度,并以 80% 药材平均含量为基准,规定补骨脂药材中补骨脂素和异补骨脂素总量不得少于 0.70%;为防止存放时间过长的药材和补骨脂水提取后药渣流入市场,规定补骨脂苷和异补骨脂苷总量的含量下限为 3.00%。

表 8-29 补骨脂药材指标成分含量限度制定原则

	含量(%)	
	补骨脂素+异补骨脂素	补骨脂苷+异补骨脂苷
平均值(%)	0.87	3.75
RSD(%)	58.6	14.2
80%平均值(%)	0.70	3.00
限度标准(%)	0.70	3.00
符合标准的批次数	19	
计算平均含量的批次数	40	
合格率	47.5%	

七、含量测定标准草案

色谱条件与系统适用性试验:以十八烷基硅烷键合硅胶为填充剂(柱长为 10 cm,内径为 2.1 mm,粒径为 1.7 μm);以 0.1% 甲酸溶液为流动相 A,以甲醇为流动相 B,按表 8-30 中的规定进行梯度洗脱;检测波长为 246 nm;柱温为 60 ℃;流速为 0.3 mL/min。

表 8-30 流动相梯度洗脱条件

时间(min)	流动相 A(%)	流动相 B(%)
0~4	85→49	15→51
4~6	49	51
6~9	49→85	51→15

对照品溶液的制备:取补骨脂素对照品适量,精密称定,加甲醇制成每 1 mL 含 40 μg 的溶液,即得。

供试品溶液的制备:取补骨脂粉末(过三号筛)0.2 g,精密称定,置 50 mL 量瓶中,加甲醇适量,60 ℃超声处理 20 min,放冷,加甲醇至刻度,摇匀,离心,精密移取上清液 5 mL 置于 10 mL 量瓶中,纯水定容至刻度,即得。

测定法:分别精密吸取对照品溶液与供试品溶液各 2 μL,注入液相色谱仪,测定。以补骨脂素对照品为参照,以补骨脂素的峰为 S 峰,计算补骨脂苷、异补骨脂苷、异补骨脂素的相对保留时间,其相对保留时间应在规定值的±10%范围之内。相对保留时间及相对校正因子见表 8-31。

表 8-31 相对保留时间及相对校正因子

待测成分(峰)	相对保留时间	相对校正因子
补骨脂苷	0.63	2.53
异补骨脂苷	0.67	2.33
异补骨脂素	1.05	0.95

以补骨脂素的峰面积为对照,分别乘以相对校正因子,计算补骨脂苷、异补骨脂苷、异补骨脂素的含量。

本品按干燥品计算,含补骨脂苷和异补骨脂苷总量不得少于 3.00%,补骨脂素和异补骨脂素总量不得少于 0.70%。

第四节 补骨脂指纹图谱研究

一、供试品溶液制备方法的优化

本研究从提取方法(索氏提取法、室温超声法、60 ℃超声法)、提取溶剂(50%甲醇、75%

甲醇、甲醇)、提取料液比(1:250,1:200,1:125)、提取时间(10、20、30 min)四个方面系统考察了不同提取条件对补骨脂药材中各化学成分提取效果的影响,结果见表 8-32。结果表明,提取方法为 60 ℃超声法时,各成分提取效率高且操作简便;料液比为 1:250 时,各成分的提取效率高且节省溶剂;提取时间为 20 min 时,各成分提取充分且时间较短;用甲醇作溶剂时,各成分提取效率高且测定结果真实反映药材中成分的含量情况。因此,确定补骨脂药材的最佳提取条件:取补骨脂药材粉末(过 50 目筛)0.2 g,精密称定,置于 50 mL 量瓶中,加适量甲醇,60 ℃超声处理 20 min,取出,放冷,加甲醇至刻度,摇匀,取适量 12 000 r/min 离心 10 min,精密移取上清液 5 mL 置于 10 mL 量瓶中,加水定容至刻度,即得供试品溶液。

表 8-32 供试品溶液制备方法的优化结果($n=3$)

提取条件		目标化合物(A/g)							
		1	2	3	4	5	6	7	8
方法	索氏提取法	1 653 312	1 261 509	1 284 006	1 034 922	582 910	263 232	327 144	3 740 426
	室温超声法	1 581 755	1 237 020	1 294 698	1 041 697	595 667	268 648	335 133	3 861 663
	60 ℃超声法	1 751 251	1 339 835	1 328 257	1 069 218	606 219	273 585	340 975	3 916 085
溶剂	50%甲醇	508 234	174 248	2 456 166	2 051 927	541 146	187 064	218 318	1 540 726
	75%甲醇	1 290 062	938 469	1 699 854	1 383 867	597 266	250 149	316 801	3 515 762
	甲醇	1 720 507	1 335 110	1 331 716	1 076 527	627 359	266 534	336 716	3 838 961
料液比	1:250	3 401 520	2 637 788	2 634 972	2 132 393	1 252 430	530 269	667 765	7 525 915
	1:200	3 374 059	2 614 465	2 641 192	2 135 316	1 254 876	532 578	675 456	7 633 094
	1:125	3 348 856	2 603 537	2 606 933	2 103 372	1 225 078	515 509	651 895	7 441 913
时间	10 min	3 384 786	2 625 026	2 630 302	2 113 286	1 227 855	515 531	661 420	7 502 149
	20 min	3 369 460	2 619 247	2 655 435	2 149 060	1 254 604	527 523	678 761	7 625 414
	30 min	3 366 217	2 610 626	2 625 517	2 123 281	1 236 248	518 875	668 160	7 500 062

二、方法学考察

(一) 精密度试验

制备补骨脂药材供试品溶液,重复进样 6 次,测定各共有峰的峰面积和保留时间,以 3 号峰(补骨脂素)为参照峰,计算各共有峰的相对峰面积和相对保留时间,结果见表 8-33、表 8-34。各共有峰的相对峰面积和相对保留时间 RSD 值均小于 0.4%,表明该方法精密度良好。

表 8-33 补骨脂指纹图谱研究的精密度试验结果(相对峰面积)

峰号	相对峰面积						$\bar{x}$	RSD(%)
	1	2	3	4	5	6		
1	1.34	1.33	1.33	1.33	1.33	1.33	1.33	0.30
2	1.04	1.03	1.03	1.03	1.03	1.03	1.03	0.40
3(S)	1.00	1.00	1.00	1.00	1.00	1.00	1.00	0.00
4	0.82	0.82	0.82	0.82	0.82	0.82	0.82	0.00
5	0.48	0.48	0.48	0.47	0.47	0.47	0.48	1.20

(续表)

峰号	相对峰面积						$\bar{x}$	RSD(%)
	1	2	3	4	5	6		
6	0.20	0.20	0.20	0.20	0.20	0.20	0.20	0.00
7	0.26	0.26	0.26	0.26	0.26	0.26	0.26	0.00
8	3.08	3.08	3.08	3.07	3.07	3.07	3.08	0.20

表8-34 补骨脂指纹图谱研究的精密度试验结果(相对保留时间)

峰号	相对保留时间						$\bar{x}$	RSD(%)
	1	2	3	4	5	6		
1	0.63	0.63	0.63	0.63	0.63	0.63	0.63	0.00
2	0.67	0.67	0.67	0.67	0.67	0.67	0.67	0.00
3(S)	1.00	1.00	1.00	1.00	1.00	1.00	1.00	0.00
4	1.05	1.05	1.05	1.05	1.05	1.05	1.05	0.00
5	1.47	1.48	1.47	1.47	1.47	1.48	1.47	0.40
6	1.61	1.61	1.61	1.61	1.61	1.61	1.61	0.00
7	1.78	1.78	1.78	1.78	1.78	1.78	1.78	0.00
8	1.99	1.99	1.99	1.99	1.99	1.99	1.99	0.00

(二) 稳定性试验

制备补骨脂药材供试品溶液,置于10℃自动进样器中,分别于0、2、4、6、8、10、12、24 h进样测定各共有峰的峰面积和保留时间,以3号峰(补骨脂素)为参照峰,计算各共有峰的相对峰面积和相对保留时间,结果见表8-35、表8-36。各共有峰的相对峰面积和相对保留时间RSD值均小于2.3%,表明样品在10℃条件下放置24 h基本稳定。

表8-35 补骨脂指纹图谱研究的稳定性试验结果(相对峰面积)

峰号	相对峰面积								$\bar{x}$	RSD(%)
	0 h	2 h	4 h	6 h	8 h	10 h	12 h	24 h		
1	1.31	1.31	1.31	1.31	1.31	1.31	1.31	1.32	1.31	0.30
2	1.01	1.01	1.01	1.02	1.02	1.02	1.01	1.02	1.02	0.50
3(S)	1.00	1.00	1.00	1.00	1.00	1.00	1.00	1.00	1.00	0.00
4	0.81	0.81	0.82	0.82	0.82	0.82	0.82	0.82	0.82	0.60
5	0.48	0.48	0.48	0.48	0.48	0.48	0.48	0.48	0.48	0.00
6	0.20	0.20	0.21	0.21	0.20	0.20	0.20	0.20	0.20	2.30
7	0.26	0.26	0.26	0.26	0.26	0.26	0.26	0.26	0.26	0.00
8	2.99	2.99	3.00	3.00	3.00	3.00	3.00	2.99	3.00	0.20

表8-36 补骨脂指纹图谱研究的稳定性试验结果(相对保留时间)

峰号	相对保留时间								$\bar{x}$	RSD(%)
	0 h	2 h	4 h	6 h	8 h	10 h	12 h	24 h		
1	0.63	0.63	0.63	0.63	0.63	0.63	0.63	0.63	0.63	0.00
2	0.67	0.67	0.67	0.67	0.67	0.67	0.67	0.67	0.67	0.00
3(S)	1.00	1.00	1.00	1.00	1.00	1.00	1.00	1.00	1.00	0.00
4	1.05	1.05	1.05	1.05	1.05	1.05	1.05	1.05	1.05	0.00
5	1.48	1.48	1.48	1.48	1.48	1.48	1.48	1.48	1.48	0.00
6	1.61	1.61	1.61	1.61	1.61	1.61	1.61	1.61	1.61	0.00
7	1.78	1.78	1.78	1.78	1.78	1.78	1.78	1.78	1.78	0.00
8	2.00	2.00	2.00	2.00	2.00	2.00	2.00	2.00	2.00	0.00

(三) 重现性试验

平行制备 6 份补骨脂药材供试品溶液,进样测定各共有峰的峰面积和保留时间,以 3 号峰(补骨脂素)为参照峰,计算各共有峰的相对峰面积和相对保留时间,结果见表 8-37、表 8-38。各共有峰的相对峰面积和相对保留时间 RSD 值均小于 2.1%,表明该方法重现性良好。

表8-37 补骨脂指纹图谱研究的重现性试验结果(相对峰面积)

峰号	相对峰面积						$\bar{x}$	RSD(%)
	1	2	3	4	5	6		
1	1.36	1.39	1.34	1.37	1.38	1.36	1.37	1.30
2	1.05	1.06	1.03	1.05	1.06	1.05	1.05	1.00
3(S)	1.00	1.02	1.02	1.03	1.03	1.01	1.02	1.10
4	0.83	0.84	0.83	0.84	0.84	0.83	0.84	0.70
5	0.47	0.48	0.48	0.48	0.48	0.48	0.48	0.90
6	0.20	0.20	0.20	0.20	0.20	0.20	0.20	0.00
7	0.26	0.27	0.26	0.27	0.27	0.26	0.27	2.10
8	3.01	3.05	3.01	3.04	3.06	3.01	3.03	0.80

表8-38 补骨脂指纹图谱研究的重现性试验结果(相对保留时间)

峰号	相对保留时间						$\bar{x}$	RSD(%)
	1	2	3	4	5	6		
1	0.63	0.63	0.63	0.63	0.63	0.63	0.63	0.00
2	0.67	0.67	0.67	0.67	0.67	0.67	0.67	0.00
3(S)	1.00	1.00	1.00	1.00	1.00	1.00	1.00	0.00
4	1.05	1.05	1.05	1.05	1.05	1.05	1.05	0.00
5	1.48	1.48	1.48	1.48	1.48	1.48	1.48	0.00
6	1.61	1.61	1.61	1.61	1.61	1.61	1.61	0.00
7	1.78	1.78	1.78	1.78	1.78	1.78	1.78	0.00
8	2.00	2.00	2.00	2.00	2.00	2.00	2.00	0.00

综上所述,通过系统的方法学考察,精密度、稳定性、重复性的相对保留时间和相对峰面积的 RSD 值均小于 2.3%,说明构建的补骨脂药材指纹图谱方法符合指纹图谱研究要求。

三、不同仪器、色谱柱条件下样品分析方法的耐用性考察

取混合对照品溶液(补骨脂苷 25 μg/mL、异补骨脂苷 18 μg/mL、补骨脂素 7 μg/mL、异补骨脂素 6 μg/mL、新补骨脂异黄酮 9 μg/mL、补骨脂乙素 11 μg/mL、Corylifol A 11 μg/mL、补骨脂酚 100 μg/mL),进样测定,记录各共有峰的峰面积和保留时间,并计算相对保留时间。考察了不同超高效液相色谱系统(Waters ACQUITY H class plus、Waters ACQUITY I class、Agilent 1290)和不同色谱柱[Waters BEH C18(2.1×100 mm, 1.7 μm)、ZORBAX Extend C18(2.1×100 mm, 1.8 μm)、ZORBAX SB - C18(2.1×100 mm, 1.8 μm)]对各共有峰相对保留时间的影响,结果见表 8 - 39。各成分相对保留时间的 RSD 值均小于 5.4%,表明各共有峰的相对保留时间在不同仪器和不同色谱柱上较好的耐用性,可准确用于各共有峰的定位。

表 8 - 39　不同仪器、色谱柱对相对保留时间的耐用性考察

仪器	色谱柱	相对保留时间							
		1	2	3(S)	4	5	6	7	8
Waters ACQUITY H class plus	Waters BEH C18	0.63	0.67	1.00	1.05	1.47	1.61	1.78	1.99
	ZORBAX Extend C18	0.60	0.65	1.00	1.05	1.45	1.58	1.77	2.02
	ZORBAX SB - C18	0.61	0.65	1.00	1.04	1.39	1.50	1.68	1.88
Waters ACQUITY I class	Waters BEH C18	0.60	0.64	1.00	1.06	1.54	1.69	1.87	2.11
	ZORBAX Extend C18	0.56	0.61	1.00	1.06	1.53	1.68	1.88	2.16
	ZORBAX SB - C18	0.57	0.62	1.00	1.05	1.43	1.56	1.75	1.97
Agilent 1290	Waters BEH C18	0.62	0.66	1.00	1.05	1.49	1.62	1.80	2.03
	ZORBAX Extend C18	0.64	0.68	1.00	1.06	1.36	1.46	1.63	1.82
	ZORBAX SB - C18	0.63	0.68	1.00	1.05	1.42	1.54	1.71	1.93
RSD(%)	—	4.50	3.80	0.00	0.70	4.20	4.90	4.70	5.40

四、指纹图谱的建立

取 40 批补骨脂药材,粉碎,制备供试品溶液,进样测定,采用中药色谱指纹图谱相似度评价系统(2012 年版)进行分析,以批次 B1 的补骨脂药材指纹图谱为参照图谱,通过多点校正、中位数法、时间窗口设置为 0.1,得到对照指纹图谱,并计算补骨脂药材与对照指纹图谱的相似度,结果见图 8 - 18、表 8 - 40。其中,40 批样品中 27 批补骨脂药材的相似度大于 0.90,说明 27 批药材质量相对稳定,符合指纹图谱建立要求。

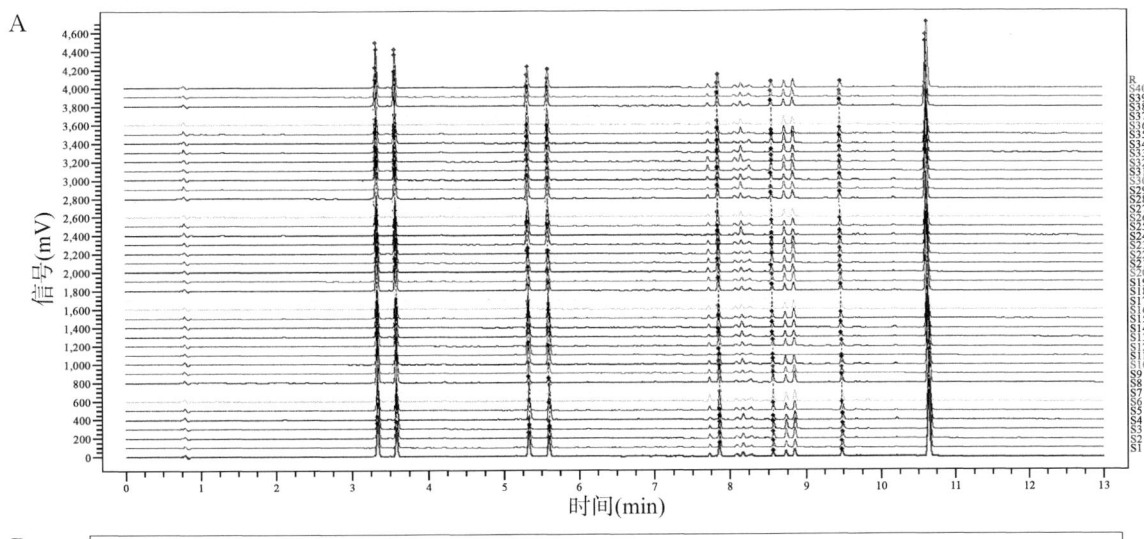

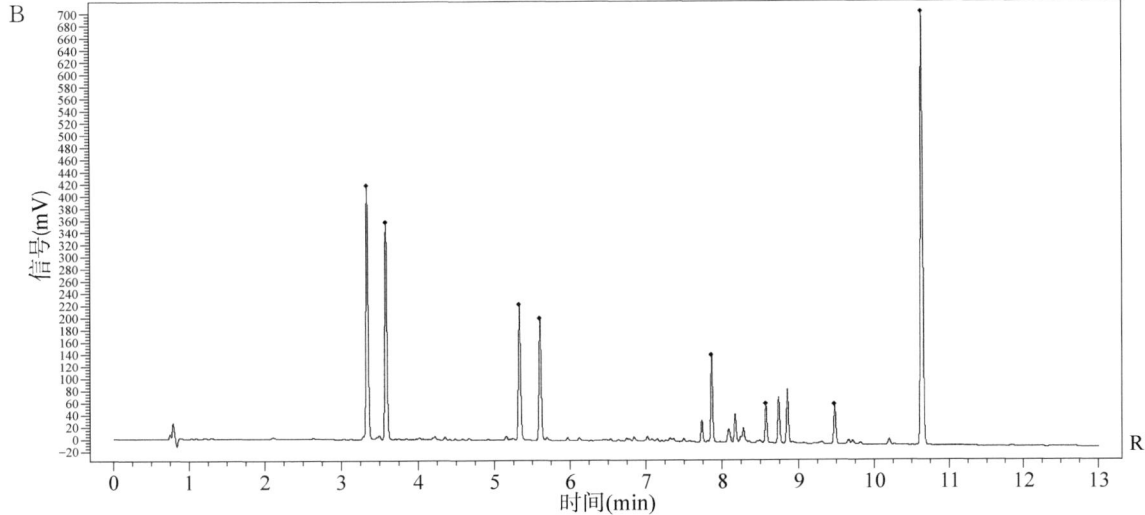

图 8-18 40 批补骨脂样品指纹图谱(A)和对照指纹图谱(B)

表 8-40 40 批补骨脂药材相似度评价结果

No.	相似度	No.	相似度
B1(S1)	1.00	B12(S12)	0.41
B2(S2)	1.00	B13(S13)	1.00
B3(S3)	0.99	B14(S14)	0.93
B4(S4)	0.95	B15(S15)	1.00
B5(S5)	0.92	B16(S16)	0.99
B6(S6)	0.98	B17(S17)	1.00
B7(S7)	0.98	B18(S18)	0.97
B8(S8)	0.99	B19(S19)	1.00
B9(S9)	0.97	B20(S20)	0.99
B10(S10)	0.98	B21(S21)	1.00
B11(S11)	1.00	B22(S22)	0.99

(续表)

No.	相似度	No.	相似度
B23(S23)	0.96	B32(S32)	0.98
B24(S24)	1.00	B33(S33)	1.00
B25(S25)	0.87	B34(S34)	0.96
B26(S26)	0.97	B35(S35)	0.96
B27(S27)	1.00	B36(S36)	0.98
B28(S28)	0.99	B37(S37)	0.97
B29(S29)	1.00	B38(S38)	1.00
B30(S30)	0.90	B39(S39)	1.00
B31(S31)	1.00	B40(S40)	0.98

五、指纹峰的指认

根据 40 批补骨脂药材指纹图谱中各成分相对保留时间的测定结果，选择峰面积较大、峰形和分离度较好的 8 个色谱峰为特征指纹峰。通过与对照品色谱图比对，如图 8-19 所示，指认各特征指纹峰分别为补骨脂苷(1 号峰)、异补骨脂苷(2 号峰)、补骨脂素(3 号峰)、异补骨脂素(4 号峰)、新补骨脂异黄酮(5 号峰)、补骨脂乙素(6 号峰)、Corylifol A(7 号峰)、补骨脂酚(8 号峰)。

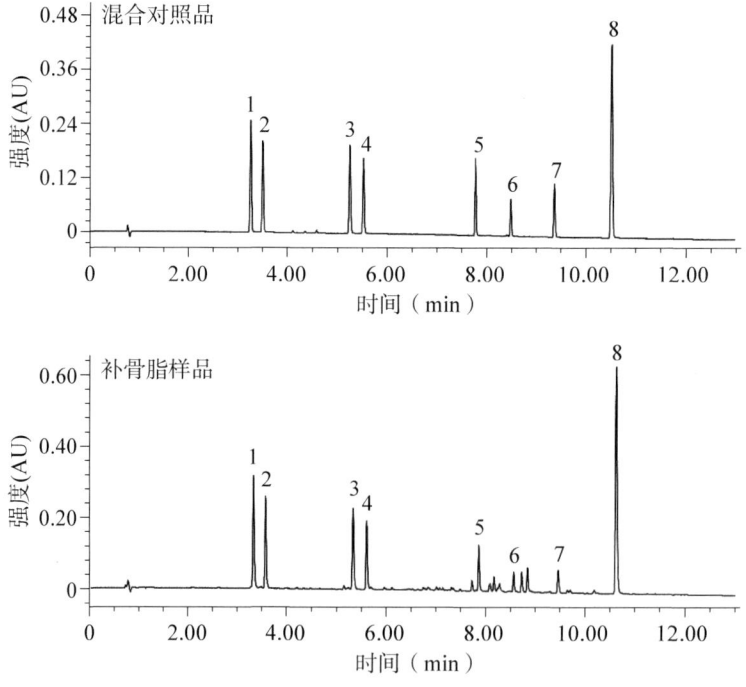

图 8-19 补骨脂样品和混合对照品的 UPLC 结果

1:补骨脂苷;2:异补骨脂苷;3:补骨脂素;4:异补骨脂素;5:新补骨脂异黄酮;6:补骨脂乙素;7:Corylifol A;8:补骨脂酚

六、指纹图谱标准草案

色谱条件与系统适用性试验:以十八烷基硅烷键合硅胶为填充剂(柱长为10 cm,内径为2.1 mm,粒径为1.7 μm);以0.1%甲酸溶液为流动相A,以甲醇为流动相B,按表8-41中的规定进行梯度洗脱;检测波长为246 nm;柱温为60 ℃;流速为0.3 mL/min。

表8-41 流动相梯度洗脱条件

时间(min)	流动相A(%)	流动相B(%)
0~7	85→22	15→78
7~11	22→10	78→90
11~13	10	90

参照物溶液的制备:取补骨脂素对照品适量,精密称定,加甲醇制成每1 mL含40 μg的溶液,即得。

供试品溶液的制备:取补骨脂药材粉末(过50目筛)0.2 g,精密称定,置50 mL量瓶中,加甲醇适量,60 ℃超声处理20 min,放冷,加甲醇至刻度,摇匀,离心,精密移取上清液5 mL置于10 mL量瓶中,纯水定容至刻度,即得。

测定法:分别精密吸取参照物溶液和供试品溶液各2 μL,注入超高效液相色谱仪,测定。

供试品指纹图谱中应分别呈现与参照物色谱峰保留时间相同的色谱峰(对照指纹图谱见图8-20)。按中药色谱指纹图谱相似度评价系统计算,供试品指纹图谱与对照指纹图谱的相似度不得低于0.90。

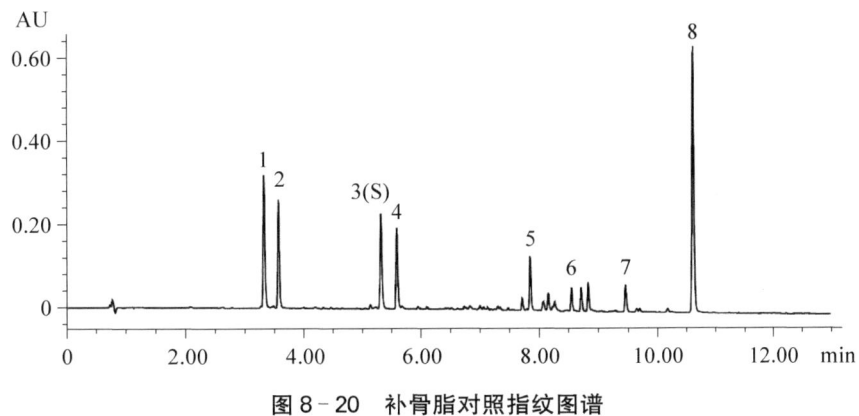

图8-20 补骨脂对照指纹图谱

· 参考文献 ·

[1] 阳长明,杨平,刘乐环,等.中药质量标志物(Q-Marker)研究进展及对中药质量研究的思考[J].中草药,2021,52(9):2511-2526.
[2] 刘昌孝.中药质量标志物(Q-Marker)研究发展的5年回顾[J].中草药,2021,52(9):2511-2518.
[3] 韩炜,张永文,李计萍,等.基于源头控制的中药制剂质量研究[J].中草药,2021,52(2):321-326.
[4] 国家药典委员会.中华人民共和国药典[M].北京:中国医药科技出版社,2020:195.
[5] 中华人民共和国香港特别行政区卫生署.香港中药材标准[M].香港:中华人民共和国香港特别行政区卫生署,

2014:372-373.
[6] Wang D, Guo J, Chai X, et al. Dynamic variations of bioactive compounds driven by enzymes in *Psoralea corylifolia* L. from growth to storage and processing [J]. Arab J Chem, 2022,15(15):103461.
[7] Yang J, Yang J, Du J, et al. General survey of Fructus Psoraleae from the different origins and chemical identification of the roasted from raw Fructus Psoraleae [J]. J Food Drug Anal, 2018,26(2):807-814.
[8] 高秀梅,周昆,王跃飞,等.一种补骨脂药材的炮制方法、补骨脂提取物及其用途[P].天津:CN111588746A,2020-08-28.

结　语

通过对补骨脂质量特征进行系统的梳理和总结，我们对补骨脂这一传统中药有了新的认识，研究进入了新的阶段。随着现代科学技术的不断进步，对补骨脂研究的不断深入，补骨脂的化学成分会更清楚、作用机制和毒性机制更明晰、质量控制更精准，将为补骨脂的临床应用和产业发展奠定坚实的基础。

一、强化基础研究，揭示更多科学原理

未来，随着分子生物学、基因组学、代谢组学等技术的快速发展，可以更加精准地描绘补骨脂在分子水平上的全貌。比如，通过全基因组测序解析补骨脂的遗传背景，利用代谢组学技术监测其在不同地域生长条件下的代谢变化，进而揭示出更多影响药材质量的关键基因和代谢途径。这将为补骨脂的品种改良、栽培优化提供强有力的理论支持。

二、优化质量标准，提升药材安全性与有效性

未来，需要结合现代科学技术，建立更加科学、合理、可操作的质量控制方法和质量评价体系。这不限于建立多指标综合评价体系及指纹图谱研究方法、基于生物效应的质量评价研究等，还要探索构建以产业化应用为导向的新的质量控制方法。特别是针对补骨脂的肝毒性风险问题，继续深入研究其毒性成分及毒性机制，从而构建更加精准的质量控制方法，有效防范临床安全风险，确保临床疗效。

三、拓展应用场景，推动产业发展

补骨脂作为一种传统中药，其应用领域广泛且潜力巨大。未来，可以进一步拓展补骨脂在中药复方、保健品、化妆品等领域的应用。例如，在中药复方中，补骨脂可以与其他药味配伍使用，协同发挥增效减毒的作用；在保健品领域，补骨脂中的活性成分可以用于研制功能性食品或保健品；在化妆品领域，可以开发应用补骨脂的抗氧化、延缓衰老等活性成分。

四、加强产学研合作，促进科技成果转化

科研成果转化是推动中药产业发展的重要动力。要进一步加强产学研合作，促进科技成果的转化和应用，这包括建立以补骨脂研究为核心的产学研合作平台，加强企业与高校、科研院所之间的合作与交流；推动科技成果的产业化进程，将实验室中的研究成果转化为现实的生产力；加强人才培养，培养更多具备中药现代化知识和技能的高素质人才等；进一步推动补骨脂等中药材的研究与应用跨入新的阶段。

五、关注高质量发展，实现中药资源的可持续利用

中药材资源的可持续利用是中药产业持续发展的基础。在补骨脂等中药材的研究与应用过程中，需要高度关注可持续发展问题，这包括加强中药材资源的保护与培育工作，避免资源的破坏性使用；推广中药材的规范化种植技术，提高中药材的产量和质量；加强中药材资源的循环利用和废弃物处理技术研究等。通过系列综合措施的实施，从而实现补骨脂资源的可持续利用和中药产业的可持续发展。

在未来的研究中，要传承好中医药理论，要创新研究方法，发展中药产业。通过产学研结合，采用现代科学技术不断强化补骨脂的基础研究，攻克关键技术难题，研发创新药物，推动科技成果的转化应用，服务中药产业的可持续发展。要充分发挥补骨脂等传统中药的独特优势和作用，为人民健康贡献更多的中医药方案。